JN304901

シリーズ編集
野村総一郎 防衛医科大学校病院・病院長
中村 純 産業医科大学医学部精神医学・教授
青木省三 川崎医科大学精神科学・教授
朝田 隆 筑波大学医学医療系精神医学・教授
水野雅文 東邦大学医学部精神神経医学・教授

精神科臨床
エキスパート

抑うつの鑑別を究める

編集
野村 総一郎
防衛医科大学校病院・病院長

医学書院

〈精神科臨床エキスパート〉
抑うつの鑑別を究める
発　　行　2014年7月1日　第1版第1刷Ⓒ

シリーズ編集　野村総一郎・中村　純・青木省三・
　　　　　　　朝田　隆・水野雅文

編　集　野村総一郎

発行者　株式会社　医学書院
　　　　代表取締役　金原　優
　　　　〒113-8719　東京都文京区本郷 1-28-23
　　　　電話 03-3817-5600（社内案内）

印刷・製本　三美印刷

本書の複製権・翻訳権・上映権・譲渡権・公衆送信権（送信可能化権を含む）
は（株）医学書院が保有します．

ISBN978-4-260-01970-5

本書を無断で複製する行為（複写，スキャン，デジタルデータ化など）は，「私
的使用のための複製」など著作権法上の限られた例外を除き禁じられています．
大学，病院，診療所，企業などにおいて，業務上使用する目的（診療，研究活
動を含む）で上記の行為を行うことは，その使用範囲が内部的であっても，私的
使用には該当せず，違法です．また私的使用に該当する場合であっても，代行
業者等の第三者に依頼して上記の行為を行うことは違法となります．

JCOPY　〈(社)出版者著作権管理機構　委託出版物〉
本書の無断複写は著作権法上での例外を除き禁じられています．
複写される場合は，そのつど事前に，(社)出版者著作権管理機構
（電話 03-3513-6969，FAX 03-3513-6979，info@jcopy.or.jp）の
許諾を得てください．

■執筆者一覧

野村総一郎	防衛医科大学校病院・病院長
杉山　暢宏	信州大学医学部附属病院精神科・講師
木村　真人	日本医科大学千葉北総病院メンタルヘルス科・部長
西　　大輔	国立精神・神経医療研究センター精神保健研究所精神保健計画研究部・システム開発研究室長
工藤　由佳	慶應義塾大学精神・神経科学教室
濱田　秀伯	特定医療法人群馬会群馬病院・院長
今村　　明	長崎大学大学院精神神経科学教室・准教授
堀　　有伸	福島県立医科大学災害医療支援講座・特任助教
仙波　純一	さいたま市立病院精神科・部長
土田　英人	京都府精神保健福祉総合センター・所長
白波瀬丈一郎	慶應義塾大学精神・神経科学・専任講師
本田　　明	精神医学研究所附属東京武蔵野病院内科
松島　英介	東京医科歯科大学大学院心療・緩和医療学分野・教授
堀川　直史	埼玉医科大学総合医療センターメンタルクリニック・教授
小林　桜児	神奈川県立精神医療センターせりがや病院・医長
小林　聡幸	自治医科大学精神医学教室・准教授
西園マーハ文	白梅学園大学子ども学部発達臨床学科・教授
上田　　諭	日本医科大学付属病院精神神経科・講師
太田　豊作	奈良県立医科大学精神医学講座
飯田　順三	奈良県立医科大学看護学科人間発達学・教授
鷲塚　伸介	信州大学精神医学講座・准教授

(執筆順)

■精神科臨床エキスパートシリーズ 刊行にあたって

　近年，精神科医療に寄せられる市民の期待や要望がかつてないほどの高まりを見せている．2011年7月，厚生労働省は，精神疾患をがん，脳卒中，心臓病，糖尿病と並ぶ「5大疾患」と位置づけ，重点対策を行うことを決めた．患者数や社会的な影響の大きさを考えると当然な措置ではあるが，「5大疾患」治療の一翼を担うことになった精神科医，精神科医療関係者の責務はこれまで以上に重いと言えよう．一方，2005年より日本精神神経学会においても専門医制度が導入されるなど，精神科医の臨床技能には近時ますます高い水準が求められている．臨床の現場では日々新たな課題や困難な状況が生じており，最善の診療を行うためには常に知識や技能を更新し続けることが必要である．しかし，教科書や診療ガイドラインから得られる知識だけではカバーできない，本当に知りたい臨床上のノウハウや情報を得るのはなかなか容易なことではない．

　このような現状を踏まえ，われわれは《精神科臨床エキスパート》という新シリーズを企画・刊行することになった．本シリーズの編集方針は，単純明快である．現在，精神科臨床の現場で最も知識・情報が必要とされているテーマについて，その道のエキスパートに診療の真髄を惜しみなく披露していただき，未来のエキスパートを目指す読者に供しようというものである．もちろん，エビデンスを踏まえたうえでということになるが，われわれが欲して止まないのは，エビデンスの枠を超えたエキスパートの臨床知である．真摯に臨床に取り組む精神科医療者の多くが感じる疑問へのヒントや，教科書やガイドラインには書ききれない現場でのノウハウがわかりやすく解説され，明日からすぐに臨床の役に立つ書籍シリーズをわれわれは目指したい．また，このような企画趣旨から，本シリーズには必ずしも「正解」が示されるわけではない．執筆者が日々悩み，工夫を重ねていることが，発展途上の「考える素材」として提供されることもあり得よう．読者の方々にも一緒に考えながら，読み進んでいただきたい．

　企画趣旨からすると当然のことではあるが，本シリーズの執筆を担うのは第一線で活躍する"エキスパート"の精神科医である．日々ご多忙ななか，快くご執筆を引き受けていただいた皆様に御礼申し上げたいと思う．

本シリーズがエキスパートを目指す精神科医，精神科医療者にとって何らかの指針となり，目の前の患者さんのために役立てていただければ，シリーズ編者一同，望外の喜びである．

　2011 年 9 月

シリーズ編集　野村総一郎
中村　　純
青木　省三
朝田　　隆
水野　雅文

■序

　「この患者は本当にうつ病だろうか」と迷ったことはないだろうか．以前は，"抑うつ"の鑑別に苦労することはあまりなかった．一般的に気分が落ち込んでいると表現されるような憂うつな気分を訴える患者はうつ病と診断し，抗うつ薬を処方し休養を促すという古典的なうつ病観で対処すればよかった．しかし，現在では統合失調症，双極性障害，身体疾患の患者などでも"うつ病のような状態"に陥ることが見出されている．また，アパシー，陰性症状など，そもそも抑うつとよく似た概念も存在している．さらに言えば，抑うつ自体が非常に一般的な心理状態であり，"病的な"レベルに達していない状態であれば，我々が日常生活の中でもしばしば経験する心の動きである．このように抑うつを示す状況は多岐にわたるため，患者の抑うつ状態が一体何に由来するかを判断することは，時に非常に困難となる．

　第1部第1章「序論：抑うつ診断の難しさ」で紹介したのは，私が反省をもって受け止めた症例である．患者の面接を重ねるうちに，うつ病，自閉症スペクトラム障害，統合失調症と，診断が変遷していった．この症例の診断を巡って得た教訓は本文を参照いただくとして，このような症例が決してまれではないことに読者も異論はないだろう．また単純な診立ての誤りというだけではなく，複数の症状が併存している可能性もある．このようなとき，厳密な鑑別は臨床上重要ではない面もある．一方で，その後の治療方針を決定し患者の予後を左右するという意味で，診断には慎重であるべきである．"抑うつ"をみたら簡単に"うつ病"という診断を下す危険性を十分に理解しておく必要がある．

　本書は《精神科臨床エキスパート》シリーズの一冊として，概念的にうつと似たもの，あるいは技術的に区別が難しい疾患を取り上げ，抑うつ状態の鑑別について整理することを狙った．ただ，これはマニュアル的に構成されたものではない．抑うつの鑑別の問題は，どんなに整理しても機械的に進めることは不可能であろう．さまざまな概念や症例を読みこなすことが必要と考え，読み物的な構成となっている．特にエキスパートの先生方が実際に鑑別に苦労した数多くの症例とその対応から，臨床に活きる知恵を学び取ってほしい．この読み物が実際現場で役に立つことを願っている．

2014年6月

編集　野村総一郎

■ 目次

第1部　抑うつとは何か　　1

第1章　序論：抑うつ診断の難しさ　（野村総一郎）　2
- はじめに……2
- 抑うつとは何か……3
- おわりに……5

第2章　抑うつの精神医学的意味　（杉山暢宏）　6
- 混乱する「抑うつ」論……6
  1. 定義なき議論　6
  2. どのような定義が可能か？　6
  3. 操作的診断基準　7
- 「抑うつ」は原因不明の状態（病状）であり，「うつ病」は原因不明の病である……7
  1. 「抑うつ」スペクトラムを仮定する（多様性の整理と認識）　7
  2. 肺病スペクトラムとの比較　9
  3. 原因がわかっていれば進歩が追いつく　10
- 生物学的決着への長い道のりを覚悟して進む……11
  1. 実験医学の進歩によって「病」の定義は変化する　11
  2. 複雑さを前にひるまないこと　12
  3. 見切り発車は必要な時もある　12
- 生理学(医学)が歩んだ道に立ち返る……12
  1. まだまだ終わらない血圧研究　13
  2. 症候学，病態生理，原因発見，治療法の確立という順序性　13
- アマチュア研究者が学ぶ科学の作法……15
  1. ライセンスなき者の生化学実習　15
  2. 思考停止と絨毯爆撃　16

3．Unsung Hero　17
●入口に立ちはだかる「抑うつとは何か」の問い……………………………………………18
　　　1．入口でつまずく　18
　　　2．根本問題に立ち止まることのリスク，根本問題の魔力　18
　　　3．サイエンスフィクションと科学を区別する　19
　　　4．重要な「問い」に満ちた「抑うつ」　19
●逆さまに進め……………………………………………………………………………………20
　　　1．入口の厳密な定義はおおらかに無視して，裏口から入場　20
　　　2．分子遺伝学と精神神経薬理学　20
●おわりに…………………………………………………………………………………………21
　　　1．絶滅種の記録　21
　　　2．困難は分割せよ　21
　　　3．精神医学に実験医学の思想は必要　21

第2部　抑うつと類似した概念との鑑別と治療のポイント　23

第1章　アパシー　（木村真人）　24

●はじめに…………………………………………………………………………………………24
●診断・鑑別診断のポイント……………………………………………………………………24
　　　1．スチューデント・アパシー（アパシー・シンドローム）　24
　　　2．血管性うつ病における抑うつとアパシー　25
　　　3．脳卒中後の抑うつとアパシー　27
　　　4．神経変性疾患における抑うつとアパシー　29
　　　5．前頭葉の機能局在とアパシー　29
●特に鑑別が難しいケースとその対応…………………………………………………………30
●治療のポイント…………………………………………………………………………………31
●おわりに…………………………………………………………………………………………32

第2章　うつ病に併存するPTSDと心的外傷について　（西　大輔）　35

●はじめに…………………………………………………………………………………………35
●診断・鑑別診断のポイント……………………………………………………………………36
　　　1．診断基準　36
　　　2．問診のコツ　36
　　　3．評価尺度　38
●特に鑑別が難しいケースとその対応…………………………………………………………39

1. うつ病に PTSD が併存している症例　39
2. PTSD 併存と迷ううつ病の症例　40
3. うつ病に PTSD が併存するが，外傷的出来事が病態の中核ではないと思われる症例　41
- 治療のポイント･･･　42

第3章　陰性症状　（工藤由佳，濱田秀伯）　45

- はじめに･･･　45
- 陰性症状と陽性症状･･･　45
    1. 層理論の展開　45
    2. 霊的精神力動論と精神病の症状変遷　46
- 診断・鑑別診断のポイント･･　47
- 特に鑑別が難しいケースとその対応･･･　48
    1. 本症の症候学と鑑別診断のポイント　49
- 治療のポイント･･･　51
- おわりに･･･　52

第4章　自閉　（今村 明）　54

- はじめに—「自閉」という言葉がもつさまざまな意味について･･････････････････　54
    1. 統合失調症の症状としての「自閉」　54
    2. 発達障害の一形態としての「自閉（症）」　55
- 診断・鑑別診断・治療のポイント･･　57
    1. 統合失調症の「自閉」と抑うつ　57
    2. ASD の「自閉」と抑うつ　59
- おわりに･･･　63

第3部　抑うつを示す疾患の鑑別と治療のポイント　67

第1章　うつ病性障害　（堀 有伸）　68

- はじめに･･･　68
- 診断・鑑別診断のポイント･･　70
    1. テレンバッハの「メランコリー」論と笠原の「小精神療法」　70
    2. 同一化の動揺と「ディスチミア親和型」　71
    3. 疑似問題としての従来型うつ病と新型うつ病との対立　72

- 特に鑑別が難しいケースとその対応……………………………………………………73
    1. 面接では明るい表出がみられたが深刻な症状を有していた症例　73
    2. 内因性うつ病の症状に変動がみられた症例　74
    3. 突然の自殺企図がみられたパーソナリティ障害症例　74
- 治療のポイント……………………………………………………………………………75

第 2 章　双極性うつ病　　　　　　　　　　　　　　　　　　　（仙波純一）　78

- はじめに……………………………………………………………………………………78
- 診断・鑑別診断のポイント………………………………………………………………79
    1. 双極性うつ病と単極性うつ病の鑑別はなぜ困難か　79
    2. 混合性うつ病あるいは閾値下双極性　80
    3. 病前の性格特性　80
    4. 臨床的な鑑別　81
    5. スクリーニングテストを用いて鑑別する　85
    6. バイオマーカーを用いて鑑別する　85
- 特に鑑別が難しいケースとその対応……………………………………………………86
    1. 高齢で双極Ⅰ型障害を発症した症例　86
    2. インターフェロンの関与が疑われる双極Ⅱ型障害の症例　87
- 治療のポイント……………………………………………………………………………89
    1. 双極性障害は過剰診断か過少診断か　89
    2. 双極性うつ病が疑われるときの診断と治療開始のポイント　89

第 3 章　全般性不安障害　　　　　　　　　　　　　　　　　　（土田英人）　95

- はじめに……………………………………………………………………………………95
    1. GAD 概念の変遷　95
- 診断・鑑別診断のポイント………………………………………………………………96
    1. GAD 診断基準の変遷　96
    2. 「過度」とはどういうことか？　97
    3. GAD の評価尺度　99
    4. GAD の有病率とうつとの comorbidity　99
    5. 問診のポイント　101
- 特に鑑別が難しいケースとその対応……………………………………………………102
    1. うつ病と誤診した（GAD になった？）症例　102
    2. うつ病と誤診した（GAD が併発していた？）症例　103
- 治療のポイント……………………………………………………………………………103
    1. 薬物治療　104

2. 認知行動療法（cognitive behavioral therapy；CBT） 104

第4章　パーソナリティ障害　　（白波瀬丈一郎）　107

- はじめに……107
- 特定のパーソナリティ障害とうつ病性障害……108
- 診断・鑑別診断のポイント……111
- 特に鑑別が難しいケースとその対応……113
- 治療のポイント……114
- おわりに……115

第5章　脳器質性精神障害　　（本田 明）　117

- はじめに……117
- 診断・鑑別診断のポイント……118
    1. 脳血管障害　118
    2. パーキンソン病　120
    3. ウイルス性脳炎　120
    4. HIV脳症　121
- 特に鑑別が難しいケースとその対応……122
    1. 脳血管障害　122
    2. パーキンソン病　122
    3. ウイルス性脳炎　123
    4. HIV脳症　123
- 治療のポイント……124
    1. 脳血管障害　124
    2. パーキンソン病　125
    3. ウイルス性脳炎　127
    4. HIV脳症　127

第6章　身体疾患による抑うつ　　（松島英介）　129

- はじめに……129
- 糖尿病……130
    1. 糖尿病とうつ病・抑うつ症状との双方向性　130
    2. 糖尿病に与えるうつ病・抑うつ症状の影響　130
    3. 診断・鑑別診断のポイント　131
    4. 治療のポイント　131

5. 臨床ケース　132
- 心疾患（冠動脈疾患・心不全）…………………………………………………………133
  1. 心疾患とうつ病・抑うつ症状　133
  2. 心疾患に与えるうつ病・抑うつ症状の影響　134
  3. 診断・鑑別診断のポイント　135
  4. 治療のポイント　136
  5. 特に鑑別が難しいケースとその対応　137
- がん……………………………………………………………………………………………137
  1. がんとうつ病・抑うつ症状との関係　137
  2. がんに与えるうつ病・抑うつ症状の影響　138
  3. 診断・鑑別診断のポイント　138
  4. 治療のポイント　138
  5. 特に鑑別が難しいケースとその対応　140

第7章　薬剤性精神障害　　（堀川直史）　143

- はじめに―薬剤性精神障害の重要性…………………………………………………143
- 薬剤性うつ病の症状と経過の特徴………………………………………………………143
- 薬剤性精神障害の危険因子………………………………………………………………144
- 診断・鑑別診断のポイント………………………………………………………………144
  1. 薬剤性精神障害の診断　144
  2. うつ病と薬剤性うつ病を症状によって鑑別できるか　145
- 薬剤性うつ病の主要な原因薬剤…………………………………………………………145
- 特殊なケースとその対応…………………………………………………………………146
- 治療のポイント……………………………………………………………………………147
- 主要な薬剤性精神障害……………………………………………………………………147
  1. 副腎皮質ステロイド　147
  2. インターフェロン（IFN）製剤　148
  3. インターロイキン-2　149
  4. GnRH誘導体製剤　149
- おわりに……………………………………………………………………………………150

第8章　アルコール・薬物依存　　（小林桜児）　152

- はじめに……………………………………………………………………………………152
- 診断・鑑別診断のポイント………………………………………………………………153
  1. アルコール・薬物依存とうつ病の関係　153
  2. 鑑別のための問診のポイントと解釈　154

- 特に鑑別が難しいケースとその対応……157
- 治療のポイント……158
  1. 問診　158
  2. 対処行動の習得　159
  3. 薬物療法　159
  4. 自助グループへの参加　160

第9章　精神病後抑うつ　　（小林聡幸）　162

- はじめに……162
- 診断・鑑別診断のポイント……163
  1. 精神病後抑うつはうつなのか　163
  2. 精神病後抑うつの臨床的意義　164
- 臨床ケース……166
- 治療のポイント……168

第10章　摂食障害　　（西園マーハ文）　171

- はじめに……171
- 診断・鑑別診断のポイント……172
  1. 摂食障害の診断　172
  2. うつ病との相違点　174
  3. 特殊なうつ：慢性ANの抑うつ　175
  4. 診断がさらに重なる場合のうつ：境界性パーソナリティ障害と摂食障害　176
- 特に鑑別が難しいケースとその対応……176
- 治療のポイント……178

第11章　PMDD，更年期障害　　（杉山暢宏）　181

- はじめに―女性を診たら月経を思う……181
  1. 月経前気分不快障害の診断カテゴリーの独立　181
  2. 総称としての更年期障害　181
  3. 男性には想像することが難しい　182
  4. 男性が女性の気持ちを理解できない理由　183
  5. 女性がPMSを訴えやすい環境整備を，男性は理解を，女性は主張を　184
  6. うつ病診療の個別化―年齢と性を意識せよ　184
- 診断・鑑別診断のポイント……185
  1. PMDDの診断　185

2．女性ホルモンが心身に及ぼす生理的影響の体系的理解の試み　186
- 特に鑑別が難しいケースとその対応……………………………………………………187
- 治療のポイント…………………………………………………………………………189
　　1．更年期障害　189
　　2．PMDD　190
　　3．ERβ選択的アゴニスト創薬への期待　190

第12章　アルツハイマー病　　　　　　　　　　　　　　　（上田　諭）192

- はじめに―心情の理解が前提………………………………………………………192
- 診断・鑑別診断のポイント…………………………………………………………193
　　1．2つの抑うつ状態　193
　　2．「生物学的要因による抑うつ」は少ない　193
　　3．最も重視すべき「環境反応性抑うつ」　194
　　4．「大うつ病」への警戒　196
- 特に鑑別が難しいケースとその対応……………………………………………197
　　1．めまいを頻回に訴えた症例　197
　　2．不安と身体症状を呈した症例　198
- 治療のポイント………………………………………………………………………199
　　1．環境反応性抑うつ　199
　　2．大うつ病　200

第13章　児童の抑うつ　　　　　　　　　　　　　　　（太田豊作，飯田順三）201

- はじめに…………………………………………………………………………………201
- 診断・鑑別診断のポイント…………………………………………………………201
　　1．子どものうつ病　201
　　2．発達障害と抑うつの関連　202
　　3．子どもの不安障害と抑うつ　204
　　4．at risk mental state（ARMS）　205
　　5．不登校における抑うつ　205
- 特に鑑別が難しいケースとその対応……………………………………………206
　　1．進学を契機に抑うつを発症したASD症例　206
　　2．注察妄想から鑑別したARMS症例　207
　　3．再発した不登校症例　208
- 治療のポイント………………………………………………………………………208
- おわりに…………………………………………………………………………………209

第4部　抑うつの生物学的背景　　　　　　　　　　（鷲塚伸介）　211

- はじめに……………………………………………………………………………212
- 「抑うつ」と脳構造，脳機能の関係…………………………………………………213
    1. 脳幹網様体　213
    2. 扁桃体　214
    3. 大脳皮質　214
    4. 海馬　214
    5. 帯状回　215
    6. 大脳基底核　215
    7. 視床下部　215
- 「うつ病」の病因仮説からみる「抑うつ」の生物学的基盤……………………………216
    1. ストレス仮説から神経可塑性仮説まで　216
    2. 神経炎症仮説　218
- おわりに……………………………………………………………………………219

- ●索引…………………………………………………………………………………223

第 **1** 部

抑うつとは何か

第1章 序論：抑うつ診断の難しさ

はじめに

　抑うつは精神症状の中でも最も一般的なものといってよいであろう．いや，「症状」という以前に，人間が日常的に示すごく普通の心の動きであり，誰しも経験に基づいて理解できるという意味では，本質的に正常心理に属するものである．これを進化生物学的に言い換えれば，「抑うつは生きるうえに必要だからこそ存在する現象」とも表現できるであろう[*1]．

　ただ，それが病的とみなされ，「症状」として考えられるようになった場合には，精神医学的な課題となるのである．たとえば，以下のような場合である．

- 抑うつの程度が極端であり，日常生活が送りにくくなるような場合．
- 抑うつ自体は比較的軽くても，それが長く継続するような場合．
- 抑うつゆえに思考にも変化が生じて，現実適応ができなくなったような場合．
- 抑うつ以外の精神症状も合併したり，明らかな精神障害の一症状として抑うつを考えたほうがよいような場合．

　簡単にいえば，これらは「過ぎたるは及ばざるがごとし」という事態であろうか．これを発熱に喩えてみる．ちょっとした風邪で微熱が出るのは生きるうえに必要な適応変化であり，これ自体は安静にしておくだけで十分に対応できる．しかし，40℃の高熱が3日間続けばひどく苦しいし，余病を併発するリスクが出たり，あるいはすでに何らかの病気にかかっている証拠かもしれず，医学的な対処が必要になる．「正常な抑うつ」というのはこの場合の微熱，治療対象となる抑うつは高熱に相当する現象であろう．

　そこで「高熱とは何℃以上をいうのか？」という質問が出ると思う．これは現代精神医学にとって非常に重要なテーマであり，かつての精神医学では「状態像診断」というものが用いられ，抑うつについても「抑うつ状態」という括りにより，さまざまに議論されてきた．現在はDSM-5のような操作的診断により障害名が規定されており，ここでは状態像の概念は存在しない．しかし，抑うつにあっては臨床的な関与が必要な

[*1] 抑うつの進化生物学的な意味については，拙著「うつ病の真実」（日本評論社，2008）を参照とされたい．

抑うつは「抑うつエピソード(DSM-5)」という規定を中心に展開されており，これは状態像診断で用いる「抑うつ状態」の概念に近いものであると考えられる．ただ，これで診断ができたから一件落着とはいかないところに抑うつの難しさがある．最初に述べたように，それが非常に一般的，普遍的な症状であるからこそ，「抑うつエピソード」というだけでは精神科臨床に必要な情報量はいかにも少ないのである．

抑うつとは何か

ここで抑うつ診断の難しさを実感した症例を示したい(個人が特定されないよう，実際から大幅に変更してある)．

〈症例：28歳，男性〉

ある大企業に勤めて5年になる28歳の男性Aさんが外来を受診した．これまでは総務畑をずっと歩んで来ており，非常に大人しいが生真面目で几帳面，仕事はできるという評価があった人である．しかし，3か月位前から職場の組織替えがあって，人員も減らされ，口うるさい上司が着任したこともあり，ひどく疲れた様子で，仕事の効率が急速に低下，これまでなかったようなミスも目立つようになる．当人に問えば，「大丈夫です」と言うが，誰が見てもこれまでと違うことは明らかである．産業医が面接して，「あまりしゃべらないし，典型的なうつ病だ」という判断のもとに，筆者の精神科外来に紹介されたのである．

初回面接では，無表情だが接触性は悪くない印象で，「皆心配しているみたいですけど，僕は大丈夫だと思っています」と，やや他人事のように話す．「つらいですか？」と問うと，「ご心配かけて申し訳ないです」と，ややずれた答え．しかし，取りつく島がないという感じでも，拒否的というのでもなく，これも仕事だというニュアンスで応対してくれる．うつ病の自己評価尺度をつけてもらったところ，かなりの高得点であることから，内面の抑うつに苦しんでいる様子が見て取れた．次回の受診予約を勧めると，やや意外なことに「ではお願いします」と二つ返事で快諾．

2回目の診察以降はつらさをできるだけ語ってもらうことを目途に面接を運んだところ，抑うつ気分や，気力の低下，不眠，食欲低下，夜間のパニック発作を主体とする予期不安など，抑うつに関連した多彩な症状がみられることが次第に明らかになった．抑うつ以外の症状は見いだせず，現実生活の中での心配事や人間関係の問題などは相変わらず不明確なままであった．この段階で，筆者はあまり躊躇せず，抑うつ状態であるとの判断を固めるに至り，うつ病の可能性を説明し，抗うつ薬の服用を勧め，短期間の病休も勧めた．

Aさんは病休以外についてはこれに素直に応じたが，1か月が経過しても一向に改善せず，むしろ仕事の能率はさらに低下した．このころになると，いろいろな状況も明らかになってきた．Aさん自身からの話や，上司からの情報を総合すると，Aさんの勤務状況は奇妙とまではいえないにしても特異なもので，もともと職場での人的交

流が全くなく，仕事は機械的に，かつ有能に行うものの，「何を考えているのかわからない」という評価であった．仕事を介してなら普通に会話するものの，個人的な雑談が全くできないので，友人的な存在は職場内には居ない．それで総務の仕事ができるのも不思議だが，上司に言わせると「むしろこのような人を必要にする仕事も多い」とのことで，全く嫌われる存在ではないことは確かであった．またさらに，Aさんの独特のライフスタイルがあることもわかった．古本や古レコードを集めるのが趣味で，一人暮らしのアパートの部屋はこれらの収集品で一杯．休日は古本を扱う本屋街を放浪するのが学生時代からの日課であるということであった．「抑うつ状態」となってからも，これは続けていることもわかった．

　これらのことが明らかになったことから，筆者はAさんには自閉症スペクトラム障害の可能性はないか，少なくともそれが併発したうつ病ではないかと考えるに至った．そこで幼小児期の様子を聞くために，家族に来てもらうことにした．Aさんは家族との関係が悪いわけではなく没交渉であったが，かろうじて来院した母親との面接で得られた情報によれば，「子ども時代から大人しくはあったが，友達もおり，ごく普通の子どもであった」ということであった．つまり，特別に自閉的であったり，こだわりが強かったり，コミュニケーションの障害を示唆するようなエピソードは得られなかった．診断が不明確なまま，効果がはっきりしないこともあって，抗うつ薬もいったん中止，夜間パニックに対する睡眠導入剤の投与に留めて，むしろ40分位の面接時間を確保して，精神療法的な加療を行っていたが，抑うつは軽度ではあるものの，基本的には持続しているように思えた．そうするうちに，全く思いがけない症状が現れることになった．

　初診以来8か月が経過していた頃から，Aさんは職場を無断で休むことが多くなり，診察場面でもそのことを取り上げて話し合ったが，その中で「お腹の中に機械を入れられているのかもしれない．だから仕事ができない．元気が出ない」との発言があった．「実際にそんなことがあると思うか？　誰がやっていると思うのか？」などの論理的な説明を求めると，「こんな考えはおかしいですね．取り消します」と言うかと思うと，「何か遠くからやられている」とまたボソッと述べたりした．つまり，幻覚妄想への確信はかなり強固であると判断せざるをえない状態であった．これは統合失調症の疑いが強い，と考え，抗精神病薬の投与を急遽開始したところ，幻覚妄想は「なくなった」と述べるようになり，その後は全く関心もないようで，その話題を避けがちとなった．あまり内面的なことを語るわけではなく，日常的な生活を淡々と語るという診察場面でのパターンは続いたが，むしろ欠勤がさらに目立つようになり，職場からも「全く使い物にならない．それに顔つきがおかしい．休ませて長期休養をしてくれたほうがまだましだ」という連絡が入った．筆者としても病休の形で療養させるべきと考え，家族への説明も行い，デイケアへの導入も含めて努力することになったが，あいかわらず基本的な接触性はよく，焦燥の出現などの急性増悪はみられないものの，「憂うつです」「無気力です」「申し訳ないです」「もう絶望的です．死ぬのは怖い

けど，投げやりです」などの抑うつ的な言葉は相変わらず多く出る状態が続いている．現状は抗精神病薬に加えて，抗うつ薬の併用投与を行っている．

解説

　これは「抑うつとは何か」を巡って大いに考えさせられた事例である．ここでは多くの反省点がある．まず，「抑うつ」が典型的に現れ，「几帳面・真面目」などのうつ病の特徴として一般的にいわれている傾向が存在すれば，比較的簡単に「うつ病」という診断を下してしまうという問題点が挙げられる．これが本当にうつ病であるか，それ以前に抑うつ状態なのか，ということは，やはりかなりの慎重さをもって判断を下さねばなるまい．抑うつを示すのは，うつ病に限らないという当然のことを臨床場面では改めて強く意識すべきであろう．

　また，初期診察の段階でうつ病が強く疑われれば，その後の経過の中で異なる病像が現れていても，「これは抑うつだ」と決めつけ，変化に気づき難くなるという点がある．その一方で，自閉，アパシー，陰性症状などと抑うつを鑑別することは実際的に困難な場合もある．これは技術的な困難，ということだけではなく，概念的にも重複があるためでもある．もう1つは症状併存の問題がある．抑うつは一般的な症状である分，他の症状と併発することが多い．たとえば，不安や焦燥，妄想などが抑うつとともに生じることは多い．さらに，陰性症状や自閉と抑うつの併発も起こりうる．こうなると，事態は複雑となり，精緻な鑑別に臨床的な意味があるのか，という疑問すら出てくる．

おわりに

　この事例を巡って考えたことは，実は抑うつを治療的に扱う場合，日常的に直面する問題である．そして，精神医学のプロフェッショナルとして，看過できないポイントでもある．これらを学問的にまとめることはまだ時期尚早かもしれないが，「抑うつとは何か」を常に心に留めながら診療を行う姿勢を忘れてはならない．

（野村総一郎）

第2章 抑うつの精神医学的意味

● 混乱する「抑うつ」論

1｜定義なき議論

　うつ，うつ症状，うつ状態，抑うつ，抑うつ状態，うつ病，大うつ病，大うつ病性障害など，さまざまな呼称がさまざまな意味で用いられている．これらをすべてまとめ，すべての意味を含めて，症状を「抑うつ」，病名を「うつ病」とさしあたって呼ぼう．

　これまでも現在も，各分野の権威筋による包括的な「うつ病」論議が熱心に行われてきた．しかし一見話はまとまったように感じても，新しい何かが生まれる展開になりにくい．これとこれが課題で，この道をこう進んでいけば「うつ病」の理解が深まり診断・治療が進歩する，という展望がみえにくい．なぜだろうか．

　「抑うつ」「うつ病」は学問としての入口，学問の俎上にのる以前から困難に直面する．なにを「抑うつ」「うつ病」と呼ぶのか，定義できないからである．対象を定義しなければ研究はできない．定義のない議論はかみ合わない．

2｜どのような定義が可能か？

　これがうつ病である，これはうつ病ではない，と1つひとつ分別して，「うつ病」だと認められる集合体を「うつ病」と定義できるだろうか．たとえば「有罪」は，窃盗罪で有罪，強盗傷害罪で有罪，道路交通法違反で有罪，と明確に宣言される．警察の捜査，検察の起訴，公判手続きを経て最終的には司法判断で有罪か無罪か決する訳だが，法治国家を支える法体系に相当するものが，精神医学には見あたらない．すべての症例のすべての切り口で「うつ病」か否かを定める普遍的な法はない．代わりに精神科医それぞれの「うつ病」の判断基準があり，これは思い入れが強くむしろ厄介だ．

　では「うつ病」とはある内在的特徴をもつものであると定義して，当てはまるものを「うつ病」，当てはまらないものを「うつ病」でない，とすることは可能だろうか．たとえば「脊椎動物」とは，複数の椎骨からなる脊椎をもった動物である，と定義するようなやり方である．こちらも，決定的な「内在的特徴」を未だ見いだすことができておらず難しそうである．

3 | 操作的診断基準

決定的ではないが比較的頻度の高い内在的症状を複数挙げ，いくつ以上あれば多数決で「うつ病」と呼びましょう，というのが，DSM-5 大うつ病性障害に代表される操作的診断基準である．

DSM により少なくとも信頼性は向上することが期待されたが，DSM-5 の field trial は深刻なほど低い評価者間一致率を示した[1]．DSM には当初から均一性と妥当性に関する強い懸念がある．かくして「うつ病」は未だ定義できないまま現在に至っている．

本章では「抑うつ」の現状を整理し，困難の原因を探り，打開策を提案することを意図している．

「抑うつ」は原因不明の状態(病状)であり，「うつ病」は原因不明の病である

1 | 「抑うつ」スペクトラムを仮定する(多様性の整理と認識)

ここで「抑うつ」スペクトラムなるものを例に挙げて現在の「抑うつ」の理解を図で確認しておこう[*1]．図1-1をみてもらいたい．横軸に「抑うつ」傾向をとり縦軸に人数をとる．そして「抑うつ」傾向の強い人，中程度の人，弱い人，でおおよそ正規曲線を描くと仮定する．このどこかに暫定的に線引きをして，ある一定以上の集合を「うつ病」と呼ぶことにする．このようになだらかに富士の裾野のような線を描くとは考えにくく，実際には(臨床の感覚として)もう少し凸凹をもつ曲線になりそうである(図1-2)．なぜいびつになるかは図1-3に示すように，「抑うつ」を呈する原因は複数仮定されるからである．配偶者を亡くしても，インターフェロンを使用しても，出産直後にも，強い「抑うつ」傾向を示す人がいる．その「抑うつ」の合算を縦軸としてみているので，「抑うつ」のカーブはでこぼこした複雑なものになる可能性がある(図1-4)．それ

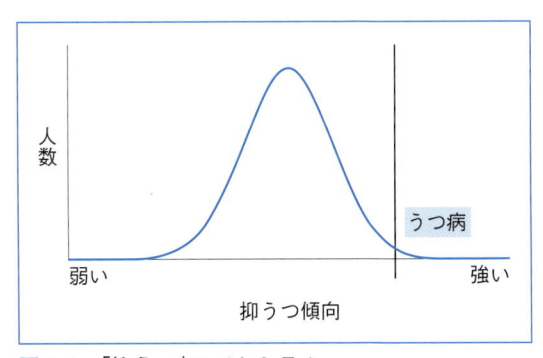

図 1-1 「抑うつ」スペクトラム

[*1] 筆者が臨床で「うつ病」をこのように考えている訳ではないことを断っておく．

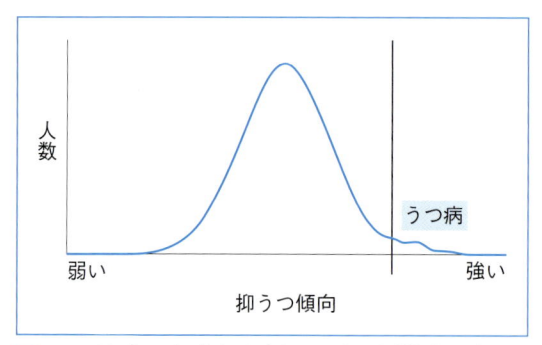

図 1-2 臨床で実感する少しいびつな「抑うつ」スペクトラムの形

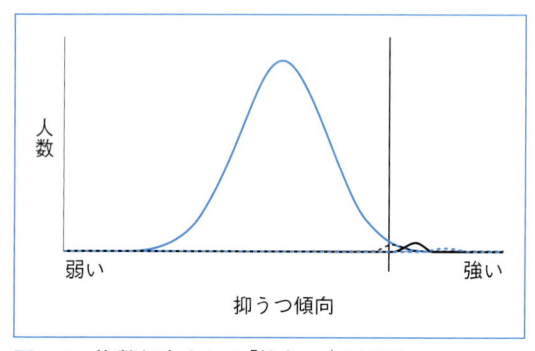

図 1-3 複数仮定される「抑うつ」の原因

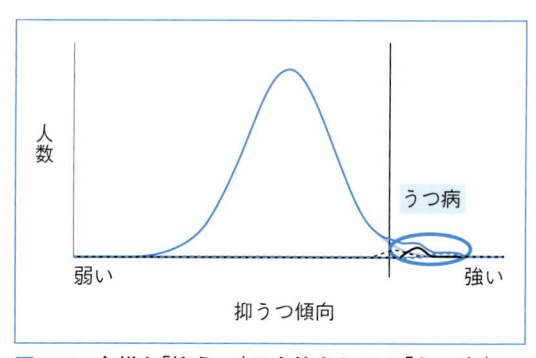

図 1-4 多様な「抑うつ」の合算としての「うつ病」

ぞれの「抑うつ」の原因カーブもでこぼこかもしれないので，それをひとくくりにするとさらに不格好かもしれない．その「抑うつ」の総体の一部を「うつ病」とする．

　横軸に「抑うつ」に加えてもう1軸「興味・喜びの喪失」スペクトラムをとっても上記と同じである．何本横軸を加えて多次元化しても，最終的にはどこかに線引きして右側を「うつ病」と呼ぶ（図 1-5）．おおざっぱに言えばこのように「抑うつ」と「うつ病」はとらえられている．

　しかし図 1-5 の右側をどんどん拡大していけば，配偶者との離別，インターフェロン，出産，という原因がみえてくる（図 1-6）．見えない構成要素もあるが，それは空

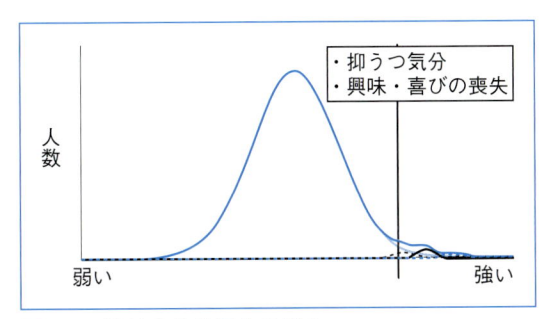

図1-5　横軸の多次元化の試み

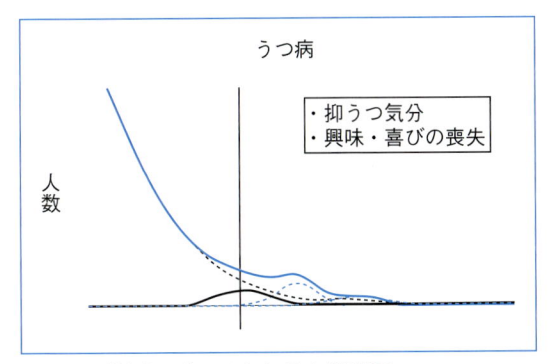

図1-6　「抑うつ」スペクトラム詳解図

白ではなくて，現代の科学水準では測定できない何かがそこにある，と仮説する（内因性うつ病）．総じて「抑うつ」は原因不明の領域が広く「うつ病」は原因不明の病である，というのが現状である．

2｜肺病スペクトラムとの比較

　次に肺病スペクトラムなるものを仮定する．縦軸は人数，横軸は呼吸苦・咳嗽である．右の裾野を「抑うつ」スペクトラムと同じように決定する．ある一定のラインで線引きして，それをかつて「肺病」と呼んでいたとしよう（図1-7）．右側をズームアップしていくとさまざまな病気がみえてくる（図1-8）．ここでは肺癌，喘息，肺炎，心不全だけ書いたが，現代の内科学はずっと精緻であることはご存じの通りだ．

　同じ「肺病」でも，抗生物質は細菌性肺炎だけに効く．喘息，肺癌，心不全には効果がない．肺真菌症なら悪化する．抗生物質に耐性があれば効かないこともある．ステロイドは喘息には効くが，肺炎は悪化する．βブロッカーは心不全には効くが，気管支喘息には原則禁忌である．

　肺癌は現在市町村で実施されている肺癌CT検診で，呼吸苦・咳嗽が出る前に診断がついてしまう．治療方針も癌の性状に応じて，ただちに立案される．喘息は四日市喘息の克服のように公衆衛生学的な取り組みも可能だ．

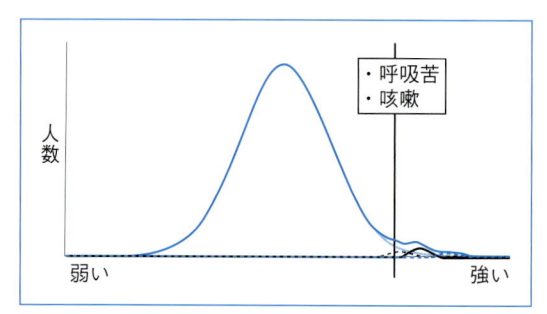

図1-7 「肺病」スペクトラム

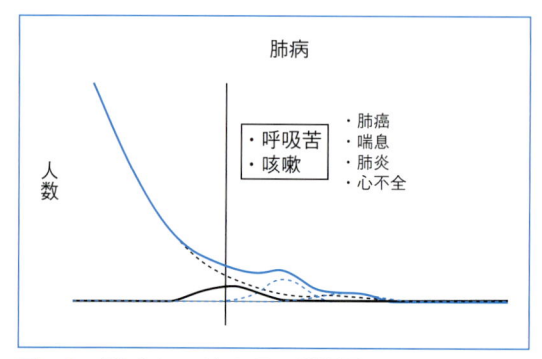

図1-8 「肺病」スペクトラム詳解図

　個体側の要因もある．インフルエンザ感染症は，健常成人が罹患しても大事に至ることはないが，小児や高齢者は死に至ることがある．病像は全く異なるが治療法は同じ（抗インフルエンザ薬が主剤）である．
　こうして対比してみると「抑うつ」はまさに原因不明であり，それこそが「うつ病」臨床の泣き所であることがわかる．沢山の仕事が残された未知のフロンティアである，と強く実感される．

3 ｜ 原因がわかっていれば進歩が追いつく

　「うつ病」の治療に抗うつ薬が効く，効かない，効かないどころか躁転させてしまう，などといった問題が熱心に議論されている．しかし上述の「肺病」の治療反応との比較を思えば明らかなように，「うつ病」はさまざまな病態の複合体なのだから，効く，効かない，悪化，と反応がさまざまであることはむしろ当然ではないか．うつ病の治療成績を嘆く必要は決してないのである．抗うつ薬を慎重に投与して，この「抑うつ」は抗うつ薬が効くのか効かないのか試行錯誤することは，現時点での医学水準からみて妥当である．
　うつ病の予防も自殺予防も同様である．喘息の減少に公害対策は有用であるが，「抑うつ」を構成する「何」に対して「何」が有効なのか，全く手探りの状態だ．「何」がつ

かみ切れていないから当然である．それでも手探りで自殺対策やうつ病啓発を行うこと，それらは現在の水準に照らして全く妥当である．自殺者数が減少しないからといって，キャンペーンの効果やうつ病診療自体の有効性を疑問視するべきではない．

いずれ「抑うつ」スペクトラム詳解図（図1-6）が「肺病」スペクトラム詳解図（図1-8）に近づいていけば，「抑うつ」「うつ病」の治療が「肺病」の治療水準に追いつくはずである．そのために科学的方法論がある．

生物学的決着への長い道のりを覚悟して進む

1｜実験医学の進歩によって「病」の定義は変化する

執筆時，*Helicobacter pylori*（ピロリ菌）除菌による胃癌撲滅の機運が高まっている．ピロリ菌除菌は特発性血小板減少性紫斑病（idiopathic thrombocytopenic purpura；ITP）への保険適用も認められた．事実ITPの約半数はピロリ菌除菌によって治癒する．特筆すべき実験医学の勝利だ[*2]．

日本で解剖が行われるまで胃潰瘍や胃癌は「上腹部痛・上腹部不快感・食思不振・重症るい痩・致死性吐血症候群」だったはずである（症状による定義）．明治以降，ウィルヒョウの病理学に基づく胃炎，胃癌という理解に進んだ（病態の最終結果としての病理学的定義）．胃生検切片の病理組織診断は精神医学のそれとは比べるべくもないが，診断する病理医によって多少の食い違いはあったかも知れない．それでも，一応「病理学的な定義というコンセンサス」に基づいて研究を続けることが可能になった．病因論について，複数の要因が複雑に重なり合って生じると考えられてきたが，ピロリ菌の発見により，現在では（少なくとも一部は）「ピロリ菌感染症とその結果」である（病因論による定義）．このように病状，ないし病の定義は

① 自覚症状による定義
② 検査所見による定義（たとえば高血圧，糖尿病など）
③ ウィルヒョウの病理学的診断による定義
④ 病因論による定義

という段階を踏んで進歩していく．

現在の「うつ病」は江戸時代の胃癌の理解と同じような「抑うつ」，つまり症状に基づく第1段階の初歩的な定義である．次に目指すべきは，脳の変化[*3]の具体的発見，すなわち，これこそが「うつ病」の内在的特徴であると呼べるような生物学的特徴の発見で「再定義」されることである．最終的には病因論に基づいて，これが実はうつ病の原因でした，と「再・再定義」されることが望ましい．

[*2] バリー・マーシャル，ロビン・ウォレン（2005年ノーベル生理学・医学賞）
[*3] 脳以外の臓器かもしれない．

2 | 複雑さを前にひるまないこと

　非常に複雑で複合的な要因から生じると思われてきた病態が，あっけないほど美しく単一の原因で説明しうる可能性はいつもある．ウイルス性肝炎*4，子宮頸癌*5，など枚挙にいとまがない．だから最終表現形はいかに多様でも，脳科学が進歩した遠い将来，単純かつ一元的に「抑うつ」が説明できる可能性を，筆者は排除しない．この病因論による「抑うつ」の理解は「病因」がいくつもある場合は，先の「肺病」のようにいくつかの要素に分割して研究を進める道を辿る．図 1-6 が図 1-8 になる過程が研究の進捗状況そのものである．

　精神科医の少なくとも一部は，こうした実験医学的態度を堅持し，「うつ病」がいつか「肺病」や「胃潰瘍・胃癌」のような解明の日を迎えるまで，たゆまずに進まなければならない．

3 | 見切り発車は必要な時もある

　ピロリ菌発見以前に胃潰瘍や胃癌の原因がどのように議論されていたか知る医師は多いだろう．塩分のとりすぎに気をつけましょう，規則正しい食生活をしましょう，お酒の飲み過ぎはいけません，寝不足はダメです，合成着色料や合成甘味料は摂りすぎない，などなど，さまざまな啓発が十分な仮説の検証を待たずに行われた．それが無意味だったとは今でも思わない．

　うつ病の診断・治療に関しても，事の重大性に照らして必要なら，今ここでできることを見切り発車で行う．それは実学としての責務だから時には大いに推奨される．ただし「仮説の検証」への執念は捨てずにだ．

● 生理学（医学）が歩んだ道に立ち返る

　精神医学は長い期間基礎科学的側面が不十分だったために，脳神経科学的，生物科学的，ないし生理学（医学）的研究といっても，これまでは残念ながら，その時代時代になされた研究のトピックスを精神科疾患でも試してみる程度であった．得られたわずかな知見と臨床との対応をなぞる，というスタイルがほとんどで，長期的発展を視野に入れた研究は，それほどなされてこなかった．

　研究それ自体よりも深刻なのは，科学的方法論，科学的思考の訓練が十分ではないことである（後述）．簡単にいえば科学の歴史が浅い[2]．精神医学が科学を正しく理解し，生理学（医学）分野の中で科学として遅れていることの正しい認識さえあれば，その遅れを心配する必要は全くない．ところが現在の精神医学は生理学（医学）における

---

*4　ウイルス性肝炎の実態がわからなかった時代，「肝炎を制するものは内科学を制す」と言われた．
*5　ハラルド・ツア・ハウゼン（2008 年ノーベル生理学・医学賞）．子宮頸癌の原因となるヒトパピローマウイルスを発見した．

立ち位置について，あまりにも自信過剰な人たちと，完全にその可能性を放棄してしまう人たちに二極化しているようである．

「抑うつ」「うつ病」の研究のあり方を生理学(医学)の歴史から考える意義は大きい．

1 | まだまだ終わらない血圧研究

1628年ハーヴィの血液循環の発見以前には，血液は肝臓で発生し人体各部まで移動し，そこで消費されるとされ，循環は想定されていなかった．約100年後ハーレスにより動脈圧と静脈圧の直接測定が行われ，さらに200年後の1900年代になってエリオットらのアドレナリンの研究などが発表されるまで，生体の血圧調節の具体的な説明はできずにきた．血圧の理解に私たちは400年かかったのである．

先達のおかげで，現在末梢レベルではほぼ完璧に血圧をコントロールできる．しかし，中枢レベルで循環系がどうやって制御されているのか，実はあまりよくわかっていない．延髄の血圧中枢は複数あり，機能がよくわかっていない部位もずいぶんと残されている[3]．また2012年にはLevinthalらによって大脳皮質運動野の神経回路が腎機能を制御していることが報告され[4]，「大脳機能局在論」が見直しの必要に迫られている[5]．

血圧という最も基本的なバイタルサインの理解にさえ，約400年かかったこと，そして，研究の蓄積の結果，利尿薬，ARB，Caブロッカー，βブロッカーなどさまざまな作用機序をターゲットとした創薬が可能であること，は押さえておきたい．そのうえで注目しておきたいのはLevinthalの腎臓と大脳皮質運動野の連絡の発見が既存の「大脳皮質局在論」を覆すように，1つの研究を突き詰めていくと，そこで見いだした知見が他分野へも大きく波及する点である．「専門バカ」が，がらりと世界観を変えることがある．だから学問の細分化，専門化を必要以上に批判してはいけない．学問横断的な広範囲な議論が，専門化・細分化と比べて，常によいとは限らない．

2 | 症候学，病態生理，原因発見，治療法の確立という順序性[6]

細菌性肺炎は抗生物質で治療が可能だが，①コッホ[*6]に始まる細菌学の確たる積み重ねのうえに，②フレミング[*7]のペニシリンの発見があった．高血圧も胃潰瘍も同様で既述の通りである．②抗生物質の発見があり，その作用機序を通して細菌性肺炎の病理が理解され，①最終的に細菌が発見されたわけではない．

「抑うつ」への科学的アプローチの先駆けは，クーンのイミプラミンの発見であろう．それ以前は「うつ病」が薬で治るなどとは誰も信じなかった．賞賛すべきbreakthroughである．しかし，順序が異なることに注意しておきたい．「抑うつ」の症候学

[*6] ロベルト・コッホ(1905年ノーベル生理学・医学賞)
[*7] アレクサンダー・フレミング(1945年ノーベル生理学・医学賞)

から病態生理が理解され，原因が発見され，その結果「抗うつ薬」が発見されたわけではない．クーンはイミプラミンをまず発見し，イミプラミンがどのようなうつ病に効果があるのかを詳細に記録した．

モノアミン仮説はイミプラミンに始まる抗うつ薬自体の薬理学研究，そこから得られた抗うつ薬の作用機序仮説をベースにうつ病の病態を推測しているのである（図1-9）．

このような試みには注意が必要である．すなわち，すべてのうつ病はある共通の病態生理を共有しており，かつ，どの抗うつ薬はどの症例に投与しても，ある共通のたった1つの作用機序を介してうつ病を治す，という前提を必要としていることを認識しなければならない．この前提がいかに危ういものかを示す比喩として，「降圧薬には利尿薬，$\alpha \cdot \beta$ ブロッカー，Ca ブロッカー，ACE（angiotensin converting enzyme）阻害薬などさまざまなものがあり，いずれも血圧を下げるが，それぞれの作用機序は異なっている」という1992年の野村の指摘[7]がよく引用される．

また1999年に竹内らが警告しているように，限界をよく理解しておかないと「モノアミン仮説」はしばしば図1-9に示す循環論法に陥ってしまう[6]．

すなわち，

① うつ病が薬で治ることがある．これを抗うつ薬と命名した．

この薬の生化学的特徴を調べたところ，

② 抗うつ薬はシナプス間隙のモノアミンを増加させる

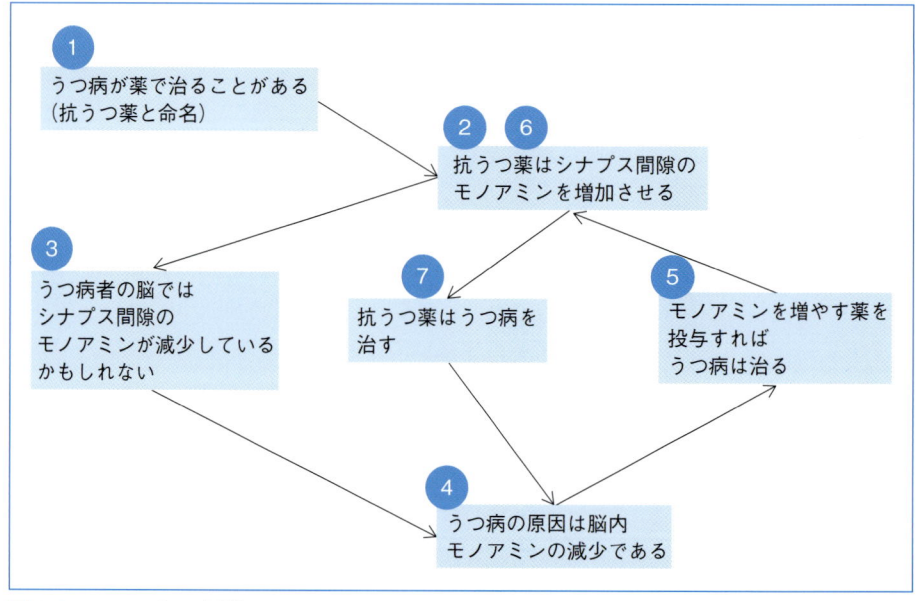

図1-9 モノアミン仮説

らしい．それならば，

　③　うつ病者の脳ではシナプス間隙のモノアミンが減少しているかもしれない．

だから，

　④　うつ病の原因は脳内モノアミンの減少である．

したがって，

　⑤　モノアミンを増やす薬を投与すればうつ病は治る

はずだ．どこかにモノアミンを増やす薬はないだろうか？　そういえば，よい薬があった．

　⑥　抗うつ薬はシナプス間隙のモノアミンを増加させる

ではないか．ということは，

　⑦　抗うつ薬はうつ病を治す．

といえそうである．なぜならば，

　④　うつ病の原因はモノアミンの減少だからである．

②→③は非常に細い線だ．
③→④→⑤は大きな飛躍である．
④→⑤→⑥→⑦→④でループを形成している．
④→⑤→⑥→⑦→④は本質的には①→②→③→④の同義文反復である．

にもかかわらず，うつ病の病態仮説としてモノアミン仮説は広く浸透し，未だにそれを超えるものが出てこない．

　抗うつ薬の作用機序からうつ病の病態生理を推測することは，肺炎と抗生物質からみれば真っ逆さまの試みではあるが，科学的に一定の意味がある（後述）．ただし，知見はその限界とセットで正しく理解する必要がある．そこにいつも落とし穴がある．落とし穴に落ちないためには科学的思考法のトレーニングが必要だが，そんなに難しいことではない．以下，しばらく脱線するがどうかご辛抱いただき，おつきあいいただきたい．

アマチュア研究者が学ぶ科学の作法

1｜ライセンスなき者の生化学実習

　標準的なキャリアをもつ精神科医が数年ピペットを握ったとしても，所詮アマチュ

ア研究者である．しかしたとえ数年でも大学院教育で基礎医学に触れる機会があれば，一見魅力的にみえる学説を冷静に吟味する批判的知性を磨くことができる．サイエンスフィクション（後述）と科学を混同しない目を養うには十分だ．

筆者は入局2年後に，大学院教育として基礎医学講座への学内留学を勧められた．当時は精神科医が最低限の「科学の作法」を学ぶ機会を与えられた時代だと思う[*8]．ピペットの扱い方やゲルの作り方，実験動物の扱いもRI（radioisotope）の扱いも，上司つきっきりで監視され，怒られながら学んだ．古参の医学者からみれば滑稽な「ライセンスなきもののどたばた生化学実習」であったに違いない．

私たち「ライセンスなきもの」への基礎医学者の態度は，厳しかったが真摯で誠実だった．剣道を学ぶものが竹刀の振り方，試合の勝ち方を学ぶだけでなく，その「道」の精神を学ぶように，ピペットの握り方とあわせて「科学の作法」をたたき込まれた．

この知見を受けて，次にどのような命題を立てることがrelevantか，その命題を解くためにはどんな仮説を設定すべきか，その仮説を立てる根拠は何か，仮説を証明するためにはどのような実験が必要か，その実験によって仮説は本当に検証可能か，その実験は比較可能な定量性のある変数をもった系であるか，予算内で実現可能か，その実験のpositive controlとnegative controlはなにか，その実験のどこかでミスをしてもレスキューされるように安全弁が幾重にもprotocolに組み込まれているか，実験がうまくいかないとき，どの段階までうまくいっていて，どこからうまく走っていないのか検証するステップはあるか，その実験からいえることはなにか，いえないことはなにか，どのような解釈が可能か，それはover speculationではないか，追試可能か，reverseないしrescue可能か，仮説をさらにconvincingにするにはどのような実験が必要か，毎日聞かれた．

毎日怒られながらたたき込まれた態度は，染みついており実験室を離れて何年経っても忘れることはない．筆者の師は「疑問，仮説，実験，検証」という筋道が通っていないときや，筋道とは異なることをしたときに特に厳しく怒った．

2 | 思考停止と絨毯爆撃

今はバイオテクノロジーのさらなる進歩と廉価化により，実験医学はもっとずっとお手軽になった．「ライセンスなき者の生化学実習」には，まだ基礎医学者からの貴重な学びがあった．今はお手軽すぎて，基礎医学者との交流を必ずしも必要としない．患者を集めて採血し受託業者に出してしまえば，お金さえかければ論文が書けてしまう時代に突入した．

[*8] 現在とは異なり，DNA配列は限られた箇所しか調べることができず，プライマーの設計やPCRなどは自分で行った．時間もお金もかかり，1医科大学に1機しかない共用機器でシーケンスした．実際に自分の手で動物を触り，DNAを操作し，大腸菌に目的の遺伝子を発現させ，RNA probeをRIでラベルし，自分の手で切り出したラット脳薄切切片を自分で作ったプローブで標識し，顕微鏡で観察し，熱心にノートをとった．必要に迫られ科学論文も沢山読んだ．

研究には2種類あるといわれる．前述の筆者が「科学の作法」と呼ぶ思考過程が重視される「仮説先導型のトップダウン研究」と，得られる情報を漏れなく収集しつくして出てきた結果を手がかりに次のステップに進む「テクノロジー主導型のボトムアップ研究」の2つである．ボトムアップ研究の例として，ゲノミクスが挙げられる．全ゲノム関連解析を何万人単位で行うことが可能な時代である．

　筆者はこのトップダウンとボトムアップという分類が好きではない．疑問をもち，仮説を立て，実験により検証し，現象のメカニズムを解明して初めて理解できたとすることが本筋だと頑なに信じている．ボトムアップ研究に携わる研究者がときどきうっかり本音を漏らす．曰く，「このタイプの研究のよいところは仮説を必要とせず，しかも必ず何か結果が出ることです」などと．

　しかし仮説のない研究などあろうか？　具体的な病態仮説がなくても前へ進むことができるという意味だろうか？　それはそれでさみしい話だが，百歩譲ってそうだとしてもゲノミクス研究は「その病気の10万人と健常な10万人の遺伝子すべてを比較すれば何か違いがある」という仮説を有している．その仮説は「その病気には遺伝子が関与しており，なんらかの遺伝子異常が病態生理の一部である」という作業仮説によって支えられている．

　テクノロジーの進歩と巨額な資金が可能とするボトムアップ研究は，うっかりすると「すべて調べればとにかく何か出るだろう」という思考停止に陥りやすい．絨毯爆撃式研究が残したものは，バイオインフォマティクス専門家でないと解析できないほどの膨大なデータである（確かに何かは出たのだろうが）．「あなたはこの研究で何を知りたいのですか？」「あなたの仮説は何ですか？」という質問の返答に窮する研究者が増えている．

　アマチュア研究者が学ぶ最低限の科学の作法は失われ，ビッグデータを前に思考停止する，という現代科学の悪い部分だけが精神科医の手元に残っている．

3 | Unsung Hero

　「（negative dataも含めて）必ず結果がでる」ことに安心し，果敢な挑戦がないことも嘆かわしいことである．筆者はあるマイナーなタンパク質の研究をしている．留学前，この研究では世界トップのラボに行く前に大学院の恩師に聞いてしまった．「この研究は重要でしょうか？」と．「そんなバカなことは聞くな！」と一喝されてもよいほどの愚問だった．口にした瞬間後悔した．しかし恩師は丁寧に次のように説明した．

　「君がその研究を30年，40年続けた結果，実はつまらないタンパクだ，という結果になるかもしれない．でもそうではなく重要な機能が見つかるかもしれない．それは今は誰にもわからない．だから研究する価値があるのです．そのような質問は人生のすべてをかけて研究してからなさいなさい．」

科学の Hero の陰には無数の Unsung Hero がいる[*9]．sung か unsung かは，人生の最後に運で決まる．しかし Hero としての価値は人生の最後に自分が決める．研究の質的評価は，のちの世の人が行う．

「癌出来つ　意気昂然と　二歩三歩」「兎耳見せつ　鼻高々と　市川氏」(山極勝三郎)

以上，「抑うつ」の複雑さを読み解くには，他の生理学(医学)分野の成功の歴史に学び，たとえ不十分でも科学の思想を身につける努力が重要ではないか，という提案をしてきた．それではこの科学的態度を武器に，どのように「抑うつ」という難問の理解に向けて進んでいけばいいか，具体的な提案をしたい．提案の前に，研究対象としての「抑うつ」の精神医学特有の困難および危険性について触れてから先に進む．

入口に立ちはだかる「抑うつとは何か」の問い

1｜入口でつまずく

「うつ病」の研究という大きな会議場があっても，その入口に研究者がごった返している感がある．いわゆる「抑うつ」とはなにか，「うつ病」とはなにか，という定義の問題が入口をふさいでおり，研究者が研究会議場に入場すらできない．換言すれば「抑うつとはなにか」という問題こそが，精神科医を魅了してやまない精神医学の根本問題の1つだということである．入口がふさがれていて研究が進まないと根本問題はいつまでたっても根本問題にとどまる．

医学の道のりはいかに困難であってもよい．どんな困難でも数百年の時間をかけて医学は1つひとつ克服してきた．しかし会議場に入場すらできないのはつらい．

2｜根本問題に立ち止まることのリスク，根本問題の魔力

入口の根本問題が根本問題のまま停滞しつづけることには，一定のリスクがある．「抑うつ」「うつ病」は心理学，社会学，哲学など多岐にわたる学問分野においても主要テーマである．このため「頭痛」「腰痛」では決して実現しないはずの「異分野とのクロストーク」が可能だ．実際盛んに行われており人気もある．

臨床に携わる1人として異分野との学問的対談は興味深く勉強したい．実践的に役立つこともある．科学的な研究のヒントになることもある．決して異分野や，異分野との交流を否定するものではない．そうした営みの一部は非常に優れた内容であることを筆者は知っている．

日常的に「抑うつ」の側にいて，診断や治療の最前線に立つ精神科医は，人文系学問

[*9] Unsung Hero の存在を認めない「短期の成果による競争」を強いる昨今の科学技術政策と予算配分に筆者は重大な懸念をもっている．Unsung Hero がいなければ Hero は出てこない．平凡な秀才が何人か残るだけだ．

に造詣の深い人も少なくない．そのため「抑うつ」論や「うつ病」論が，ややもすると人文系学問の方向へ流れやすい．正門に立ちはだかる根本問題そのものを，入口であることを忘れて議論したり，答えのないもの，答えの出せないもの，としてある意味，聖域化してしまったりする傾向もあるように思う．

「精神病は脳の病である」といえば統合失調症では笑われないのに，「うつ病」では笑われてしまう．生理学(医学)からみて「抑うつ」は原因不明の状態(病状)であり，「うつ病」は原因不明の病である，ということすら，うっかりと忘れられがちである．

3 | サイエンスフィクションと科学を区別する

自然科学の一分野である生理学(医学)を用いて「抑うつ」を研究する限りにおいては，その明確な境界条件設定の境界内で要素を限定して行われる営みについては，純粋な科学的方法論を堅持すべきであって，いかなる哲学的，文化論的議論にも拘泥する必要性を感じない．筆者はわずかでもそのような要素が「抑うつ」の「科学」研究の境界内に持ち込まれることを，強く警戒する．

「抑うつ」「うつ病」の少なくとも一部は，科学で扱うべきであることを疑う人は少ないだろう．もし科学を方法論として用いるなら，科学的な作法は正しく厳密に守らなければならない．わずかな実証データに基づく仮説がlimitationの詳しい説明を伴わずに一人歩きしたり，自然科学も哲学も社会学も文化論も「つまみぐい」するような安易な越境の繰り返し，極端に言えばサイエンスフィクションのような物語が，テレビコメンテーターによって堂々と語られたりするのであれば問題だと筆者は考えるが杞憂だろうか．

4 | 重要な「問い」に満ちた「抑うつ」

「抑うつ」は何とも不思議だ．人間が疲労困憊しているなら眠る必要があると思われるが，なぜ「不眠」になるのか．エネルギーの補充，蓄積が必要と思われるが，なぜ「食欲低下」するのか．生命のホメオスタシスを保つために，途方もないほど複雑なメカニズムを構築しているのに，自ら命を絶つ，のはなぜなのか．

研究者の優劣は，いかに優れた問いを設定できるかで決まる．フェルマーの定理を解いた人も偉いが，この問いを設けたフェルマーのほうがはるかに偉大だ．「抑うつ」は答えを待っている問い(questions waiting for answers)ですでに溢れている．その問いの1つひとつが科学的研究を必要としているのではなかろうか．いずれも重要な問いに思う．

逆さまに進め

1 | 入口の厳密な定義はおおらかに無視して，裏口から入場

「入口」の困難を打開する方法として，厳密な定義はおおらかに無視して裏口から入場するやり方があるだろう．城攻めに例えれば，正門以外の比較的防御の薄い突破口を発見し，密集した陣形で一点突破の突入を行い，正門の門をはずす，そのような任務を帯びた特務部隊を複数編成して，裏側から正門を開けるのである．そして正門前で待っている正規軍を迎え入れれば落城である．

2 | 分子遺伝学と精神神経薬理学

裏口からの攻略にはすでに述べた2例の前例がある．1つは「抗うつ薬の作用機序に着目して病態生理を推測する」攻め筋，もう1つは「遺伝性に注目し，遺伝子やその発現がうつ病発症の一端を担っている」という仮説に基づく攻め筋である．今のところ門に手が伸びた程度ではあるが，可能性を秘めている．インターフェロンも離別も産褥も，1つひとつが侵入経路となり得る．

日本人は「…はもう終わった」と終止符を打つのが好きである．「モノアミン仮説はもう終わった」「ニューロステロイド研究はもう古い」といった調子で早々と総括してしまう．最近，ノルトリプチリンと結合したキイロショウジョウバエのドパミントランスポーターの結晶構造解析の成果が報告された．今まで結晶化と構造決定が困難で実態がみえなかったが，それが少しみえた[8]．また興味深いことに，三環系抗うつ薬(tricyclic antidepressants；TCA)も選択的セロトニン再取込み阻害薬(selective serotonin reuptake inhibitor；SSRI)もセロトニン・ノルアドレナリン再取込み阻害薬(serotonin-noradrenaline reuptake inhibitor；SNRI)も生体アミントランスポーターとの間でよく似た結合様式をとり，外向きに開いたコンフォメーションに固定するようである．つまり構造式がそれぞれ異なる複数の抗うつ薬が，どうも同じ部位に同じように結合するらしく，再取込み阻害の共通機序である可能性が示唆された[9]．その部位を狙った化合物の合成が，今よりさらに副作用の少ない洗練された抗うつ薬の創薬へつながる可能性がでてきた．このような1つの要素に限定した地道な研究を辛抱強く1つひとつ積み上げていく必要がある．何も終わってはいない．まだまだこれからである．

突入部隊が入口の門を外すだけか，それとも蟻の一穴から一点突破全面展開となるか，それはやってみなければわからない．筆者は筆者の着眼点で自分の研究の境界設定を行い，安易に越境せず常にその中にとどまり，その範囲だけの仕事を生涯をかけて行う覚悟である．精神医学は入口に巨大な難問がそびえたっている訳だから，入口の打開こそが最終決着への近道かもしれない．

おわりに

1 | 絶滅種の記録

「君のような精神科医は絶滅危惧種だよ」と言われることがある．誰もが，自分が受けてきた教育こそが一番優れた教育だった，と考えるから，私の独りよがりである可能性は大いにある．しかし良くも悪くも絶滅種であるならば，自分の考えを書きとどめておかなければなるまい．そのためには「抑うつ」の精神医学的意味を筆者の視点で論じることは，格好の機会だと考えた次第である．

2 | 困難は分割せよ

「難問の1つひとつを，できるだけ多くの，しかも問題をよりよく解くために必要なだけの小部分に分割すること」(デカルト，方法序説[10])

「抑うつ」「うつ病」を十把一絡げに扱うことを直ちに中止する．そして，ある特定のうつ病に着目して「うつ病」の一部分を切り取り(境界条件の設定)，その要素を研究が可能なサイズにまで細分化し(困難の分割)，問題を限定し，徹底的に精緻化する．生理学(医学)はハーヴィとデカルトの時代から同じやり方で発展してきた[11]．

あまりに細分化した個々の科学領域では語れない生命現象の解明に，複雑系科学研究の展開が期待されているが[5]，精神医学においてはその段階にはないと思う．要素の1つもつかまないうちから，要素還元主義を放棄するべきではない．設定した境界を越境するときには，科学的品位を保ちながら，神経質なほど慎重にしなければならない．

3 | 精神医学に実験医学の思想は必要

「生理学者の役目は，真理を真理のために求めなければならないのである．たとえこれを完全に発見し得ないにしても，至って重要な断片ぐらいは発見する．そして科学を構成しているものは，まさにこの一般的真理の断片なのである．」(ベルナール，実験医学序説[12])

人間味溢れる「うつ病」診療を行いながらも，ハーヴィとデカルトに始まりベルナールに結実する近代生理学の基盤に立ち，リサーチマインドを忘れない．何一つ見逃さない臨床観察(keen eyes)によって「抑うつ」「うつ病」という難問への突破口を切り開き，境界明瞭な範囲を定め，還元される要素を限定し，科学の営みを科学的作法に則って辛抱強く継続する．安易に全体を「物語」として語らず，真実の一欠片だけでもつかもうと努力する．そのような人間の出現を精神医学は必要としている．

●**謝辞** 図1-1〜1-8は信州大学医学部精神医学講座篠山大明先生のシェーマを改変し，許可を得て引用しました．同講座萩原徹也先生には科学思想の歴史について多くの貴重なご意見，ご指摘を頂戴しました．本稿の一部は福岡で行われた第109回日本精神神経学会学術総会メインシンポジウム「今後のうつ病診療はいかにあるべきか」の中で発表した内容を含みます．関係各位に深く御礼申し上げます．

●文献

1) Regier DA, Narrow WE, Clarke DE, et al：DSM-5 field trials in the United States and Canada, Part Ⅱ：test-retest reliability of selected categorical diagnoses. Am J Psychiatry 170：59-70, 2013
2) Insel TR：Disruptive insights in psychiatry：transforming a clinical discipline. J Clin Invest 119：700-705, 2009
3) Horiuchi J, Saigusa T, Sugiyama N, et al：Effects of prolactin-releasing peptide microinjection into the ventrolateral medulla on arterial pressure and sympathetic activity in rats. Brain Res 958：201-209, 2002
4) Levinthal DJ, Strick PL：The motor cortex communicates with the kidney. J Neurosci 32：6726-6731, 2012
5) 入來篤史：近代科学発展史における『多臓器円環』の意義．実験医学 31：638-642, 2013
6) 竹内潤一，原田仁美，神庭重信：抗うつ薬の作用機序．村崎光邦，他（編）：精神科薬物療法，pp 122-138, 中山書店，1999
7) 野村總一郎：抗うつ薬の薬理作用とうつ病の病因論．上島国利（編）：抗うつ薬の過去・現在・未来，pp 69-83, 星和書店，1992
8) Penmatsa A, Wang KH, Gouaux E：X-ray structure of dopamine transporter elucidates antidepressant mechanism. Nature 503：85-90, 2013
9) Wang H, Goehring A, Wang KH, et al：Structural basis for action by diverse antidepressants on biogenic amine transporters. Nature 503：141-145, 2013
10) デカルト：デカルト著作集1 方法序説．白水社，1974
11) 永井良三：生理学思想の歴史．実験医学 31：624-637, 2013
12) クロード・ベルナール（著），三浦岱栄（訳）：実験医学序説．岩波書店，1970

（杉山暢宏）

第2部

抑うつと類似した概念との鑑別と治療のポイント

第 1 章 アパシー

はじめに

アパシーの語源は，ギリシャ語の apatheia という語に由来し，これは人間が情念や欲情(pathos)に支配されずに超然と生きる状態で，ストア学派が目標にした哲学的境地を意味していた．その後，政治的無関心(political apathy)のような社会的用語としても用いられるが，臨床場面ではスチューデント・アパシー(アパシー・シンドローム)といった神経症的防衛機制が主体の病態，統合失調症の陰性症状や(躁)うつ病の興味・関心の低下といった機能性精神疾患に認められる病態，さらにはアルツハイマー病，パーキンソン病などの神経変性疾患や脳卒中などの脳器質障害の病態にも幅広く用いられる用語である．また，機能性うつ病と器質性うつ病の中間概念ととらえられる血管性うつ病においてもアパシーが注目されている．

抑うつとアパシーの関係性についてはさまざまな議論があるが，本章ではスチューデント・アパシー，血管性うつ病，脳卒中を含む脳器質性疾患の議論の中での鑑別を中心に概説する．

診断・鑑別診断のポイント

1 | スチューデント・アパシー(アパシー・シンドローム)

日本におけるスチューデント・アパシー研究の先駆者で，「退却神経症」を提唱した笠原[1]によれば，1961年米国の Walters[2]が，男子大学生が男性としてのアイデンティティを形成する途上で生じる無気力状態を「student apathy」と最初に命名し，「apathy syndrome」は，それを説明するために Farnsworth[3]が記述した用語である．日本では 1960 年代以降の大学の長期留年者の中に同様の状態が見出され，笠原[1]はアパシー・シンドロームの臨床的特徴として，以下の7点を挙げている．①無関心，無気力，無感動で生きがい・目標・進路の喪失が自覚されるのみで，不安・焦燥・抑うつ・苦悶・後悔など自我異質的な体験をもたず，治療を求めるという動機に欠ける．②本業(学生なら学業)からの退却が中心で，本業以外の生活領域への参加にはそれほど抵抗がなく，優勝劣敗に過敏で，予期される敗北と屈辱からの回避がみられ

る．③病前はむしろ適応がよすぎる人だが，強迫的完全主義性，攻撃性と精力性の欠如が共通である．④治療は成熟を促す精神療法で，アイデンティティ形成の困難さや心理社会的モラトリアムの不可欠さを理解する必要がある．⑤退却が軽度かつ短期で，自力で回復するタイプと，一過性に対人恐怖，軽うつ，軽躁，昏迷様状態，関係・被害関係妄想を呈し，長期化するボーダーライン群がある．⑥登校拒否の中に若年型を見出せる．⑦鑑別を要する類型としてはうつ状態と分裂質(統合失調質)がある．典型例では鑑別は容易だが，時に困難なケースに出あう．

　うつ病との鑑別点については，以下の3点を挙げている．①うつ病が内的主観的苦悩から自ら他者の援助を求めるのに，アパシーは逆である．②両者とも内的外的制止を示すが，うつ病は生活全領域を覆うのに対して，アパシーは生活の一部の領域に限局されることが多い．③うつ病(特に巻き込み型)が他者からの愛の供給を執拗に要求して近親者を疲れさせるのに，アパシーは他人から一定の距離をおいて退却し，適切と感じうるやさしさ，暖かさのある所でのみ外界の関係をおそるおそる回復する．

　また，アパシーの経過の中でうつ病を顕在化させる症例がある一方で，典型的なうつ病的経過から逃避機制が明確化してくるのが，広瀬[4]のいう「逃避型抑うつ」である．これは社会人になって間もない男子の中で，病前は葛藤があまりない生活史を送り，過適応で平均以上の責任を果たしてきた人に起こり，症状は抑制を中心に自責が少なく，時に責任転嫁や身近な人への攻撃がみられる．抑制は跛行的で，遊びや運動では比較的活発でアパシーに似るが，病相の反復性や限局的とはいえ初期の抑うつ状態からうつ病圏に属し，アパシーとうつ病の中間様態ととらえられている[1]．広瀬は「競争社会のたたかいにおいて，たたかいの前から無気力になるのがアパシー型神経症，たたかいに参加しながら形勢不利とみるや簡単にたたかいをあきらめ抑うつに逃避するのが逃避型抑うつ，最後までたたかいながら抑うつに陥るのがメランコリー親和型のうつ病」であると位置づける．

　笠原の退却神経症，広瀬の逃避型抑うつの後，これらの試みは従来のメランコリー親和型のうつ病とは異なる新しいタイプのうつ病をとらえようとする流れに発展し，松浪ら[5]の現代型うつ病，阿部ら[6]の未熟型うつ病，樽味ら[7]のディスチミア親和型うつ病などに展開されている．それぞれ異なった特徴はあるが，アパシー議論とは外れるので，その説明はここでは割愛する．

2 ｜ 血管性うつ病における抑うつとアパシー

　MRIによる高齢者うつ病の形態学的画像研究によって，高齢発症のうつ病では，潜在性脳梗塞の合併が多いことが判明し[8,9]，1997年血管性うつ病(vascular depression；VDep)の概念が提唱された[10,11]．Krishnanら[10]は，MRI上に潜在性脳梗塞を認めるMRI-defined VDepを規定し，Alexopoulosら[11]は，脳血管障害の存在のみならず，その危険因子を有する高齢うつ病に対してもVDepの診断は可能であるとしてclinically-defined VDepという病態を規定した．VDepは脳血管障害を基盤とする

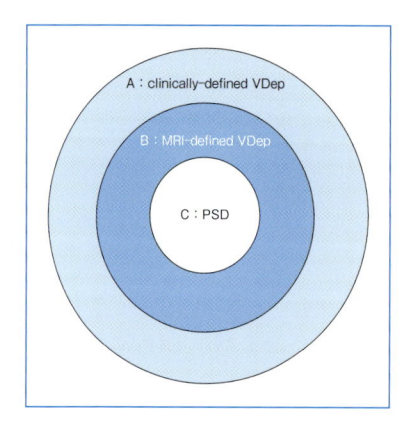

図 2-1　血管性うつ病の分類
A：65歳以上発症で高血圧，脂質異常症，狭心症，心筋梗塞の既往などの血管障害の危険因子がある場合
B：MRI によって潜在性を含め脳梗塞の病変が確認できる場合
C：明らかな脳卒中後うつ病
VDep：vascular depression, PSD：post-stroke depression.

表 2-1　血管性うつ病の診断基準

Alexopoulos らの診断基準（基本的特徴）(1997)[12]		
・脳血管障害あるいは脳血管障害危険因子が臨床所見と検査所見あるいはそのいずれかで認められる.		
臨床所見	脳卒中や一過性脳虚血（TIA）の既往，局所神経徴候，心房細動，狭心症，心筋梗塞の既往，頸動脈雑音，高血圧，高脂血症	
検査所見	穿通枝領域の白質高信号，脳梗塞，内頸動脈の閉塞，Willis 動脈輪の狭窄	
・65歳以上発症のうつ病か若年発症で脳血管障害によりうつ病エピソードの頻度が増加したり持続的になった症例		
Steffens と Krishnan の診断基準 (1998)[13]		
・A に加えて B1, B2, B3 のいずれかを満たす（大うつ病性障害あるいは双極性障害における現在ないし最も新しい大うつ病エピソードに関連して）.		
A	大うつ病が脳血管性障害か神経心理学的障害に基づく臨床所見と画像所見あるいはそのいずれかに関連して出現している.	
B1	臨床所見には，脳卒中の既往，一過性脳虚血発作，局所神経徴候のいずれかを含んでいる（例えば，深部腱反射の亢進，バビンスキー反射陽性，仮性球麻痺，歩行障害，四肢脱力）.	
B2	画像所見には，白質または灰白質の高信号（Fazekas らの基準で2点以上，あるいは直径5 mm 以上の輪郭不明瞭な病変），白質病変の融合，皮質または皮質下の梗塞のいずれかを含んでいる.	
B3	遂行機能（例えば計画，組織化，順序化，抽象化），記憶，情報処理速度の障害に基づく認知障害	

うつ病として，その中には明らかな脳卒中によって引き起こされる脳卒中後うつ病（post-stroke depression；PSD）も包含されている（図2-1）. 診断基準としては予防医学的側面の強い Alexopoulos ら[12]のものと，脳血管障害の確証があることに基づいた Steffens と Krishnan[13]のものがある（表2-1）. VDep の臨床的特徴を表2-2 に示すが，脳血管障害が背景にあるため機能性うつ病に比較して，抑うつ気分が限定され，アパシーが目立つことが指摘されている.

表 2-2　血管性うつ病の臨床的特徴

臨床特徴	機能性の高齢うつ病	血管性うつ病
症状	不安焦燥感が目立つ，時に希死念慮	精神運動抑制やアパシーが目立つ，易刺激性や罪業感は乏しい
精神病像	心気・貧困・罪業妄想などが目立つ	妄想症状は少ない
病識	比較的保たれる	より乏しい
認知機能	重症例では仮性認知症	比較的軽症例でも課題遂行能力の障害に限局しない認知障害
身体機能障害	目立たない	比較的目立つ
精神障害の家族歴	多い	少ない

表 2-3　アパシーの診断基準

患者の病前の機能レベルまたは患者の年齢や文化の標準と比較して，主観的または他者の観察によって評価された動機づけの欠如

動機づけの欠如は以下の3項目のうち少なくとも1項目が存在する．
・目標志向性行動の減退
　　努力の欠如
　　構造化した活動に対する他者への依存
・目標志向性認知の減退
　　新しいことの学習や経験に対する興味の欠如
　　個人的問題に関する関心の欠如
・目標志向性行動に対する反応の欠如
　　変化しない感情
肯定的または否定的事象に対する情動的反応の欠如

症状は臨床的に著しい社会的，職業的または他の重要な領域における機能障害を引き起こしている．症状は意識障害や物質（例：乱用薬物や治療薬）による直接的な生理学的作用によるものではない．

(Marin RS：Apathy：a neuropsychiatric syndrome. J Neuropsychiatry Clin Neurosci 3：243-254, 1991 より)

3　脳卒中後の抑うつとアパシー

　Marin[14]は，アパシーを目標志向性の行動，認知，情動の減退であり，意識障害，認知障害，情動障害によらない一次的な動機の欠如であり，感情，情動，興味，関心が欠如した状態であると定義し診断基準を提示した(表 2-3)．Marin ら[15,16]は，アパシーを評価するために18項目の AES(Apathy Evaluation Scale)[15]を作成し，AES とハミルトンうつ病評価尺度(Hamilton Rating Scale for Depression；HAM-D)を用いて，アルツハイマー病(Alzheimer disease；AD)，脳卒中，大うつ病の患者群で，抑うつとアパシーの関連について検討している．それによると AD と右半球傷害の脳卒中では HAM-D 得点とは無関係に AES が高得点を示し，大うつ病の AES 得点は HAM-D の高得点と関係していたが，AES が低得点で HAM-D が高得点を示す大うつ病患者も相当数存在した．また左半球傷害の脳卒中，AD，大うつ病では AES

表2-4　やる気スコア（島根医科大学第三内科版）

		全くない	少し	かなり	大いに
1	新しいことを学びたいと思いますか？	3	2	1	0
2	何か興味を持っていることがありますか？	3	2	1	0
3	健康状態に関心がありますか？	3	2	1	0
4	物事に打ち込めますか？	3	2	1	0
5	いつも何かしたいと思っていますか？	3	2	1	0
6	将来のことについて計画や目標を持っていますか？	3	2	1	0
7	何かやろうとする意欲はありますか？	3	2	1	0
8	毎日張り切って過ごしていますか？	3	2	1	0
		全く違う	少し	かなり	大いに
9	毎日何をしたらいいか誰かに言ってもらわなければなりませんか？	0	1	2	3
10	何事にも無関心ですか？	0	1	2	3
11	関心を惹かれるものなど何もないですか？	0	1	2	3
12	誰かに言われないと何もしませんか？	0	1	2	3
13	楽しくもなく，悲しくもなく，その中間くらいの気持ちですか？	0	1	2	3
14	自分自身にやる気がないと思いますか？	0	1	2	3

合計_____点

16点以上をやる気低下と判定．
（岡田和悟，小林祥泰，青木　耕，他：やる気スコアを用いた脳卒中後の意欲低下の評価．脳卒中 20：318-323, 1998 より）

得点とHAM-D得点が正の相関を示していたが，AES得点とHAM-D得点の関係は各診断群で，異なっていたことから，アパシーと抑うつは，臨床的に独立した精神神経学的症候群であると主張した[16]．

　Starkstein ら[17]は，14項目からなるAESを短縮した修正版を作成し，急性期脳卒中患者80例を検討し，うつ病が23％，アパシーが11％，うつ病とアパシーの併発が11％に出現し，大うつ病では，小うつ病や非うつ病に比べてアパシーの併発が有意に多いこと，アパシー併発例は，より高齢で，認知機能や身体機能もより障害されていることを示した．さらに内包後脚を含む病変がある場合に有意に頻度が高く，これは目標志向性行動に重要な役割を担っている淡蒼球からレンズ核ワナを通り脚橋被蓋核に投射する経路の障害を反映し，ドパミン性黒質線条体系回路の断裂による生体アミン機能障害とも関連していると述べている．Robinson らのグループは抑うつとアパシーは，互いに独立して存在するものの，大うつ病とアパシーにおいては皮質下生体アミン経路と皮質-基底核-視床回路の両者の阻害といったある種の病態生理学的メカニズムを共有しているのではないかと推測している[18]．また，Anderssonら[19]は脳卒中，外傷性脳損傷，低酸素脳症の患者を対象に，左半球損傷，右半球損傷，両半球損傷，皮質下損傷に分類してアパシーを検討し，右半球病変と皮質下病変で最もアパシーの出現が多いと報告している．

　一方，わが国においては，岡田ら[20]がSterkstein の修正版AESの日本語版「やる気スコア」（表2-4）を作成し信頼性と妥当性を検討している．小林[21]はその評価尺度

を用いて245例の脳卒中患者を検討し，うつ病が12%，アパシーが21%，うつ病とアパシーの併発が24%に認められるとして，脳卒中後には抑うつよりもアパシーの要素が大きいこと，アパシー症例では両側前頭前野の血流が低下し，認知機能も抑うつではなくアパシーの程度と相関を示し，脳卒中後のアパシーは血管性認知症の前段階としても注目する必要があると指摘している．彼らは，アパシーと抑うつは混同されやすいが，抑うつは感情障害因子であり，アパシーは身体行動因子であり異なった病態であるとする見解を支持している．また，尾状核病変で，著明なアパシーが出現した症例を呈示し，前頭前野背外側部から尾状核背外側部に入り，淡蒼球，黒質，視床を経て前頭前野に戻る背外側前頭前野神経回路の障害が関連していると述べている[22]．

Hamaら[23,24]も脳卒中の治療で入院している243例の患者について検討を行い，抑うつ気分のみが11.4%，アパシーのみが20.7%，抑うつ気分とアパシーの併存が19.4%で，やはりアパシーの頻度が高いことを報告している．彼らは両側基底核病変がアパシーと関連していたが抑うつ気分とは関連せず，左前頭葉の病変が抑うつ気分と関連していたと述べている[23]．また脳卒中後の機能回復については抑うつではなくアパシーが悪影響を及ぼすことも示している[24]．

4 | 神経変性疾患における抑うつとアパシー

Levyら[25]もアパシーと抑うつの相違点を明らかにするために，AD，前頭側頭型認知症(frontotemporal dementia；FTD)，パーキンソン病(Parkinson disease；PD)，進行性核上性麻痺(progressive supranuclear palsy；PSP)，ハンチントン病(Huntington disease；HD)の各疾患で，NPI(Neuropsychiatric Inventory)のサブスケールを用いてアパシーと抑うつについて検討し，AD，FTD，PSPでアパシーの出現が優位であり，PDとHDはアパシーと抑うつが同程度に出現することを示している．彼らはアパシーと抑うつの相関はなく，抑うつではなくアパシーが認知機能の低下と相関を示すこと，またセロトニン作動薬が抑うつを改善させるがアパシーを悪化させることがあり，ドパミン作動薬やADに対するアセチルコリン作動薬が抑うつではなく，アパシーを改善させることがあることから次のような結論を導きだしている．すなわち，アパシーと抑うつは類似の神経回路が関与しているものの，神経伝達物質の働きは異なっており，傍辺縁系の神経伝達物質機能のアンバランスが抑うつを引き起こし，傍辺縁系と皮質の機能的断裂がアパシーを引き起こすのではないかと推察し，Marinと同様にアパシーと抑うつは別個の独立した症候群であると主張している．

5 | 前頭葉の機能局在とアパシー

LevyとDubois[26]は，アパシーを前頭前野と基底核の病変や機能障害と関連している情報処理過程の障害として3つのサブグループに分類している．①情動的-感情的

処理プロセス（emotional-affective processing）の障害は，情動的・感情的信号と進行中または今後の行動の間に必要な連絡が確立できないことによるもので，眼窩前頭皮質（orbitofrontal cortex；OFC）と基底核の辺縁系領域（腹側線条体，腹側淡蒼球）の病変に関連する．②認知的処理プロセス（cognitive processing）の障害は，進行中または今後の行動に対して必要な行動計画を起草することが障害されることによるもので，背外側前頭前皮質（dorsolateral prefrontal cortex；DLPFC）と背側尾状核などの基底核障害に関連する．③自動活性化処理プロセス（auto-activation processing）の障害は，外的に誘導された行動を発生させる相対的予備能力とは対照的に，自発的な思考や行動ができないことによるもので，最も重症型のアパシーを引き起こし，前帯状回（anterior cingulate cortex；ACC）を含む内側前頭前皮質（medical prefrontal cortex；MPFC）や両側性の淡蒼球内節の辺縁系領域の障害と関連する．

これらの分類は，脳器質性のアパシーにおいても，責任病巣によって質的に異なった病態が存在することを示している．

特に鑑別が難しいケースとその対応

〈症例1：58歳，男性〉

右中大脳動脈アテローム血栓性梗塞による右線条体・内包梗塞により，当院脳神経センターに入院．急性期治療後左半身の不全麻痺と軽度の構音障害を認め，リハビリを開始するが，意欲低下が著明で，臥床経過が続くため，うつ状態を疑われ精神科に紹介された．

問いかけに反応は乏しく，淡々とした受け答えで，抑うつ気分や不安感はあまりないと否定するが，興味・関心の低下，億劫感や意欲のなさ，思考力のないことは肯定した．DSM診断においては，抑うつ気分は目立たないが，興味や喜びの著しい減退，睡眠過多，精神運動制止，気力の減退，思考力の減退など5項目を満たし，脳卒中後の大うつ病と診断された．またやる気スコアも32点でアパシーとも診断され，本症例はうつ病とアパシーが合併した症例と判断された．

治療としては，当初選択的セロトニン再取込み阻害薬（selective serotonin reuptake inhibitor；SSRI）であるセルトラリンを25 mgから開始し，4週目には100 mgまで増量したが，あまり変化がみられず，ドパミン作動薬であるアマンタジンに切り替え150 mgまで投与したところ，徐々に活動性が高まり，リハビリへの参加も可能になり，退院に至った．

解説

結果として，本症例は抑うつではなくアパシーが優勢な病態と考える必要がある．一方，抑うつ気分が明らかなうつ病でも意欲低下が強いと，やる気スコアではアパシーと診断され，やはりうつ病とアパシーが合併した症例になってしまう．しかし，

表 2-5 アパシーと抑うつにおける臨床症状の相違点と共通点

アパシーの症状	共通する症状	抑うつの症状
情動反応の鈍化	興味の減退	不快気分
無関心	精神運動抑制	希死念慮
社会性の低下	易疲労感/過眠	自責感/罪業感
自発性の低下	病識の欠如	悲観
持続力の低下		絶望感

(Marin RS：Differential diagnosis and classification of apathy. Am J Psychiatry 147：22-30, 1990 より)

この場合は SSRI などの抗うつ薬が有効なことが多く，アパシーではなく抑うつが優勢な病態ととらえる必要がある．

このように，抑うつとアパシーは，うつ病の DSM 診断とアパシースケール(やる気スコア)だけでは，十分な鑑別ができない．その背景には両者の臨床症状には相違点と共通点があるからである(表 2-5)[27]．

明らかな抑うつ気分を伴ううつ病においては，やる気スコアのみを用いたアパシー診断は，問題があるように思われる．すなわち，うつ病の意欲低下は「やりたくてもできない」状態なのに対して，アパシーは「やりたい気持ちそのものが起こらない」状態で一次性の動機の欠如と考えられる．また，うつ病は自己の状態に対して悩むが，アパシーは無関心で悩まない．したがって，アパシーの評価には抑うつ心性の有無が重要であり，評価尺度によるアパシー診断においては，抑うつ気分を伴うアパシー(depressed apathy)と抑うつ気分を伴わないアパシー(non-depressed apathy)を区別することが重要である．

治療のポイント

スチューデント・アパシーでは，薬物療法より精神療法的アプローチが主体になる．その他のアパシーでは，抑うつ気分を伴うアパシーでは抗うつ薬が一定の効果を示すものと思われるが，抑うつ気分を伴わないアパシーでは，SSRI を含めた抗うつ薬の反応性は不良であり，時に SSRI 誘発性アパシー[28]のようにアパシーそのものを惹起する可能性があり注意を要する．これまでの報告では，メチルフェニデート(本邦ではナルコレプシーおよび ADHD のみの適応となり使用不可)の有効性が多く報告[29]されているが，その他ではアマンタジン[30]，ブロモクリプチン[31]，ロピニロール[32]などのドパミン作動薬の有効性のほか，抗うつ薬では選択的ノルアドレナリン・ドパミンの再取込み阻害薬である bupropion[33](本邦未承認)の有用性が報告されている．また，オランザピン[34]の有用性も示されており，今後，非定型抗精神病薬のアパシーに対する有用性の検討が必要と思われる．認知症に伴うアパシーについては，ドネペジル，ガランタミン，リバスチグミンといったアセチルコリンエステラーゼ阻害薬が最も効果があり，NMDA 受容体(N-methyl-D-aspartate receptor)拮抗薬である

表 2-6 アパシー分類の試案

アパシー	神経症性アパシー	精神病性アパシー	脳器質性アパシー
疾患	スチューデント・アパシー	（躁）うつ病　統合失調症　血管性うつ病	脳器質性疾患
発現機序	防衛機制	機能的変化	器質的変化
生活領域への影響	選択性 ←――――――――――→ 全般性		
経過	可逆的 ←――――――――――→ 不可逆的		
認知機能障害	無・弱 ←――――――――――→ 有・強		
治療の重点	精神療法　　薬物療法　　リハビリテーション		

メマンチンもある程度の効果が示されている[35]．

リハビリテーションとしては，うつ病の場合も軽症から中等度では有酸素運動による運動療法が推奨されているが，重症の場合には，無理をさせずに休養する必要がある．しかし，抑うつ気分を伴わないアパシーの場合には，レクリエーションを含めた行動療法的アプローチが有用である．

おわりに

これまで述べてきたように，アパシーという概念は広範であり，臨床的には神経症性アパシー，精神病性アパシー，脳器質性アパシーという病態水準的な分類が必要のように思われる．最後に筆者の試案として，アパシー症状の発現機序，生活領域への影響（選択性から全般性），経過（可逆的から不可逆的），認知機能障害（無・弱から有・強），治療の重点（精神療法，薬物療法，リハビリテーション）などからとらえた分類を表 2-6 に提示して，読者の批評を仰ぎたい．

● 文献
1) 笠原 嘉：アパシー・シンドローム―高学歴社会の青年心理．岩波書店，1984
2) Walters PA Jr：Student apathy. In：Blaine GB Jr, McArthur CC (eds)：Emotional problems of the student. Appleton-Century-Crofts, New York, 1961
3) Farnsworth DL：Psychiatry in college. In：Arieti S (ed)：American handbook of psychiatry Vol. 6：New psychiatric frontiers. Basic Books, New York, 1973
4) 広瀬徹也：「逃避型抑うつ」について．宮本忠雄（編）：躁うつ病の精神病理 2, pp 61-86, 弘文堂, 1977
5) 松浪克文, 山下喜弘：社会変動とうつ病．社会精神医学 14：193-200, 1991
6) 阿部隆明, 大塚公一郎, 永野 満, 他：「未熟型うつ病」の臨床精神病理学的検討―構造力動論（W. Janzarik）からみたうつ病の病前性格と臨床像．臨床精神病理 16：239-248, 1995
7) 樽味 伸, 神庭重信：うつ病の社会文化的試論―特に「ディスチミア親和型うつ病」について．日

本社会精神医学会雑誌 13：129-136, 2005
8) Krishnan KR, Goli V, Ellinwood EH, et al：Leukoencephalopathy in patients diagnosed as major depressive. Biol Psychiatry 23：519-522, 1988
9) Fujikawa T, Yamawaki S, Touhouda Y：Incidence of silent cerebral infarction in patients with major depression. Stroke 24：1631-1634, 1993
10) Krishnan KR, Hays JC, Blazer DG：MRI-defined vascular depression. Am J Psychiatry 154：497-501, 1997
11) Alexopoulos GS, Meyers BS, Young RC, et al：Clinically defined vascular depression. Am J Psychiatry 154：562-565, 1997
12) Alexopoulos GS, Meyers BS, Young RC, et al：'Vascular depression' hypothesis. Arch Gen Psychiatry 54：915-922, 1997
13) Steffens DC, Krishnan KR：Structural neuroimaging and mood disorders：recent findings, implications for classification, and future directions. Biol Psychiatry 43：705-712, 1998
14) Marin RS：Apathy：a neuropsychiatric syndrome. J Neuropsychiatry Clin Neurosci 3：243-254, 1991
15) Marin RS, Biedrzycki RC, Firinciogullari S：Reliability and validity of the Apathy Evaluation Scale. Psychiatry Res 38：143-162, 1991
16) Marin RS, Firinciogullari S, Biedrzycki RC：Group differences in the relationship between apathy and depression. J Nerv Ment Dis 182：235-239, 1994
17) Starkstein SE, Fedoroff JP, Price TR, et al：Apathy following cerebrovascular lesions. Stroke 24：1625-1630, 1993
18) Robinson RG：The Clinical Neuropsychiatry of Stroke：Congnitive, Behavioral, and Emotional Disorders following Vascular Brain Injury, 2nd ed. Cambridge University Press, Cambridge, 2006〔木村真人監訳：脳卒中における臨床神経精神医学：脳血管障害後の認知・行動・情動の障害，第2版．星和書店，2013〕
19) Andersson S, Krogstad JM, Finset A：Apathy and depressed mood in acquired brain damage：relationship to lesion localization and psychophysiological reactivity. Psychol Med 29：447-456, 1999
20) 岡田和悟, 小林祥泰, 青木 耕, 他：やる気スコアを用いた脳卒中後の意欲低下の評価．脳卒中 20：318-323, 1998
21) 小林祥泰：脳血管障害における脳血管性うつ状態の診断．小林祥泰（編）：脳血管性うつ状態の病態と診療，pp 99-106, メディカルレビュー社，2001
22) 小林祥泰：BPSDの生物学―抑うつと無気力（アパシー）．老年精神医学雑誌 16：16-23, 2005
23) Hama S, Yamashita H, Shigenobu M, et al：Post-stroke affective or apathetic depression and lesion location：left frontal lobe and bilateral basal ganglia. Eur Arch Psychiatry Clin Neurosci 257：149-152, 2007
24) Hama S, Yamashita H, Shigenobu M, et al：Depression or apathy and functional recovery after stroke. Int J Geriatr Psychiatry 22：1046-1051, 2007
25) Levy ML, Cummings JL, Fairbanks LA, et al：Apathy is not depression. J Neuropsychiatry Clin Neurosci 10：314-319, 1998
26) Levy R, Dubois B：Apathy and the functional anatomy of the prefrontal cortex-basal ganglia circuits. Cereb Cortex 16：916-928, 2006
27) Marin RS：Differential diagnosis and classification of apathy. Am J Psychiatry 147：22-30, 1990
28) 佐藤晋爾, 朝田 隆：SSRIにより生じるapathyについて．精神医学 51：832-839, 2009
29) Padala PR, Burke WJ, Bhatia SC, et al：Treatment of apathy with methylphenidate. J Neuropsychiatry Clin Neurosci 19：81-83, 2007
30) Kraus MF, Maki PM：Effect of amantadine hydrochloride on symptoms of frontal lobe dysfunction in brain injury：case studies and review. J Neuropsychiatry Clin Neurosci 9：222-230, 1997
31) Marin RS, Fogel BS, Hawkins J, et al：Apathy：a treatable syndrome. J Neuropsychiatry Clin Neurosci 7：23-30, 1995
32) Kohno N, Abe S, Toyoda G, et al：Successful treatment of post-stroke apathy by the dopamine receptor agonist ropinirole. J Clin Neurosci 17：804-806, 2010
33) Corcoran C, Wong ML, O'Keane V：Bupropion in the management of apathy. J Psychopharmacol

181：133-135, 2004
34) Marangell LB, Johnson CR, Kertz B, et al：Olanzapine in the treatment of apathy in previously depressed participants maintained with selective serotonin reuptake inhibitors：an open-label, flexible-dose study. J Clin Psychiatry 63：391-395, 2002
35) Berman K, Brodaty H, Withall A, et al：Pharmacologic treatment of apathy in dementia. Am J Geriatr Psychiatry 20：104-122, 2012

〔木村真人〕

第2章

うつ病に併存するPTSDと心的外傷について

はじめに

　心的外傷後ストレス障害（posttraumatic stress disorder；PTSD）は，うつ病の併存が非常に多い疾患である．アメリカの大規模調査では，性別を問わずPTSD患者の約5割に大うつ病が併存していると報告されている[1]．

　一方，うつ病の側からみても，PTSDは過眠・過食を伴う非定型うつ病の18.4%，非定型ではないうつ病の14.1%に併存することがアメリカの比較的大規模な研究で報告されている[2]．またアメリカの退役軍人を対象とした研究では，うつ病の質問紙でカットオフ値を超えた677人のうち，36%がPTSDのスクリーニング検査で陽性であった[3]．

　このような併存率の高さの理由としてまず考えられるのは，後述するように2つの疾患に重複する症状が多いことである．ただ，それだけでは併存率の高さを説明することはできないことが指摘されており[4]，同一の外傷的出来事によってPTSDだけでなくうつ病も発症する場合があること，PTSD患者はトラウマ後の認知として不当に強い自責感をもったり世界を危険だと認知しやすく[5]，さまざまな活動に参加しないためにソーシャルサポートも得られにくくなり，ストレッサーに対して脆弱となってうつ病を発症しやすいことなどが，その他の理由として考えられている[6]．

　このように2つの疾患の併存が非常に多いため，診断にあたっては鑑別というよりも，どちらかの疾患で治療を受けている患者において，もう一方の疾患が併存していることを見逃さないことが重要になる．実際には，PTSDが疑われている症例でうつ病の併存が見落とされる危険性はあまりないため，うつ病と診断されている症例でPTSDの併存を見落とさないことがポイントになる．

　また臨床的には，診断にかかわらず，患者にとって心的外傷と感じられた出来事が，患者の病態にどの程度の影響を与えているのかを適切に評価することが重要である．

　これらの点を踏まえ，本章では，うつ病とPTSDが併存している症例や，診断はうつ病であっても外傷的出来事が比較的大きく病態に影響している症例への臨床的な対応について考えていきたい．

診断・鑑別診断のポイント

1 診断基準

　PTSDは，外傷的出来事を経験した後に，フラッシュバックや悪夢などのさまざまな症状を呈する疾患である．外傷的出来事の最中に感じた恐怖や無力感が記憶として過剰に固定化されたり消去されなかったりする状態が，病態形成に密接に関与していると考えられている．また，外傷的出来事の強度や持続期間などだけでなく，遺伝要因も含めたもともとの脆弱性も発症に関係しているとされている[7]．

　DSM-5のPTSDの診断基準[8]を表2-7に示した．DSM-Ⅳ-TRから，A基準の変更，D-2，D-3，D-4，E-2基準の新設など，いくつかの点で改変されている．この診断基準のうち，D-5，E-5，E-6などはうつ病の診断基準とほぼ重なっており，またD-1を除くほとんどのD症状やE-1，E-2も，しばしばうつ病でも認められる症状である．

2 問診のコツ

　うつ病の症例においてPTSDの併存がしばしば見逃される最大の理由は，A基準，つまり外傷的出来事の確認がなされていないためである．これには，治療者が外傷的出来事について質問しないために患者がそのことについて語らない場合と，治療者が質問しても患者本人が外傷的出来事を現在の精神症状と関連づけて自覚できておらず，答えられない場合とがある．

　アメリカの大規模研究では，男性の60.7％，女性の51.2％に外傷的出来事の経験があると報告されている[1]．戦闘体験をもつ軍人・退役軍人が一定数存在していることや，一般社会でも銃の所持が認められていることなどから，アメリカでは外傷的出来事の経験者の割合が日本よりも高いと推測されるが，日本においても外傷的出来事は稀ならず生じている．したがって，まず外傷的出来事の有無を聴取することが重要である．初診で一定の時間が確保されているときに，詳細な成育歴や生活歴，家族歴を聴取していく中で，ノーマライゼーションをしながら暴力被害，性被害，交通事故，被虐待経験などについて確認できることが望ましい．

　外傷的出来事を同定できていれば，その出来事に対応するB症状（再体験症状）やC症状（回避症状）を確認することは，通常は比較的容易である．ただ，本人が外傷的出来事を自覚できないまま，回避症状やE症状（過覚醒症状）が前景に立っているような場合は，出来事を同定しないまま症状からPTSDを疑う必要が出てくる．特に，過度の飲酒をはじめとする不適応的な対処行動は，しばしば外傷的出来事を想起することからの回避であることが知られている．また，怒りの爆発（E-1）もしばしばPTSDに認められる．したがって，不適応的な対処行動や強い怒りが認められたときにPTSDの回避・過覚醒症状を疑ってみるのは1つの方法かもしれない．

表 2-7　DSM-5 の PTSD の診断基準

A. 実際にまたは危うく死ぬ，重症を負う，性的暴力を受ける出来事への，以下のいずれか1つ（またはそれ以上）の形による曝露：
　(1) 心的外傷的出来事を直接体験する．
　(2) 他人に起こった出来事を直に目撃する．
　(3) 近親者または親しい友人に起こった心的外傷的出来事を耳にする．家族または友人が実際に死んだ出来事または危うく死にそうになった出来事の場合，それは暴力的なものまたは偶発的なものでなくてはならない．
　(4) 心的外傷的出来事の強い不快感をいだく細部に，繰り返しまたは極端に曝露される体験をする
　　　（例：遺体を収集する緊急対応要員，児童虐待の詳細に繰り返し曝露される警官）．
　　　注：基準 A4 は，仕事に関連するものでない限り，電子媒体，テレビ，映像，または写真による曝露には適用されない．

B. 心的外傷的出来事の後に始まる，その心的外傷出来事に関連した，以下のいずれか1つ（またはそれ以上）の侵入症状の存在：
　(1) 心的外傷的出来事の反復的，不随意的，および侵入的で苦痛な記憶
　(2) 夢の内容と情動またはそのいずれかが心的外傷的出来事に関連している，反復的で苦痛な夢
　(3) 心的外傷的出来事が再び起こっているように感じる，またはそのように行動する解離症状（例：フラッシュバック）（このような反応は1つの連続体として生じ，非常に極端な場合は現実の状況への認識を完全に喪失するという形で現れる）．
　(4) 心的外傷的出来事の側面を象徴するまたはそれに類似する，内的または外的なきっかけに曝露された際の強烈なまたは遷延する心理的苦痛
　(5) 心的外傷的出来事の側面を象徴するまたはそれに類似する，内的または外的なきっかけに対する顕著な生理学的反応

C. 心的外傷的出来事に関連する刺激の持続的回避．心的外傷的出来事の後に始まり，以下のいずれか1つまたは両方で示される．
　(1) 心的外傷的出来事についての，または密接に関連する苦痛な記憶，思考，または感情の回避，または回避しようとする努力
　(2) 心的外傷的出来事についての，または密接に関連する苦痛な記憶，思考，または感情を呼び起こすことに結びつくもの（人，場所，会話，行動，物，状況）の回避，または回避しようとする努力

D. 心的外傷的出来事に関連した認知と気分の陰性の変化．心的外傷的出来事の後に発現または悪化し，以下のいずれか2つ（またはそれ以上）で示される．
　(1) 心的外傷的出来事の重要な側面の想起不能（通常は解離性健忘によるものであり，頭部外傷やアルコール，または薬物など他の要因によるものではない）
　(2) 自分自身や他者，世界に対する持続的で過剰に否定的な信念や予想（例：「私が悪い」，「誰も信用できない」，「世界は徹底的に危険だ」，「私の全神経系は永久に破壊された」）
　(3) 自分自身や他者への非難につながる，心的外傷的出来事の原因や結果についての持続的でゆがんだ認識
　(4) 持続的な陰性の感情状態（例：恐怖，戦慄，怒り，罪悪感，または恥）
　(5) 重要な活動への関心または参加の著しい減退
　(6) 他者から孤立している，または疎遠になっている感覚
　(7) 陽性の情動を体験することが持続的にできないこと（例：幸福や満足，愛情を感じることができないこと）

（つづく）

表2-7 つづき

E. 心的外傷的出来事と関連した，覚醒度と反応性の著しい変化．心的外傷的出来事の後に発現または悪化し，以下のいずれか2つ（またはそれ以上）で示される．
  (1) 人や物に対する言語的または肉体的な攻撃性で通常示される，（ほとんど挑発なしでの）いらだたしさと激しい怒り
  (2) 無謀なまたは自己破壊的な行動
  (3) 過度の警戒心
  (4) 過剰な驚愕反応
  (5) 集中困難
  (6) 睡眠障害（例：入眠や睡眠維持の困難，または浅い眠り）

F. 障害（基準B, C, DおよびE）の持続が1カ月以上

G. その障害は，臨床的に意味のある苦痛，または社会的，職業的，または他の重要な領域における機能の障害を引き起こしている．

H. その障害は，物質（例：医薬品またはアルコール）または他の医学的疾患の生理学的作用によるものではない．

〔日本精神神経学会（日本語版用語監修），高橋三郎，大野 裕（監訳）：DSM-5 精神疾患の診断・統計マニュアル．pp 269-270, 医学書院，2014 より転載〕

　なお，災害などの直後に出来事の最中に感じた恐怖や精神的苦痛をグループで話させるデブリーフィングという方法は，すでにその有効性が否定されている[9]．しかし，安全な環境で本人が自発的に外傷的出来事について話すこと，さらにそれに対して適切な心理教育が行われることは，治療上有用な場合が多い．

　もし患者が外傷的出来事について語りだした場合は，出来事の詳細について話すのは苦痛を伴うため現時点で本人がその苦痛に耐えられそうかどうか，また診察時間がどのくらい残されているかなどについて確認しながら面接を進める．

　また，診断としてはPTSDを併存しないうつ病であっても，急性ストレスの後にそのストレスフルな出来事の程度とは不釣り合いなほどの抑うつ症状が認められる症例[10]や，突然に不安や孤独，恐怖の感情に襲われる「不安・抑うつ発作」を伴った非定型うつ病の症例[11]などでは，本人にとって心的外傷と感じられた出来事が比較的大きく病態に影響しているかもしれない．これについては，次項で詳しく述べたい．

3 | 評価尺度

　DSM-5のPTSDの診断基準に対応した構造化面接や質問紙は，本稿校正時点ではまだ作成されていない．DSM-IV-TRに対応した構造化面接としてはClinician-Administered PTSD Scale（CAPS）があり，PTSDの診断を確定する際のゴールドスタンダードとして用いられてきた[12,13]．PTSDの治療に際しては，しばしば裁判などをはじめとして法的な理由で診断書や鑑定書などを作成する必要に迫られることがあり，その場合にはCAPSを用いることが望ましい．CAPSより簡便な構造化面接としては，The Mini International Neuropsychiatric Interview（M.I.N.I.）がある[14,15]．

また，PTSD症状を評価する際によく用いられる自己記入式質問紙としてImpact of Event Scale-Revised(IES-R)がある[16,17]．IES-Rでは診断を確定することはできないが，短時間で実施できることや，PTSD症状の重症度や時間経過に伴う症状の変化を確認できることから，わが国でも広く用いられている．

特に鑑別が難しいケースとその対応

1｜うつ病にPTSDが併存している症例

まず，うつ病にPTSDが併存している症例を呈示する．実在の症例をもとにした架空の症例である．

〈症例1：27歳，女性〉

夫と4歳の子どもの3人暮らし．2か月ほど前から続く抑うつ気分を主訴として精神科を受診した．不眠，食欲不振，意欲低下，集中力低下などを認め，うつ病と診断された．2か月ほど前に，髄膜炎を疑われて救急病院で腰椎穿刺を施行されており，それから間もなく抑うつ気分が出現していた．また，以前のように家事ができなくなるとともに，些細なことで子どもに激しく怒りをぶつけるようになっていた．

詳細な成育歴を聴取したところ，小学校低学年の頃に，激昂した父親からバットや2段ベッドのはしごなど，棒状のものでたびたび突き倒されるという経験があった．確認すると，以前から不眠や自分自身に対する無価値感があり，しばしば父親とのエピソードに関連した悪夢もあった．また，もともと父親とは電話を含めて一切の接触を断っていた．

本人は，父親から受けた外傷的出来事については記憶していたが，今回の抑うつ気分や子どもに対する怒りとの関連については自覚していなかった．

解説

この症例では，治療者が詳細な成育歴を聴取するまで，本人のほうから父親のエピソードを語ることはなかった．このような症例でPTSDの併存を見逃さないためには，前項の繰り返しになるが，回避症状や怒りなどうつ病の典型例で必ずしも認められない症状を手掛かりにして，暴力被害や性被害などの具体例を挙げながら，詳細な成育歴や生活歴を聴取していく必要がある．本人だけでなく，家族からも聴取できればより望ましい．

また，この症例のように，侵襲を伴う医療行為によってPTSDの症状が賦活されることはしばしばある．特に総合病院では救命救急，形成外科をはじめとして患者にとって外傷的出来事になりうる事象は多く，また心筋梗塞後のPTSDも比較的頻度が高いことが知られてきている[18]．身体疾患や医療行為を契機に発症したうつ病のなかに，PTSDの併存がありうることには留意しておいてよいかもしれない．

2 | PTSD併存と迷ううつ病の症例

次に，診断はうつ病であるが，外傷的出来事が比較的大きく病態に影響している症例を呈示したい．なお，この症例はParkerらの著書[10]の118ページの症例を筆者が要約したものである．

〈症例2：医学部5年生，女性〉

外科の実習で回診に同行していた際に，指導医から外科的処置の名称を思い出せないことについて怒鳴られた．彼女はすぐに強く落ち込み，病院から出てホテルを予約し，そこで自殺の計画までした．

彼女は子どもの頃，成功したビジネスマンである父親から，ほかのきょうだいの面前でしばしば大声で叱られていた．父親の不当な叱責から自分自身を守ることができず，彼女はいつも無力感を感じていた．寝室に引きこもり，ベッドに横になり自分の無力感に失望しながら泣くこともあった．

回診から数週間が経っても，彼女は引きこもり，自分が無能であると感じて滅入っていた．

解説

この症例の操作的な診断名はうつ病であり，PTSDは併存していない．子どもの頃の父親からの叱責は，PTSD診断の前提であるA基準「実際にまたは危うく死ぬ，重傷を負う，性的暴力を受ける出来事」に該当しない．しかし，最近のストレスフルな出来事が，子どもの頃の経験を賦活する形で精神症状が出現している点は，症例1と類似している．

この症例を呈示したParkerらは，多様なうつ病の類型化を試みる中で，急性のストレスの後に，そのストレスフルな出来事の程度とは不釣り合いなほどの抑うつ症状が認められる場合を「非メランコリー型急性うつ病2型(acute non-melancholic depression type 2)」と分類し，このタイプのうつ病の病態を'key and lock'モデルと呼んでいる．

この症例においては，父親の怒りが爆発したときに無力感を感じたという以前の経験(lock；錠)を，外科医から怒鳴られたという今回の出来事(key；鍵)が賦活したことでうつ症状が悪化しており，lockされていた過去の経験に現在の症状が端を発しているということに本人が気づくことが，治療上重要であるとしている．このような例は，たとえば小学校の頃にいじめられた経験をもつ会社員が，職場で上司に叱責されたり同僚から疎外されたと感じたりした後に職場に行くことができなくなるというような場合にも見受けられる．

このような場合，本人のもともとの脆弱性，病前性格，自己愛の問題や拒絶過敏性など，さまざまな要因が病態に与えている影響を無視するべきではないし，心因としての出来事の影響だけを過大評価することには慎重にならなければならない．また，

A基準を満たしていなければ，仮にその他のPTSD症状が認められても，原則的にPTSDという診断を下すべきではないと筆者は考える．

ただ，A基準を満たさず，PTSDという診断が当てはまらなくても，過去の出来事が本人にとって心的外傷となっていて，それが現在の症状に一定の影響を与えていることはしばしばある．そのような場合に，それを本人が理解することは，治療的に働くことがある．

これに関連して，貝谷は，中絶の後から「理由なく突然，不安や孤独，恐怖の感情に襲われ，1人で部屋にこもって涙を流す」といった「不安・抑うつ発作」を伴った非定型うつ病の症例を呈示したうえで，このような「不安・抑うつ発作」はしばしば視覚的なフラッシュバックを伴うことを指摘している[11]．このように突発的な抑うつ感や不安感が認められる症例でも，たとえ契機となった体験がA基準を満たさずPTSDの診断が当てはまらなくとも，その体験を本人にとっての心的外傷として扱うことが治療的な場合があるように思われる．PTSDの心理教育のように，「ショックな出来事の後に精神的に不安定になるのは決して珍しくないこと，そのような症状は異常な事態を乗り越えるための反応と考えてよいこと」などを伝え，それに対する本人の反応を観察してもよいかもしれない．

3 うつ病にPTSDが併存するが，外傷的出来事が病態の中核ではないと思われる症例

3例目として，診断としてはうつ病にPTSDが併存しているが，外傷的出来事に関する恐怖記憶が病態の中核とは考えにくい症例を呈示する．これも実際の症例をもとにした架空症例である．

〈症例3：35歳，男性〉
交通事故で多発外傷を受傷し，退院後に不眠などを訴えるようになったため身体科主治医からの受診依頼があり，精神科初診となった．診察したところ，うつ病と，交通事故を外傷的出来事とするPTSDの診断基準を満たした．
外来加療を開始したが，復職に関する会社との話し合いの内容によって精神症状は大きく変動した．また，徐々に多量飲酒とそれに伴う対人関係上のトラブルが目立つようになってきた．改めて詳細な生活歴を確認したところ，3年前に離婚してから多量飲酒に伴う問題行動がしばしばあったことが明らかになった．もともと生活リズムも不規則で，不眠，食欲不振，易疲労感，集中力低下などは事故以前から断続的に感じていた．

解説
この症例は，交通事故という外傷的出来事の経験がはっきりしており，PTSDの診断基準も満たしていたため，初診時はPTSDの典型的な事例のようにも思われた．しかし，精神科既往歴はなかったものの事故以前から気分変調症とアルコール乱用の

状態にあったと考えられ，症例1や症例2と異なって出来事のときに感じた恐怖や無力感が病態に与えている影響は限定的であった．

前項で述べたように，PTSDは発症の契機が外傷的出来事であったとしても，遺伝要因を含めたもともとの脆弱性も病態に関係している疾患である．したがって，外傷的出来事とその他の要因がどのように病態に影響しているかについて，症例ごとに考えていく必要がある．たとえばアルコール乱用・依存は，PTSDの回避症状としてもよく認められるものであるが，同時にPTSDが併存していないうつ病にも高頻度に併存が認められるものであり[19]，症例3の多量飲酒に関してはPTSDの回避症状としての側面は大きくはなかった．

また，仮に外傷的出来事が病態の中核をなしているPTSDの症例でも，患者本人が「PTSD患者＝外傷的出来事の被害者」としての扱いを望んでいない事例も存在する．樽味は，自分との口論の後に自殺した夫を目撃し，PTSDの診断基準を満たす精神症状を呈しながらも被害者として扱われることを望まず，妊娠中の子どもを大切にしながら自責感と周囲の圧力に耐えた女性の症例を紹介したうえで，「"診断PTSD"に付随してしまう先鋭化した因果律を薄め，〈加害者〉〈被害者〉以外の登場人物を増やし，"トラウマ"以外の文脈も含み込まれていくような異種混淆的な厚い〈物語〉に還元していく」というような治療の方向性があってもよいのではないかと述べている[20]．

以上に述べたように，臨床的には，PTSDという診断の有無にかかわらず，本人にとって心的外傷と感じられた出来事とそれ以外の要因がそれぞれどのように病態に影響しているかを適切に評価することが重要である．そのためには，見立てについての予断はいったん棚上げにして，丁寧に成育歴・生活歴を聴取することが必要になると思われる．

● 治療のポイント

PTSDの治療に関しては複数のガイドラインが公表されており，それぞれのガイドラインで治療法の評価に多少の相違があるものの，トラウマに焦点を合わせた認知行動療法(cognitive-behavioral therapy；CBT)が第1選択として推奨されている点では一致している[21〜23]．また，眼球運動による脱感作と再処理法(eye movement desensitization and reprocessing；EMDR)も，トラウマに焦点を合わせたCBTとほぼ同等のエビデンスがあるとされている．

薬物療法としては選択的セロトニン再取込み阻害薬(selective serotonin reuptake inhibitor；SSRI)と三環系抗うつ薬が，トラウマに焦点を合わせたCBTやEMDRが無効であった場合や利用できない場合，または中等度から重度のうつ病が併存している場合に推奨されている[22,23]．わが国では抗うつ薬のPTSDに対する保険適用はないが，うつ病が併存している場合は支障なく処方することができる．

ただ，トラウマに焦点を合わせたCBTやEMDRに習熟するためには専門的なトレーニングを受ける必要があり，わが国ではまだそれほど普及しているとはいえない．また，薬物療法が著効しない症例も少なくない．

PTSDの専門的治療法のトレーニングを受けていない治療者が，一般的な精神科医療機関でPTSDの症例に対応する場合，まず心がけるべきことは環境調整と心理教育だと思われる．PTSD症例への対応の基本は，まず物理的にも心理的にも安全を確保し，レジリエンスを発揮できる環境を確保することである．ドメスティックバイオレンス，感染症や妊娠の可能性，職場における極度のハラスメント，犯罪被害で加害者が逮捕されていない場合など，現時点で安全・安心な環境が確保されていなければ，それらに対する現実的な対応を行う必要がある．

　また，PTSDの心理教育を行うこと，さらにそれに対する患者の反応を観察することも有用と思われる．PTSDの診断を適切に下しその心理教育を行うことで，外傷的出来事が現在の精神症状を引き起こしているという認識や今後の見通しが本人にもたらされ，そのことが回復につながる事例は少なくない．一方で前項で述べたように，仮にPTSDの診断基準を満たしていても，外傷的出来事が病態の中核ではない事例や，PTSD患者という立場になることを望まない患者も存在する．PTSDの心理教育として，外傷的出来事の後に精神的に不安定になるのは珍しくないこと，症状は異常な事態を乗り越えるための反応と考えられることなどを伝えたときに，その内容が腑に落ちて治療的に働く患者もいれば，違和感を感じる患者もいる．その際の患者の反応は，その後の治療を進めていくうえでの1つの手掛かりになるように思われる．

　目の前の患者が心的外傷となる出来事を経験している可能性，そしてそれが現在の精神症状に影響を与えている可能性を念頭におき，成育歴や生活歴を丁寧に聴取するとともに，外傷的出来事の経験が明らかになった場合にはそれが現在の病態にどのような影響を与えているのか，そしてその経験を本人がどのように受け止めようとしているのかに注意を向けることが，うつ病に併存するPTSDの発見や，心的外傷が関連するうつ病症例への臨床的対応に際して必要になると思われる．

● 文献

1) Kessler RC, Sonnega A, Bromet E, et al：Posttraumatic stress disorder in the National Comorbidity Survey. Arch Gen Psychiatry 52：1048-1060, 1995
2) Matza LS, Revicki DA, Davidson JR, et al：Depression with atypical features in the National Comorbidity Survey：classification, description, and consequences. Arch Gen Psychiatry 60：817-826, 2003
3) Campbell DG, Felker BL, Liu CF, et al：Prevalence of depression-PTSD comorbidity：implications for clinical practice guidelines and primary care-based interventions. J Gen Intern Med 22：711-718, 2007
4) Franklin CL, Zimmerman M：Posttraumatic stress disorder and major depressive disorder：investigating the role of overlapping symptoms in diagnostic comorbidity. J Nerv Ment Dis 189：548-551, 2001
5) Foa EB, Ehlers A, Clark DM, et al：The post-traumatic cognitions inventory (PTCI)：Development and validation. Psychological Assessment 11：303-314, 1999
6) Cougle JR, Resnick H, Kilpatrick D：Comorbid PTSD and Major Depression：Does History of Exposure to Interpersonal Violence Contribute to Nonresilience?. In：Delahanty DL (ed)：The Psychobiology of Trauma and Resilience Across the Lifespan, pp 191-208, Jason Aronson, Maryland, 2008
7) Koenen KC：Genetics of posttraumatic stress disorder：Review and recommendations for future

studies. J Trauma Stress 20：737-750, 2007
8) American Psychiatric Association：Diagnostic and Statistical Manual of Mental Disorders, 5th ed：DSM-5. American Psychiatric Publishing, Washington, 2013
9) Rose S, Bisson J, Churchill R, et al：Psychological debriefing for preventing post traumatic stress disorder (PTSD). Cochrane Database Syst Rev：CD000560, 2009
10) Parker G, Manicavasagar V：Acute stress-related non-melancholic depression：'key and lock' model. In：Parker G, Manicavasagar V (eds)：Modelling and Managing the Depressive Disorders：A Clinical Guide, Cambridge University Press, pp 117-122, New York, 2005
11) 貝谷久宣：不安・抑うつ発作—見過されていた重要な症状．不安障害研究 1：42-48, 2009
12) Blake DD, Weathers FW, Nagy LM, et al：The development of a Clinician-Administered PTSD Scale. J Trauma Stress 8：75-90, 1995
13) 飛鳥井望，廣幡小百合，加藤 寛，他：CAPS(PTSD 臨床診断面接尺度)日本語版の尺度特性．トラウマティック・ストレス 1：47-53, 2003
14) Sheehan DV, Lecrubier Y, Sheehan KH, et al：The Mini-International Neuropsychiatric Interview (M. I. N. I.)：the development and validation of a structured diagnostic psychiatric interview for DSM-IV and ICD-10. J Clin Psychiatry 59(Suppl 20)：22-33；quiz 34-57, 1998
15) Otsubo T, Tanaka K, Koda R, et al：Reliability and validity of Japanese version of the Mini-International Neuropsychiatric Interview. Psychiatry Clin Neurosci 59：517-526, 2005
16) Weiss DS, Marmar CR：The Impact of Event Scale-Revised. In：Wilson JP, Keane TM (eds)：Assessing psychological trauma and PTSD, Guilford Press, New York, 1996
17) Asukai N, Kato H, Kawamura N, et al：Reliability and validity of the Japanese-language version of the impact of event scale-revised (IES-R-J)：four studies of different traumatic events. J Nerv Ment Dis 190：175-182, 2002
18) Ginzburg K：Comorbidity of PTSD and depression following myocardial infarction. J Affect Disord 94：135-143, 2006
19) Hasin DS, Goodwin RD, Stinson FS, et al：Epidemiology of major depressive disorder：results from the National Epidemiologic Survey on Alcoholism and Related Conditions. Arch Gen Psychiatry 62：1097-1106, 2005
20) 樽味 伸：臨床の記述と「義」．pp 151-171，星和書店，2006
21) Work group on ASD and PTSD：Practice guideline for the treatment of patients with acute stress disorder and posttraumatic stress disorder. American Psychiatric Publishing, 2004 available from http://psychiatryonline.org/content.aspx?bookid=28&sectionid=1670530 (2013.08.29 accessed)
22) National Institute for Health and Care Excellence：Post-traumatic stress disorder (PTSD). available from http://www.nice.org.uk/CG026NICEguideline (2013.08.29 accessed)
23) World Health Organization：Guidelines for the Management of Conditions Specifically Related to Stress available from http://apps.who.int/iris/bitstream/10665/85119/1/9789241505406_eng.pdf (2013.08.29 accessed)

（西 大輔）

第3章

陰性症状

はじめに

　統合失調症の経過中に抑うつ症状を示すことはよく知られており，うつ病との鑑別がしばしば問題になる．Conrad[1]は，統合失調症の過程が抑うつ，抑制，決断不能，罪業妄想，自殺念慮といった気分変調の症状で始まることを指摘した．一般に統合失調症のうつ状態は，明らかな精神病症状が現れる前，あるいは急性期の精神病症状が消退した後の，いわゆる精神病後抑うつの時期に陰性症状の形で出現するが，一方では統合失調症の診断基準を満たさない軽い陰性症状を長期間示す精神病状態が知られている．これらを横断的な病像から区別することは必ずしも容易ではないが，人間学的精神病理学の立場から鑑別の参考になる症候学的な特徴と陰性症状の精神病理について述べる．

陰性症状と陽性症状

1 | 層理論の展開

　統合失調症の急性期にみられる幻覚，妄想，思考障害など多彩で豊富な症状は陽性症状，慢性期に生じる感情の平板化，思考の貧困，意欲減退など貧困な症状は陰性症状と呼ばれている．この考えは Wing(1978)に端を発し，Crow(1980)の2病型説，Andreasen(1982)の陰性症状評価尺度(Scale for the Assessment of Negative Symptoms；SANS)などアングロ・サクソンを中心に発展し，DSM-Ⅳにも採用された．今日では陰性症状，陽性症状というと，脳内物質や画像所見など生物学的な基盤を念頭において考えることが多い．一方これとは異なり，人間精神が層構造をなしているとみる層理論をもとした陰性症状，陽性症状概念が知られている．

　イギリスの神経病学者 Jackson は，Darwin の『種の起源』(1859)や Spencer の『心理学原論』(1854)をもとに，神経系の進化と解体(あるいは退行)からなる層理論を展開した．彼によると神経系は，反射的なものから自由度の高いものへ移行する進化に応じて，上位の機能が下位の機能を統合する層構造をなしている．進化度の高い複雑な上位機能ほど壊れやすいので損傷は上層から起こり，まず上位機能が脱落して生じ

る陰性症状，次に組織だった下位機能が上の支配を離れて解放される陽性症状が生じる．

神経系の進化と解体の理論をジャクソン学説と呼んでいるが，フランスではさらに，これを Ribot, Mourgue らが心理学や精神医学に取り入れて新ジャクソン学説へと発展させた．その最も成功した例は，Ey が 1930 年代前半に提唱した器質力動論である[2]．

彼によると精神機能も同じく層をなしており，下層部は神経装置により空間的に表現されるのに対して，上層部は解剖学構造と結びつかない時間的な展開をもつエネルギー体系である．病的状態とは機能の解体運動を表しており，まず器質的な原因を直接表現する脱落性の陰性症状が生じ，直後ではなくしばらく時間をおいてから健全な部分が反応し，これを再建，再統合しようとする力動的な陽性症状が現れる．さらに神経系の解体と異なり，精神機能は再統合されたレベルで自律的に展開することもできるとされている．この考え方は，Bleuler による統合失調症の症状形成論に近い．彼は病因から直接生じた統合失調症の一次症状は連合障害のみで，幻覚や妄想など他のすべては患者の心理反応による二次症状と考えたが，一次症状が陰性症状に，二次症状は陽性症状に相当する．

Ey はまた，精神障害と神経障害の区別を解体の広がりに求めた．神経病は解体が局所的，部分的であるのに対して，精神障害のそれは均一的，全体的であるとしている．人間の精神活動は，感覚・運動からなる反射や，さまざまな道具的機能から成り立っているが，これらを統合している上位の自我，人格を必要とする．神経病はどんなに重くても，局在する部分的な機能の解体症状に，解放された機能を加算することで説明できる．しかし精神障害は，すべてを統合している人格の解体なので，どんなに軽くても全体的にならざるを得ない．Ey によると，臨床にみられるさまざまな病態は個別の独立疾患ではなく，異なる原因から生じた解体レベルを示すにすぎない．この考えを押し進めると，やがて疾患分類そのものを否定する立場に行き着くことになる．こうして Ey は器質力動論によって，物と心，生物学と心理学，自然と文化の二元論を解消できると考えた．

2 | 霊的精神力動論と精神病の症状変遷

筆者（濱田）は，図 2-2 のように人間精神が霊（精神）spirit，魂（心理）soul，体（身体）body の 3 層構造からなるとする人間学的三元論をもとに，ジャクソン学説と器質力動論を統合的に発展させ，心身二元論を乗り越える霊的精神力動論あるいは新エー（Ey）学説を構想した[3]．

体精神層は，脳を基盤として道具的機能と感覚が，生物学的な法則に従って働いている．魂精神層は，時間と空間をもち，理性と感性が働く場である．道具的機能を統合する自我を中心に，一方では対象と間主観的にかかわる意識へ，他方では人生に価値と意味を求める人格へと展開している．霊精神層とは，脳を離れ自己を超越して無

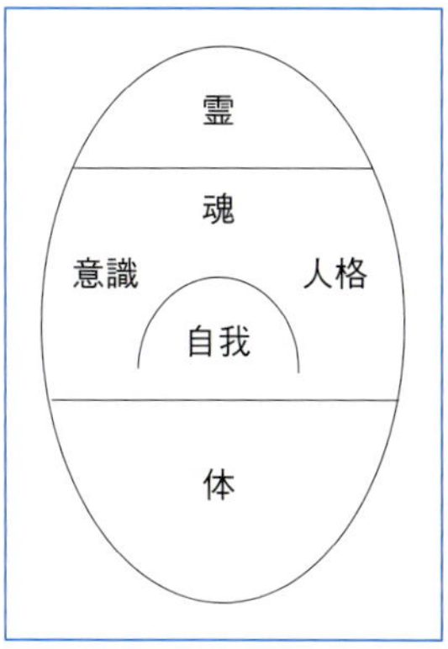

図 2-2 霊・魂・体の人間学的三元論

制約的なもの，聖なるもの，神と応答する場，すなわち神からの呼びかけに応える人間に特有な答責性に相当する．3つの精神層は，脳の構造のように進化論に対応しているわけではない．むしろ，垂直と水平方向に広がる精神層を併せ持つ存在を人間と呼ぶのである．

統合失調症を中核とする精神病は，3層構造をなす人間精神の全体的解体である．おそらく非特異的な侵襲が加わると，上層から先に脱落して陰性症状を生じ，次にこれを下層が修復しようとする陽性症状が現れる．精神病の最初の陰性症状は，霊精神層の脱落により生じた，自己を高みへ向かって超越させる人間的自由の制限である．陽性症状には2種類あり，1つは下層の露呈ないし過活動，もう1つは不安を軽減し低いレベルで心的内界の安定をめざす力動的なものである．人間は垂直方向の霊精神層を失うと存在の絶対・無制約的な根拠が脅かされるので，これを回避，修復するために志向の過剰，価値の転倒などの自助努力を働かせ，水平方向に自我を肥大させる．

したがって統合失調症を中核とする精神病とは，病勢の進行と停止，破壊と再建の時間・階層的表現であり，精神病症状とは，各段階における陰性症状と陽性症状の混在である．うつ病に霊精神層の脱落はないので，このような症状の階層的表現はみられない．

診断・鑑別診断のポイント

表 2-8 は霊的精神力動論により精神病の症状変遷を異常人格期，神経症期，精神病期，認知症化期の4つの病期に区分し，それぞれ急性相と慢性相を分けたものである．

精神病の最初期は，魂精神層の意識と人格に人格変化の形で出現する．急性相は不安，うつを中心とする気分変調症，慢性相はパーソナリティ障害である．

陰性症状は，存在意識の消失，離人症，アンヘドニアなどの形で表現される人間的自由の制限である．存在意識とは，自分が今ここに，確かに存在しているという実感で，これを失った患者は，時間・空間の中で視点を自在に変えて自分の立つべき位置

表 2-8 霊的精神力動論による精神病の症状変遷

	急性相	慢性相
異常人格期	気分変調症	パーソナリティ障害
神経症期	解離性障害	恐怖・強迫性障害
精神病期	錯乱精神病	妄想性障害
認知症化期	緊張病	破瓜病

を定位できない．空間においては間主観性の不全を生じ，対人場面で他人との適切な心的距離がとれず，不自然に離れすぎたり近づきすぎたりする．Blankenburg[4]が統合失調症の基本障害とした自然な自明性の喪失も，一種の間主観性障害とみることができる．離人症は軽い自我障害であり，志向性の対象が異なる内界意識，身体意識，外界意識の3類型がある．離人症が進展すると自我のコントロールが弱まるために，自生思考，音楽幻聴，視覚表象などの自動症を生じる．これが異常人格期の主な陽性症状になる．

　患者は視点を自分の内部で柔軟に移せないために，自分自身のあるべき将来像や目標が描けず，何をしても失敗しそうな予期不安の中におかれる．したがってこの時期の前景に立つ感情は対象のない全般性不安，理由のない抑うつである．不安はしばしばパニック発作に，抑うつは些細な原因から急に落ち込む気分変調症になりやすい．

　異常人格期における慢性相の代表的な類型は，境界性パーソナリティ障害と自己愛性パーソナリティ障害である．いずれの患者も未来に肯定的な自己像を描けず，価値の秩序が混乱し生きる意味を見失う．患者は世間からどう見られるか気になり，他人と比較して自分が劣っているとの自責から，前者は自分が見捨てられる空想的な被害感を，後者は自分が賞賛される願望充足的な誇大感を抱くのである．

　神経症とは，魂精神層の軽い自我障害である．すなわち自己を超越できない人間が，地上で自我を肥大させ自力で解決を試みる表現である．急性相は解離性障害，慢性相は恐怖・強迫性障害である．

　精神病とは，魂精神層の自我障害が一段と進行し，自己の内面を越えて，外界や他人の領域に及んだ病的状態である．急性相は錯乱精神病，慢性相は妄想性障害で，統合失調症の診断が討論の場に登場するのはこの段階からである．

　認知症化とは，侵襲が体精神層まで到達した段階で，急性相は緊張病，慢性相は破瓜病である．

特に鑑別が難しいケースとその対応

〈症例：48歳，女性〉
主訴：生きる意味がわからない
　同胞3名中第3子．成長発達に明らかな異常はない．家族に精神障害の負因はな

く，幼少時に親から愛されてこなかったということはおろか，無視されたこともなかったという．学業成績は良好むしろ優秀であったが，高校生の頃から，何かが失われて自分が低格化したように感じられ自信がなくなった．自分がどう見られるのか人目を気にして，対人場面で緊張しやすく，些細なことで急に気分の落ち込みを繰り返す．周囲の人たちが安楽に生きているのが不思議で，他人とどう接してよいかわからず，漠然と「どこにも自分の居場所がない」「すべてが虚しい」「生きていくことが苦しい」と感じるようになった．大学卒業後，安住の場所を求めて10年間離島で生活したが，知人男性の結婚を契機に「生きる意味がわからない」「皆が知っている常識，暗黙のルールがつかめない」「ものごとの価値基準がわからない」など，人生の展望が開けないと感じるようになり，故郷に帰り両親と3人で暮らし始めた．その頃から気分の低下が持続し「両親が死んだらどうしよう」「家を出たいが何をしても失敗するのではないか」「何をすればいいのかわからない」「いつか自分が世間から見捨てられるのではないか」など将来への不安が顕著になり，一人になると過去の思い出や考えがとりとめなく浮かび，希死念慮も伴うようになった．

　メンタルクリニックを受診し，うつ病と診断され，セルトラリン100 mgを処方されたが効果はみられなかった．「自分にどこか落ち度がある」「すべてを自分が引き受けざるをえない」と自分を責めリストカットをした際に，担当医から「あなたがどうしていつまでも家を出ないのかわからない」と言われ，自分の全人格を否定されたように感じて，別のクリニックでうつ病の認知行動療法を行うことにした．しかし医師が患者の認知再構成を行ったところ，それが自分の悩んでいる部分に一致していないと感じて治療を中止し，筆者らの勤務する病院を受診した．筆者（工藤）が担当医となったが，思路の乱れはなく，疎通性も十分に良好で，初診時のDSM-Ⅳ-TRによる操作的診断は，Ⅰ軸は気分変調性障害，Ⅱ軸は境界性パーソナリティ障害である．

1 | 本症の症候学と鑑別診断のポイント

　本症例は10歳代後半の青年期から，低い自己評価，他人との心的距離，気分変動に悩んでおり，病像全体は慢性のうつ状態である．しかし患者の訴えの中には存在意識の希薄，空虚感，自然な自明性の喪失に近い間主観性障害，未来への強迫的な不安など，通常のうつ病とは異なる特徴が含まれている．

　患者はドイツの哲学者Heideggerが指摘したような自分自身を時間化sich Zeitigenし，時間軸に沿って過去を凝縮し，未来に向かって投企することができない[5]．現在の行動を導く糸が未来から伸びてこないので，未来に視点を移していま何をなすべきか判断できず，「周囲の流れに取り残される」「何をしていいのかわからない」「どこにも自分の居場所がない」と訴える．この未来が閉ざされた不安が，可能性のきわめて少ない出来事を予測して「何をしても失敗する」「見捨てられる」と悩み，未来を先取りするアンテ・フェストゥム構造[6]をもたらすのである．これに対してうつ病で

は，未来ではなく過去が肥大し，取り返しのつかない過去を悔やむ傾向が強い．

「生きる意味がわからない」「すべてが虚しい」などと訴えられる特有の空虚感はアンヘドニア(快楽消失)である．アンヘドニアは，フランスの心理学者Ribotが1896年に「感情の心理学」の中で，痛覚消失の対をなす造語として提唱した．これをアメリカの宗教心理学者James[7]が次のように引用している．

「この状態はこれまでほとんど研究されていないが，確かに存在する．肝臓病にかかったある少女は，その病気のために暫くの間気質が変化して，もはや父にも母にも愛情を感じなかった．人形を与えれば，その人形を相手にして遊びはしたであろうが，その遊びに少しも喜びを感じることができない．以前，彼女におなかを抱えて笑わせたことが，今では少しも彼女の興味をひかなかった．エスキロールは，やはり肝臓病にかかっている聡明な判事に同じ症状を観察している．彼の内部では，あらゆる感情が死んでしまったようであった．以前からの習慣である芝居を見に行っても，喜びを見出すことができない．自宅のこと，家庭のこと，妻のこと，子供たちのことを考えても，まるでユークリッドの定理を考えているように，少しも彼の心は動かされなかったという」

アンヘドニアは長く忘れられていたが，1950年代に精神分析医Radoが統合失調症型の形成要因に用いた．1970年代後半には定量精神医学の中で注目され，統合失調症の陰性症状評価尺度SANSの1項目に含まれた．同じく1970年代から気分障害の症状として取り上げられるようになり，Klein[8]は喜びの消失した非反応性のうつ病を内因形相うつ病の名で記載した．これを受けてアンヘドニアは，DSM-Ⅲ以降，興味や喜びの消失と同じものとして大うつ病のメランコリー特徴，いわゆる内因うつ病の中核症状に挙げられ，ICD-10では身体性，メランコリー性，生気性，生物学的，内因形相性などの反応性ではないうつ病の特徴に入ることになった[9]．

しかしアンヘドニアは，喜びの消失と同じではなく，単純な不安，抑うつでもない．うつ病の量的な感情症状すなわち気分が沈んで興味が湧かない，何をしても楽しくない，ということではなく，むしろ楽しいことも悲しいこともピンとこない，感情そのものが心に響かないというもので，離人症に近い感情の喪失感，軽い感情鈍麻，アパシーなどと類縁の質的な感情症状である．失ったものは金銭，地位，容姿などこの世の価値ではなく，目に見えない霊的価値であり，「何かが失われて自分が低格化した」という人格にかかわる価値の喪失感である．

Janet[10]は，精神衰弱における離人症に，人間のもつ高級な心的機能である現実機能(実在機能)の減退が自我により自覚された空虚感(情)を記載したが，これは離人症とアンヘドニアの接点をとらえた概念である．精神症候学では感情面の離人症は存在しないことになっているが[11]，アンヘドニアを意志とは無関係に湧き上がってくる状態感情ではなく，超越領域への志向性をもつ感受ないし感得作用が，その志向性を失った脱落状態とみることも可能である．したがってアンヘドニアは，うつ病症状ではなく陰性症状である．

「すべて自分に非がある」と訴える独特な自責は，アンヘドニアに「自分がすべてを

引き受けざるをえない」という自我の肥大が加わったもので，陰性・陽性症状の混合形である．他人からなにげなく注意されたことを「自分の全人格を否定された」と取り違え，さらに「自分のせいで他人に迷惑をかけている」との加害的関与，ルサンチマンから被害妄想を育む母体となる[12]．

霊的精神力動論からみると，本症例の病像は主として異常人格期，一部神経症期ないし精神病期に展開する陰性症状と陽性症状の混在から形成されていることがわかる．すなわち境界性パーソナリティをもつ人に気分障害がたまたま合併したのではなく，両方の症状が互いに意味をもち不可分に結びついていることを示している．

Heckerは，破瓜病が悲哀に満ちた気分変調症で始まると記した．筆者(濱田)は，本症例のような不安と疑惑の中を揺れ動き自己を卑下して引きこもりがちになる弱力性の非体系妄想を無力妄想と名づけ，強力・他罰・闘争的なパラノイアの対極に位置づけている[13]．典型的な類型はいわゆる思春期妄想症，敏感関係妄想，退行期メランコリーである．いずれも統合失調症の診断基準は満たさず，前景に立つ症状次第で，うつ病にも，神経症にも，パーソナリティ障害にも，軽い精神病にも，単なる引きこもりにも，正常にもみえる．

うつ病では，患者の関心は常に仕事能力，社会的地位，金銭，健康など，卑近で世俗的なことに向いている．このことをTellenbach[14]は，うつ病では良心が世俗化された形で現れると述べた．彼がここで用いた世俗化(Säkularisation)の原義は，教会財産の世俗移管のことであり，神聖なものが世俗のために用いられることを指している．しかしうつ病では霊精神層の脱落はなく，陰性症状と陽性症状の混在もないので，発病して患者が世俗化したのではなく，うつ病そのものが初めから世俗的な病気である．

これに対して本症例では，「生きる意味」「ものごとの価値基準」など内省的，形而上学的傾向が特徴である．患者が失ったのは仕事をこなす能力や社内に占める地位ではなく人生の意味そのものであり，患者の内面には次元の異なる価値が同じ平面上に並んでいる．すなわち高みへ向けて自分を超越する人間の根源的な根拠が，深刻な危機に陥っていることを示すもので，それを可能にする霊精神層の脱落が，無力妄想の基本障害である．

治療のポイント

無力妄想の患者の多くは，自分は世間からのけ者にされてきた，苦しさを誰にもわかってもらえなかった，担当医からきちんと理解されてこなかったと感じている．したがってあらかじめ無力妄想の特徴をよく知っておくこと，うつ病やパーソナリティ障害の先入見をもたないこと，初診時に患者の辛さに共感し，生きにくさに寄り添うことが，その後の治療を進めていくうえで重要である．

患者は周囲に敏感で，なにげない一言によって自分の全人格を否定されたと思いこみかねない．筆者(濱田)が本症例の担当医になったとき，最初に「もしかしたら私も

あなたを傷つけるようなことを言ってしまうかもしれないが，腫物に触るような形で話をすることが治療にとってよいとは限らないので，もし傷つくことがあれば率直に言ってほしい」と伝えたのは，こうしたことを考慮したからである．

治療の場は，患者にとって安全かつ開かれた場でなければならない．医師はまず現病歴を丁寧に聴取しながら患者との間にラポールを形成し，ラポールが形成されてきたら生活歴を聴取するという順に進める．医師との良好な治療関係を保つ中で，患者は少しずつ心身の安定，間主観性のありかた，心的距離の秩序，バウンダリーを保つことなどを獲得するのである．

3つの精神層には各々に適応する治療法があり，そのどれもが欠かせない．体精神層には主に薬物療法が用いられるが，少量の抗精神病薬と気分安定薬の組み合わせが基本である．抗うつ薬は無効あるいは効果が一時的，限定的である．特に選択的セロトニン再取込み阻害薬（selective serotonin reuptake inhibitor；SSRI）を無防備に投与すると，患者の衝動性を増し自殺のリスクを高めるので注意が必要である．SSRIを服用して抑制がとれた状態は軽躁とみなされやすいので，双極Ⅱ型と診断されることが少なくない．双極Ⅱ型障害，非定型うつ病，新型うつ病とされている患者の少なくとも一部は無力妄想である．

支持，精神分析，内観，カウンセリング，行動，認知など大半の精神療法，心理療法の適応は魂精神層にある．弁証法的精神療法はマインドフルネス，対人関係保持スキル，感情抑制スキル，苦悩耐性スキルの4つのスキルを身に着けるグループスキルトレーニングを中心とした精神療法である．

霊精神層には，患者が自己を否定することで逆説的に肯定し，大きな生の流れに乗る狭義の精神療法が求められるが，まだ十分に確立されたものはない．近代精神医学は宗教的ニュアンスをもつ霊性を放棄することで自然科学，脳科学の方向に舵を切り，今日までこの領域で思いがけず大きな成果を手にしたために，実証主義，物質還元主義の流れを一層加速させてきたからである．むしろ向精神薬も精神分析も登場していない時代，19世紀前半のロマン主義思想を背景に行われたモラル療法 moral treatment の中には，いくつかこれを目指したものがある．筆者（濱田）は，患者の霊性を復活させレジリアンスを高めるために，Franklのロゴテラピーをキリスト教思想のもとに発展させた神律療法[15]を工夫し試行している．

おわりに

人間の中にはShakespeareの戯曲に似て，最低のもの，普通のもの，至高のものがすべて含まれている．人間の病気である精神病もまた同じであり，その全体を把握する人間学的精神病理学の視点をもつことで，うつと陰性症状の本質的な相違を知ることが可能になる．

●文献
1) Conrad K(著), 山口直彦, 安 克昌, 中井久夫(訳):分裂病のはじまり―妄想のゲシュタルト分析の試み. pp 72-80, 岩崎学術出版社, 1994
2) Ey H(著), 大橋博司(訳):ジャクソンと精神医学. みすず書房, 1979
3) 濱田秀伯:精神症状の層的評価―人間学的精神病理学の立場から. 福田正人, 糸川昌成, 村井俊哉, 他(編):統合失調症, pp 388-397, 医学書院, 2013
4) Blankenburg W(著), 木村 敏, 岡本 進, 島 弘嗣(訳):自明性の喪失―分裂病の現象学. みすず書房, 1978
5) 濱田秀伯:精神病理学臨床講義. pp 263-265, 弘文堂, 2002
6) 木村 敏:時間と自己. pp 86-95, 中央公論社, 1982
7) James W(著), 桝田啓三郎(訳):宗教的経験の諸相(上). pp 220-221, 岩波書店, 1969
8) Klein DF:Endogenomorphic depression. A conceptual and terminological revision. Arch Gen Psychiatry 31:447-454, 1974
9) Berrios GE:The history of mental symptoms:Descriptive psychopathology since the nineteenth century. pp 332-347, Cambridge University Press, Cambridge, 1996
10) Janet P(著), 松本雅彦(訳):被害妄想―その背景の諸感情. pp 63-73, みすず書房, 2010
11) 濱田秀伯:精神症候学, 2版. p 311, 弘文堂, 2009
12) 濱田秀伯:ルサンチマンと妄想形成. 鹿島晴雄, 古城慶子, 古茶大樹, 他(編):妄想の臨床, pp 2-11, 新興医学出版社, 2013
13) 濱田秀伯:無力妄想. 濱田秀伯, 古茶大樹(編):メランコリー―人生後半期の妄想性障害, pp 184-198, 弘文堂, 2008
14) Tellenbach H(著), 木村 敏(訳):メランコリー. pp 169-174, みすず書房, 1978
15) 濱田秀伯:精神医学エッセンス, 2版. pp 173-174, 弘文堂, 2011

〔工藤由佳, 濱田秀伯〕

第4章

自閉

● はじめに―「自閉」という言葉がもつさまざまな意味について

1 | 統合失調症の症状としての「自閉」

　「自閉(独)Autismus(英)autism」という言葉は，統合失調症(schizophrenia)という用語を創成したオイゲン・ブロイラー(Eugen Bleuler)が，1911年に統合失調症の症状の一部として使用したもので[1]，ギリシャ語の autos-(自己を意味する)と-ismos(状態を意味する)を語源とするといわれている．ブロイラーは自閉を，外界の現実に目を向けずに自らの妄想的あるいは白昼夢的思考に埋没している状態として，「外的世界からの活動の離反を伴う内的生活の優位」という言葉で説明し，連合弛緩(Assoziationslockerung)，感情鈍麻(Affektabstumpfung)，両価性(Ambivalenz)とともに統合失調症の最も重要な症状の1つとした(これらは「ブロイラーの4A」と呼ばれる)．彼はジークムント・フロイト(Sigmund Freud)の理論と関連させて，自閉がときに「痛みを伴うような思考の回避」となり，願望充足的な妄想の源泉となる場合があると説明しているが，統合失調症患者の情動が抑うつ的である場合は，その情動に即した妄想(微小妄想など)が生じる場合があることも示している．また彼は，健常者にも自閉的思考は起こりうるが，理性的で了解可能であることから統合失調症患者の自閉とは区別されるものであり，むしろ健常者がみる夢が統合失調症患者の自閉に近いものという考えを示している．このようにブロイラーが提唱した「自閉」は，クレペリンの記述精神医学とフロイトの力動精神医学の両方の流れを発展統合した概念であった．

　ユージェーヌ・ミンコフスキー(Eugène Minkowski)は，ブロイラーが自閉という観念を提唱したことに関して高い評価をしつつも，自閉のほうが連合弛緩よりも統合失調症にとって本質的な概念であるということを強く主張している．また彼はブロイラーの論文では力動精神医学的側面が強調されているため，統合失調症患者が自分の意志で外界との交流を断っているような誤解を受けるのではないかという懸念を示している．彼は「自閉」を発展させた概念として，現実的目的観念の欠乏や感情的接触の欠如がみられる状態を「現実との生ける接触の喪失(perte de contact avec la réalité)」とし，統合失調症の統一的理解に最も重要な概念であるとした[2,3]．また自閉を，豊

かな自閉（autisme riche）と貧困な自閉（autisme pauvre）とに分け，前者を内的には精神運動が活発で妄想などの精神病症状も起こっているが疎通性が欠如している状態，後者は生的活動力が消失し，内的に空虚で真の意思疎通がない状態として，特に後者が統合失調症の理解には重要であるとしている[4]．ちなみに村上仁はミンコフスキーの1953年の著作の訳本で，autismeを「内閉性」と訳している[4]．

ルートウィヒ・ビンスワンガー（Ludwig Binswanger）は現存在分析的に自閉を説明している．彼は自閉とは，統合失調症患者が周囲の世界に対して脅威を感じ，世界からの退却，世界との接触の放棄，空虚な永遠への没落に至っている状態であると説明した[5]．ただし自閉は必ずしも統合失調症の末期のみにみられるわけではなく，パーソナリティ障害や健常者にもみられると叙述している．彼は「思い上がり，ひねくれ，わざとらしさ」の中で，これらの3つの様式のそれぞれが普遍的-人間的な現存在に内在する挫折あるいは失敗として理解されるべきものであり，これらを検討することが統合失調症の基本症状としての自閉の概念の解明につながる，と論述している[6]．

2 ｜ 発達障害の一形態としての「自閉（症）」

このように主として統合失調症の一症状を自閉と呼ぶが，そこから派生して，今日ではレオ・カナー（Leo Kanner）が1943年に報告した症例をもとにした発達障害としての「自閉症（autism）」が一般的にはより広く認識されている．カナーは「情緒的交流の自閉的障害（Autistic disturbances of affective contact）」という論文で[7]，11名の特徴ある子どもたちについての報告を行った．これらの症例は，初めの論文でカナー自らによって「早期幼児自閉症（early infantile autism）」と命名された．症状として，自閉性，強迫性，情動性，反響言語などが示され，孤立や同一性を求める傾向が示唆され，統合失調症との類似性が示された．また機械的暗記力をもつ子もいたが，すべての子どもが何らかの言語的問題を有していた．子どもたちの親は両親ともに高度に知的な人物ばかりだったが，ほとんどが冷たい印象で，人に対する興味が少ない人々だった，と記述されている．

ハンス・アスペルガー（Hans Asperger）は，カナーの報告の1年後の1944年に4例の症例を示して「自閉性精神病質（Autistischen Psychopathen）」と呼んだ[8]．カナーの初めの論文には書かれていなかったが，アスペルガーの論文には，自分の症例にブロイラーの「自閉」という用語を用いた理由が詳細に述べられている．他者と接することの障害とともに，独特の言葉の使い方や話し方をすること，鉄道の時刻表などへの限定した特別な興味がみられること，能力的には平均以上であるのに，学習困難があること，常識が欠如していることなどが示された．これらの傾向は精神病質（パーソナリティ障害に近い概念）であるが，より生来的な傾向（多因子遺伝）が強調されていた．

この2人の報告した症例は，症状のかなりの部分が似通っていたこと，どちらもブ

ロイラーが統合失調症の症状として使った「自閉」という表現を用いていることなど共通点は多かったが，カナーの論文は英語でアスペルガーの論文はドイツ語で書かれていたため，第二次世界大戦後，カナーの論文は世界的に認知されるようになったが，アスペルガーの論文はあまり評価されなかった．そのため，自閉症（autism）といえば，カナーの紹介したような孤立を好み言語的コミュニケーションの障害が顕著な症例を指すようになった．

　ブルーノ・ベッテルハイム（Bruno Bettelheim）らの心理学者たちは，カナーの「自閉症児の親は知的能力が高いが，感情が冷たく，人間に対する関心が薄い」という報告を受け，自閉症の原因を，母親が子どもを冷たく拒絶するために「適切な愛情の絆」を作れないことと主張した．このため自閉症の子をもつ母たちは「冷蔵庫マザー（refrigerator moms）」と呼ばれ，自閉症の治療は子どもを母から切り離すことであるとされた．彼はドイツ系ユダヤ人であったため，第二次世界大戦中強制収容所に送られた経験があった．彼は自閉症児と強制収容所に入れられた囚人を比較し，その類似性について述べている[9]．その後の研究により現在は，自閉症は先天的な脳機能の障害であり，育てられ方はその発症と直接的な関係はない，といわれている．しかしチャウシェスク政権下で国営孤児院に収容され，満足なケアが受けられなかった多数の子どもたちが，自閉症類似の症状を呈した（今日でいう「反応性アタッチメント障害」と考えられる）という事実もあり，自閉症は養育によって生じるものではないが，症状としての「自閉状態」は劣悪な養育環境から生じうる，ということが言えるかもしれない．

　1981年にローナ・ウィング（Lorna Wing）は，アスペルガーの功績を見直してアスペルガー症候群（Asperger syndrome）としてまとめ，また別の研究者と共同で，カナータイプの自閉症だけではなく，アスペルガー症候群なども含む幅広い概念として，自閉症スペクトラム障害（autism spectrum disorder；ASD）を提唱した[10]．これは，社会的相互関係の障害，社会的コミュニケーションの障害，社会的イマジネーションの障害を3つの特徴（ウイングの3つ組の症状と呼ばれた）とした．DSM-ⅣやICD-10では，特異的発達障害（学習障害）の対立概念として，広汎性発達障害（pervasive developmental disorder）が採用され，診断基準としてはウィングの3つ組の症状も参考にされ，診断基準がつくられたが，「社会的イマジネーションの障害」が「行動・興味・活動の，限定的・反復的・常同的な様式」に置き換えられるなど（ウィングはこの2つをコインの裏表と説明した），ウィングの主張とはやや異なる基準となった．現在はDSM-5で，ウィングの提唱したものとは別の概念であるが，同じ「autism spectrum disorder」という診断名が用いられている．

　このように「自閉」は大きく分けると，統合失調症の症状としての「自閉」とASDの状態を表す「自閉」とに分かれる．以下では，この2つの「自閉」についてそれぞれ説明を行う．

診断・鑑別診断・治療のポイント

1 | 統合失調症の「自閉」と抑うつ

(1)診断基準について

　前記の通りブロイラーは，「自閉」は妄想の母体となるものと考えていたが，現在は，統合失調症の「自閉」は，陰性症状の1つとしてとらえられることが多い．診断基準として，DSM-Ⅳ-TR や DSM-5 では，統合失調症の診断基準の中に「自閉」と直接的に結び付く言葉は出てこないが，ICD-10 では，9つの診断のための標準的な必要条件の項目の1つに「(i)関心喪失，目的欠如，無為，自己没頭，および社会的引きこもりとしてあらわれる，個人的行動のいくつかの側面の質が全般的に，著明で一貫して変化する」という項目があり，このうちの「自己没頭(self-absorbed attitude)」という部分は，ブロイラーの最初の「自閉」の定義に近い[11]．現在も統合失調症の症状を検討する際に「自閉」という概念は大変重要なものの1つであると思われる．

(2)抑うつとの鑑別

　統合失調症の患者を診察する際に，その症状が「自閉」なのか「抑うつ」なのかが問題となることがある．統合失調症はその経過中，さまざまな形で「抑うつ」がみられる．急性期では幻聴や妄想などの精神病症状による苦悩から，急性期から慢性期への移行期では精神病症状後の疲弊した状態などから，また慢性期では，現実検討能力の改善による現実への直面化や薬物の影響などにより「抑うつ」が生じる．「抑うつ」であれば，外部から観察されるものとして睡眠や食欲に影響が出る場合も多く，また統合失調症であっても悲哀感や自責感が感じとられたり，希死念慮が語られたりすることも少なくない．「抑うつ」が伴わない「自閉」は外部の情報に目が向いていない状態で，自発性の低下やコミュニケーションの一方通行はあるかもしれないが，淡々とした印象で，悲哀感が伝わってこない．もちろん「自閉」と「抑うつ」が同時に認められることも多く，その場合内面では抑うつに伴う妄想，たとえば罪業妄想などが存在することが多い．

(3)症例

　また，時に「自閉」のシステムが壊れた後に，患者に強い抑うつ気分が生じ，自殺企図が起こる場合がある．以下，症例を挙げて説明する．

〈症例1：16歳(初診時)，女性〉
　両親とも医療関係者の家庭に生まれる．同胞なし．発達歴に特記事項なし．保育園の頃，両親とも不在であることが多かったが，近くに住む母方祖父母にかわいがられていた．元気で活発な子どもだった．小学4年生頃から，父の浮気が原因で，両親の不仲が続いていた．本人の前で母が「ママは今日でいなくなります．明日から新し

いママが来るから」と言って泣きわめくこともあった．そういうときも父は無言で家を出ていき，愛人の家に泊まった．中学のときも同様の問題が続いていたが，家庭内の問題は外に漏らしてはいけないと母にきつく禁じられていた．

高校1年生で，4月，11月と母方祖父，祖母が相次いで亡くなり，その後不眠，抑うつ気分が続いた．翌年1月頃より，どうでもいいようなことが頭を駆け巡るようになり，考えている途中で別の考えが入ってくるようになった．道を行く人たちの声が，自分の家庭のことをうわさしているように聞こえる．中年の男性の声が命令口調でいろいろ指図してくるようになり，時にはっきりと「死ね」と聞こえてくるので，自分は死ぬべき人間だと思うようになった．2月下旬，自宅で包丁を用いて手首自傷を行い，救急搬送され，形成外科の縫合後，当科入院となった．

入院後2週間は，服薬をしてほとんど一日中臥床して過ごした．主治医に現在の状態を尋ねられると以下のように答える．「頭の中で誰かが話しかけてきて，笑ってしまう．声の主は，チョコラテラ星人．私も2，3日前からチョコラテラ星人になったみたい．チョコラテラ星人は黒くて丸い体に羽が生えて尻尾がついている．今は死にたいわけではないけど，魂だけにならないと星に帰れない」「チョコラテラ星人」の話をするときは，ケラケラと笑い，両親は本当の親じゃない，と言う．入院中に父が面会に来ても，「あんたは，ビョウキ星人」と言って笑っている．独語，空笑もみられる．

主剤としてリスペリドンを用いて6 mgまで漸増，約6か月の入院治療で「チョコラテラ星人」の妄想は消褪したが，退院へ向かって試験外泊を繰り返したところ，自宅で父と口論になり，さらに重篤な自殺企図を行った．その後，身体的治療も含めて2年間の長期の入院となった．途中，両親が離婚となって，母と二人で暮らすことになった．母には，本人の気持ちを十分受け止めること，父との葛藤から生じた負の感情を本人にぶつけないこと，「家庭内の話を外ではしない」など禁止命令を出さないこと，などの注意を行った．現在は奇異な妄想も改善傾向にあり，自宅で比較的穏やかな状態で過ごすことができている．

解説

この症例は，ブロイラーのいう「痛みを伴う思考（父の不倫，両親の不仲，保護してくれていた祖父母の死）の回避」のために，「チョコラテラ星人」の妄想が生じ，それがなくなったときに，深い抑うつが生じたものと解釈できる．両親の離婚で家庭内で感じていた心理的負荷が軽減されたことが，結果的には本人の回復にもプラスに作用したものと思われる．

(4) 治療のポイント

症例1のように統合失調症の「自閉」はときに抑うつから自分を守るシェルターの役割を果たすことがある．そのため，統合失調症患者の自閉が破られたときに，自殺のリスクが生じる場合があることを十分認識して治療を行うべきである．具体的には，

統合失調症の薬物療法と同時に、「自閉」の背景にある「痛みを伴う思考」のもとになっている環境因子に対して働きかけを行い、その環境因子に準備不足のまま直面してしまうことを防ぐ必要がある．筆者は、「社会復帰」をめざしてやや性急に就労支援を行った結果、「自閉」が機能しなくなり、自殺企図が起こったケースを何度か経験しており、そのようなことが起こらないように常に注意を払う必要があると考えている．

2 ASDの「自閉」と抑うつ

ASDの「自閉」は生来の脳機能の問題，特に情報処理障害と実行機能障害がその本態と考えられる．つまり情報の入力も出力もうまくいかないのである．「伝えたいことが伝わらない」ということで苦しんでいる人もいるし，「伝えたいことが自分でわからない」という人もいる．ASD者はこのような状況で，周囲から不適切な扱いを受け，二次的な抑うつ状態となりやすい．

(1) 診断基準について

日本では現在，ウィングの3つ組の症状を1つの基準としてASDの診断が行われることが多いものと思われる．そのために広汎性発達障害日本自閉症協会評定尺度（Pervasive Developmental Disorders Autism Society Japan Rating Scale；PARS，スペクトラム出版より出版されている），ADI-R（Autism Diagnostic Interview-Revised，金子出版より出版されている．正式な使用は研修が必要），DISCO（The Diagnostic Interview for Social and Communication Disorders，よこはま発達クリニックで研修が行われている）などの症状聴取のためのツールを使えば，より詳細な情報を得ることができる．PARSは50項目で比較的短時間で施行可能であるが，ADI-Rは96項目，DISCOは300項目以上あり，かなり時間がかかるという問題がある．またADI-RやDISCOは，使用のために研修を受けて，使用についての認可を受ける必要がある．

ASDの診断基準として，DSM-5では，DSM-IV-TRで用いられていた「広汎性発達障害」の中の自閉性障害（autistic disorder），レット障害（Rett's disorder），小児期崩壊性障害（childhood disintegrative disorder），アスペルガー障害（Asperger disorder），特定不能の広汎性発達障害（pervasive developmental disorder not otherwise specified；PDDNOS）などの用語がなくなり，代わりに自閉スペクトラム症（autism spectrum disorder）（本項では以下「DSM-5 ASD」と記述する）が使用されるようになっている．このうちレット障害（レット症候群）は，主として*MECP2*遺伝子の突然変異によって引き起こされる神経疾患であることがわかっているため，DSM-5では，ASDの診断基準を満たすものだけをautism spectrum disorder with Rett's syndromeとしている．DSM-5 ASDは，社会的相互関係とコミュニケーションの障害がA項目にまとめられ，また行動・興味・活動の，限定的・反復的・常同的な様式がB項目とされ，どちらも基準を満たさないと診断できないようになっている．

表2-9　DSM-5 autism spectrum disorder 診断基準の要旨

A. 社会的コミュニケーションの障害　social communication impairments
  1. 社会的情緒的相互性の欠如
  2. 社会的相互交流のために使用される非言語的コミュニケーション行動の欠如
  3. 他者との関係を発展させたり，維持したり，理解したりすることの欠如

B. 限局的反復的な行動パターン　restricted, repetitive patterns of behavior
  （2つ以上を満たす必要あり）
  1. 常同的あるいは反復的な，動きあるいは物の使用あるいは会話
  2. 同一性へのこだわり，ルーチンを守ることへの頑なさ，言語的あるいは非言語的行動における儀式的パターン
  3. 高度に制限され固定化された興味．その興味に異常に強いか，あるいは異常に焦点がずれている．
  4. 感覚入力についての過剰あるいは過少反応，または環境の感覚面についての異常な興味

〔日本精神神経学会（日本語版用語監修），髙橋三郎，大野　裕（監訳）：DSM-5 精神疾患の診断・統計マニュアル．医学書院，2014 を元に筆者作成〕

DSM-Ⅳ-TR の広汎性発達障害では，感覚の問題は診断基準に入っていなかったが，DSM-5 ASD では B の 4 つの項目中 1 つに感覚の問題（感覚過敏，感覚の低反応，感覚へのこだわり）が取り上げられている（以上，表 2-9 に A, B 項目のみ要旨を示す）[12]．DSM-5 では「アスペルガー障害」「特定不能の広汎性発達障害」などの概念の広がりにより，診断される対象者が広がりすぎたことを懸念して，これまでよりは厳格な診断基準となっている．そのためこれまで「広汎性発達障害」のどれかに診断されてきた人も DSM-5 ASD に該当しない場合があり，そのような人たちはかなりの割合で「social（pragmatic）communication disorder」という診断となるのではないかといわれている．

(2) 抑うつとの鑑別

　鑑別として，抑うつが一時的なものなのか，それとも ASD で二次的に生じた抑うつなのか，という問題がある．これに関してはしっかりと幼少時の成育歴を聴取して，幼児期から ASD が存在したかどうかを確認する必要がある．前述のように PARS, ADI-R, DISCO などの症状聴取のためのツールを使えば，重要な情報を比較的集めやすいため，より確かな診断を行うことができる．幼少時から現在まで，ウィングの 3 つ組の症状が継続して存在することが確かめられれば，ASD と診断できる状態と考え，抑うつは二次的なものである可能性が高いと判断できる．

(3) 症例

　ウィングは，自閉症スペクトラムの社会性の障害を「孤立型」，「積極奇異型」，「受け身型」の 3 つに分類している．孤立型，積極奇異型は，それぞれの行動上から ASD 特性がわかりやすいが，受け身型は，何でも「はい」，「はい」と言うことを聞くことで，周りからの攻撃を回避するパターンが身についているため，一見「問題がない子」に見える．しかし，内面では深く傷ついていたり，つらい体験が後に大きな影響を及

ほしたりすることも多い.
　以下,症例を挙げて説明する.

〈症例2：21歳（初診時），女性〉
　出生時期に問題なし．乳児の頃は放っておいてもあまり泣いたりすることはなく，大人しく育てやすい子どもだった．視線は合ってもすぐに外れた．他の家の子と遊ぶことはほとんどなく，一人でチリンチリンと音のなるおもちゃで遊び続けた．2歳ころまではほとんど自発的に話すことはなかったが，ある時から急に大人のような話し方で話をするようになった．しかし幼稚園では一言も声を発することはなく，一人遊びを続けていた．
　小学校に入って，授業中は手を挙げて発言をするが，休み時間は席に座ったままで周りの子と遊ばず，ほとんど言葉を発することがなかった．小児科を受診すると「選択性緘黙」かもしれないと言われたが，家では話しているのでいずれ経験を積めば話せるようになるでしょう，と言われあまり問題とされなかった．本人としては，学校では何をどうしていいかわからず，休み時間は大きな声を出して不規則に動く子どもたちが恐ろしく，ひたすら黙っていたという．小学校を振り返って本人は，自分の意志がなく先生から言われるままに動いていたため「動物の時代」と呼んでいる．
　中学生になっても，ほとんど話すことがなかったため，まわりからは完全に無視されるようになり，そこにいないものとして扱われるようになった．家に帰ると学校ではこんなことがあった，と話すようになったが，内容は自分がかかわった出来事ではなく，本人を無視して語られたクラスメートたちのうわさ話から引用したものだった．本人はこの頃を人格をもたずただ周りの話が耳に入ってくるだけだったので「耳の時代」と呼んでいる．成績はよく，先生たちからは優等生として扱われていた．
　高校に入り，ようやく休み時間に一緒にいてくれる友達のグループができたが，その場にいるだけで会話は極端に少なかった．CDを貸しても返ってこなかったが，謝罪の言葉もなく「次のCDも貸してね」と言われた．その他にも都合よく使われることが多かった．しかし自分では周りの子がそのような態度をとることの意味が全く理解できなかった．周りの要求に従うだけだったので本人はこの頃を「奴隷の時代」と呼んでいる．
　国立大学に入学したが，徐々に学校を休むことが多くなり，また以前は気付かなかった周囲の「悪意」についてあらためて思い当たることが多くなり，幼稚園のときまでさかのぼってフラッシュバックとして頻回につらい記憶がよみがえるようになった．3年の後期に教師のすすめで当科初診となった．PARSを使った生育歴の聴取と各種の心理検査を行い，3回目の通院で「ASD受け身型と二次的な抑うつ状態」という診断を行った．
　その後2週間に1度の通院を繰り返した．治療としては支持的精神療法を根幹とし，コミック会話などで社会的な場面の理解を促し，うつに対する認知行動療法的アプローチを行った．薬物療法としてフルボキサミンを25 mgから開始し，時間をか

けて150 mgまで増量した．学校では「無理に友達づきあいをしなくていい」，として，苦手な休み時間はすぐに図書館へ避難する，困ったことがあればすぐに保健管理センターのカウンセラーに相談する，という設定を行った．1年間休学となったが，現在は何とか通学できる状態まで回復している．

解説

　幼少時からほとんどクラスメートと話をしなかったが，教師や親の前では普通に過ごすことができたため，問題を見過ごされてきたケースである．ASDの人たちの中には，外部からの観察だけでは内面がわかりにくい人も多い．東田直樹氏のように，外見からはとても想像できないような，深い知性をもった人もいる[13]．またLobin H氏のように，元々「受け身型」で，まわりからの迫害を免れるため「仮面」を形成してしまい，自分というものを長い間失くしてしまっていたという人もいる[14]．このような人々にとって最もつらいことは「理解されないこと」である．幼少時から本当の自分を理解してもらえず，不当に扱われることで，パニックになったり，うつ状態となったりするケースは多い．

　またASDの人は，記憶の方法が我々と異なる場合があり，鮮明な映像のように記憶してしまう人もいる．特にトラウマ的な内容の記憶は，視覚的・映像的に再生されやすく，容易にフラッシュバックを起こしてしまう．このようなトラウマ的記憶により，長期間悩まされ続ける人もいる．

(4) 治療のポイント

　症例2に示したことを念頭において，ASDの「抑うつ」についての治療を行うべきである．まず，本当の意味で機能するコミュニケーションを行えるように，方法を模索する．たとえIQが高くても，話し言葉では本当の自分の気持ちが伝えにくいという人も多い．場合によっては，コミュニケーションのためのカード(リマインダーとして使用)や，筆談，相互のパソコン入力などを用いる場合もある．独特の言語表現を行う人もいるため，そのような表現のサンプリングを行い，理解に役立てていく必要がある．またその個人の「地雷ワード」とも言えるような言葉も存在するため，面接途中でそれに気付いた場合には，そのことばを使わない言い回しを工夫することも必要である．面接の場でとっさに思ったことを言えない人もいるので，後で思いついたことをメールで送ってもらったり，家族にしか伝えきれない人は家族を介して次回の面接時に伝えてもらったりする場合もある．

　このようにして少しずつ，その人の「抑うつ」がどのような環境因子を背景としてもつのか，どのような認知の歪みから生じているのかがわかってくるので，家族や職場の上司らとの面接や環境の調整を行うとともに，本人への心理教育，支持的精神療法，認知行動療法的アプローチ(ガウスの著書[15]を参考としている)を行う．ASDの認知行動療法に関しては，うつ病などに比べると導入が難しく，効果がみられるまでかなりの時間がかかるが，いったん治療のレールに乗せることができれば，かなりの

治療効果が得られるものと感じている.

　薬物療法については, 選択的セロトニン再取込み阻害薬 (selective serotonin reuptake inhibitor；SSRI) やセロトニン・ノルアドレナリン再取込み阻害薬 (serotonin-noradrenaline reuptake inhibitor；SNRI) を少量からゆっくりと漸増する. 最近では, 0 増量の期間が省けて治療効果発現が比較的早くみられるため, エスシタロプラムを 5 mg から開始し, 10 mg で維持して使用することが多い. 気分の変動が激しい場合は, バルプロ酸ナトリウムやラモトリギンを, 興奮や妄想的傾向がみられる場合は, リスペリドンやアリピプラゾールをそれぞれ少量から追加する. ASD 者は, 副作用として身体的変化が起こっていても気づかない場合もあり, また過剰に副作用に対する不安をもつ場合もあるため, 薬物療法の導入は, コミュニケーションの手法がある程度確立して, 信頼関係が生じてから行ったほうがよいケースが多い.

おわりに

　以上,「抑うつ」と「自閉」, 特に統合失調症にみられる「自閉」と ASD にみられる「自閉」について, DSM-5 を含めた診断基準と鑑別を示し, 症例を提示して治療上のポイントについて述べた. また, コラムに小説「ノルウェイの森」を題材として, 2 つの自閉という視点から, 作品についての考察を行った.「抑うつ」と「自閉」の鑑別という点においては不十分な内容となってしまったが, 本稿が「自閉」と「抑うつ」についての理解が深まるきっかけとなれば幸いである.

columns

　「自閉」と「抑うつ」についての重要な示唆を与えてくれるテキストとして, 村上春樹著「ノルウェイの森」を取り上げてみたい.「ノルウェイの森」は 1987 年 9 月, 講談社から出版され, 上下巻あわせて 1,000 万部を超えるベストセラーとなっているため, お読みになった方も多いかと思う.

　この物語には多くの「自閉」の人々が登場する. 主人公のワタナベは, 本人の語りだけを追っていくとわかりにくいが社会性の問題をもち, 一見友人が多そうだが, 本当に親しくできている人はごくわずかであり, 他者視点に立って場面の理解ができないことが多い. コミュニケーションの問題としてとても不思議な話し方をするし, 生活スタイルは, ルーチンを大切にし, さまざまなこだわりをもつ. このようなことから, ワタナベは ASD 的傾向をもつ人と考えられる.

　ヒロインである直子は, 一読してわかる通り統合失調症であるが, 発症前から「自閉」の問題を抱えている. 直子は, ワタナベの親友だったキズキの幼馴染であり, 双生児のように 2 人で補い合うことで, 2 人だけの世界を形成し, 外界の恐怖に耐えていた. しかしこのような 2 人だけで無人島で過ごしているような状況は成長とともにほころびが生じ, 結果としてキズキは自ら命を絶ってしまう. キズキは死を選ぶ前に, 現実社会との接点をもつ最後の方法として, ワタナベを友として選んだのかもしれない. しかしワタナベは「自閉」ゆえにそのことに最後まで気づかなかった (このためキズキは, 自分たちの未来に絶望して死を選んだのかもしれない).

　キズキを失った直子は, 自分を脅かす記憶や外部刺激から逃れるため, 地元から離

れて東京の大学で他者との交流を避けて生活していたが，たまたまワタナベと再会し，その後2人で，「ただひたすら並んで歩く」という形で時間を共有するようになる．ある夜，直子はワタナベと結ばれたことで，外界を拒絶していた「自閉」が破られ，深い混乱と抑うつに見舞われる．その後，京都の山中にある施設で外界から守られた自閉的生活を送る．

この物語では「性」が「健常な他者との交流」のメタファーとして使われている．物語の脇役として登場する健康的な女の子たちは，実に簡単に体を開く．しかし直子は，主人公との奇跡的な一夜だけで，あとは体が拒否してしまう．外界に向かって開かれることがないのである．乾いた体が「自閉」を象徴している．

その他の登場人物にも「自閉」がみられる．ワタナベのルームメイトである「突撃隊（というあだ名の学生）」はわかりやすいASDと思われるし，またもう一人のヒロインである緑の父は，末期の脳腫瘍で意識が混濁しており，コミュニケーションが困難な状態で，器質的な「自閉」と言えるかもしれない．緑は軽度の社会性の問題を有するが，どちらかというとADHD（attention-deficit/hyperactivity disorder）タイプの人である．

ワタナベは，バスを乗り継いで施設で暮らす直子に会いに行くが，その特性から嘘がつけないため，「何人くらいの女の人と寝たの？」という直子の問いに「8人か9人」と正直に答えてしまう．また緑と徐々に親しくなっていく様子も，詳細に手紙に書いてしまっている．その後の直子の反応から，これらのことに直子が大きなショックを受けたのは明らかである．

ここで直子がショックを受けたのは，直子が一般的な意味でワタナベを愛していたからではない．直子はワタナベに「あなたは私と外の世界を結びつける唯一のリンクなのよ」と言う．直子はワタナベの様子から，ワタナベが永遠にリンクの役割を果たしてくれることはありえないと，わかってしまったのであろう．絶望の中で直子はさらに深い混乱と抑うつに陥り，やがて統合失調症の症状は回復に向かうが，結局は自らの命を絶ってしまう．死の直前に直子は「もう誰にも私の中に入ってきてほしくないだけなの」，「誰にも乱されたくないだけなの」と語る．

ワタナベは，直子の死によって深い混乱に陥り，あてもなく放浪する．最終章で直子の身代わりであるレイコ（施設での直子の同室者で，直子と同じ統合失調症の女性）と関係をもつことで，ワタナベは禊を終え，直子を死なせてしまった罪の穢れを払ったようにみえるが，それで許されたわけではなく，再び混乱の世界へ投げ込まれる．ワタナベにとって「外の世界と自分を結びつける唯一のリンク」は緑であった．ラストシーンで「どこでもない場所」から，ワタナベは緑に助けを求め続ける．物語はここで終わるが，冒頭のシーンに戻って読み返すと，その後15年以上たってもワタナベは，罪を許されることなく，混沌の世界から逃れることができなかったことがわかる．

このようにワタナベはASDの「自閉」により，他者の視点で物事を考えることができず，結果としてその自分の特性のために，最愛の者を失うことになり，混乱と抑うつを抱えて生きていくことになる．また直子は，「痛みを伴う外的刺激や思考の回避」のため，自閉的生活を送るが，それが外的世界への唯一のリンクであるはずのワタナベによって破られ，さらに深い「混乱と抑うつ」へと追い込まれ，最終的に自殺してしまう．このようにお互いを唯一無二の存在と感じながら，ふたりの「自閉」は決して交わることがない．これ以上はないほどの悲劇的な結末といえるだろう．

最後に，以上の記述は筆者の個人的な「ノルウェイの森」の解釈で，作者の意図とは直接的な関連はないことをお断りして，本稿を終えたい．

● 文献

1) オイゲン・ブロイラー(著), 人見一彦, 向井泰二郎, 笹野京子(訳):精神分裂病の概念―精神医学論文集. pp 109-131, 学樹書院, 1998
2) E. ミンコフスキー(著), 中江育生, 清水 誠(訳):生きられる時間―現象学的・精神病理学的研究 1. pp 95-96, みすず書房, 1972
3) E. ミンコフスキー(著), 中江育生, 清水 誠, 大橋博司(訳):生きられる時間―現象学的・精神病理学的研究 2. pp 123-141, みすず書房, 1972
4) E. ミンコフスキー(著), 村上 仁(訳):精神分裂病―分裂性性格者及び精神分裂病者の精神病理学. pp 72-76, 111-141, みすず書房, 1954
5) ルートウィヒ・ビンスワンガー(著), 新海安彦, 宮本忠雄, 木村 敏(訳):精神分裂病Ⅱ. p 149, みすず書房, 1961
6) ルートウィヒ・ビンスワンガー(著), 宮本忠雄, 関 忠盛(訳):思い上がり ひねくれ わざとらしさ―失敗した現存在の三形態. p 315, みすず書房, 1995
7) Leo Kanner(著), 十亀史郎, 岩本 憲, 斉藤聡明(訳):幼児自閉症の研究. pp 10-55, 黎明書房, 2000
8) Hans Asperger:小児期の自閉的精神病質. 高木隆郎, M. ラター, E. ショプラー(編);自閉症と発達障害研究の進歩 Vol. 4, pp 30-68, 星和書店, 2000
9) B. ベッテルハイム(著), 黒丸正四郎, 岡田幸夫, 花田雅憲, 他(訳):自閉症―うつろな砦. pp 3-17, みすず書房, 1973
10) ローナ・ウィング(著), 久保紘章, 佐々木正美, 清水康夫(訳):自閉症スペクトル―親と専門家のためのガイドブック. pp 19-31, 東京書籍, 1998
11) 融 道男, 中根允文, 小見山実(訳):ICD-10 精神および行動の障害―臨床記述と診断ガイドライン, 新訂版. p 99, 医学書院, 2005
12) American Psychiatric Association:Diagnostic and Statistical Manual of Mental Disorders, 5th ed:DSM-5. pp 50-59, American Psychiatric Publishing, Washington, 2013
13) 東田直樹, 東田美紀:この地球(ほし)にすんでいる僕の仲間たちへ―12 歳の僕が知っている自閉の世界. エスコアール出版, 2005
14) Lobin H:無限振子―精神科医となった自閉症者の声無き叫び. 協同医書出版社, 2011
15) ヴァレリー・L・ガウス(著), 伊藤絵美, 吉村由未, 荒井まゆみ(訳):成人アスペルガー症候群の認知行動療法. 星和書店, 2012

(今村 明)

第 3 部

抑うつを示す疾患の
鑑別と治療のポイント

第1章 うつ病性障害

はじめに

　現在の日本の臨床場面で,「うつ病」の概念は混乱している.特に「新型うつ病」などの用語がマスコミをはじめとする一般社会主導の形で流布され,メランコリー親和型[1]などの病前性格をもつ人が罹患するとされた従来の「内因性うつ病」との,症状や経過・治療への反応の違いが強調されている.そして,それを説明する要因として近年の日本社会の変化について言及されることも少なくない[2].

　それと同時に,内因性うつ病の概念を生み出した古典的なドイツ・日本流の精神病理学の疾病観や診断観が,DSM[3]などの操作的診断基準のそれと異なっているのに無自覚であること,および「内因性うつ病＝メランコリー親和型のうつ病」という想定が強すぎることも,この混乱の原因となっている.

　DSMなどの操作的診断基準において重視されるのは,診断の信頼性が確保されること,つまり異なる判定者によっても診断が一致することである.そのために,「外側から客観的に観察できる行動などのみを判断基準にする」「病因論を問わない」「人格構造などの『内側』についての仮説を要請しない」という条件が,診断基準を作成するに当たって必然的に求められた.それとは異なり,古典的な精神病理学に基づく精神疾患の分類には,「内因」「外因」「心因」などの言葉が含まれており,疾病の原因についての考察が含まれている.そこからは,「身体に基礎づけられる過程」から生じる内因性疾患の特異的な徴候(本質)を解明しようとする傾向が生じ,心因性の徴候を示す症例を排除することに関心が向かった.これは,最近の「新型うつ病」をめぐる議論において,たとえば療養中に海外旅行に出かけた症例を「うつ病」と扱うことの不当性を強調するような議論に引き継がれている.

　内因性うつ病の診断と関連して,「感情」と「気分」の用語が使い分けられることがある.その場合に,「感情」は外界に明確な対象をもち,環境への主体の反応として現れるものである.それと対比して「気分」は,漠然としたもので,外部からの働きかけと「体調」などの内部の要因の相互作用によって決定される.反応性抑うつなどの心因性疾患は,環境との相互作用から感情の変化が起こり,それが気分や,さらには体調に影響を及ぼしていく病態である.それとは逆に内因性疾患では,体調の変化から気分の変化が生じ,それが感情などのあり様を限定する.統合失調症の脳内過程を反映し

て「妄想気分」が生じ，そこから被害的な感情が生じるとされるようなものである．つまり，内因性の病態の中心は「感情」ではなく身体が巻き込まれた「気分」にあり，その最も典型的な発症の様式は病前性格や環境によらず，病的過程が内発的・自生的に出現するものであると考えられた．今日の概念でこれに相当するのは，遺伝負因の強い，若年発症の双極性障害の病態などを考えるのが適当だろう．

　内因性うつ病において，メランコリー親和型か否かといった議論より以前に重視されたのが，シュナイダーが「生気性(vital)」と呼んだ特徴的な所見である[4]．生気的悲哀は内因性うつ病の患者が経験しているものであり，単なる感情ではなく頭部や胸部・胃部などに限局する圧迫感として体験される．典型的な事例として「ある女性患者はいつも悲しいと言ったが，それはむしろ胸部に張り付いた内的不穏・焦燥の中にあった．あるとき，彼女は胸と胃の付近の圧迫感を訴えた．それはどんな感じかと問われると，『むしろ悲しみのみです』と答えた」という症例が報告されている[4]．このような「生気的な」抑うつ気分は，純粋に心的な出来事ではなく，身体を巻き込んだ領域に定位される．内因性うつ病では悲観的な感情が優勢になる以上に，感情が動かなくなる事態のほうが本質的である．シュルテは，内因性うつ病患者が，悲しい出来事に遭遇してもそれに反応することができない「悲哀不能」という性質を記載した[5]．生気的制止とは，心身の反応や動きが遅くなることである．このほかに，症状の日内変動や中途覚醒・早朝覚醒優位の不眠などの身体のリズム性が損なわれていること，多彩な自律神経症状を伴うなどの「身体が巻き込まれている」特徴を確認することが，内因性うつ病の診断のために必要である．

　「生気性」の特徴は，DSMの大うつ病エピソードのA項目における「抑うつ気分」もしくは「興味・喜びの喪失」が確認されることの要請と対応している．しかし，DSMでは外部から観察される所見のみによって決定されるために，主観的体験の質的な違いは問題とならない．また，「抑うつ気分」が環境に対しての反応として生じたのか，体調の変化に対応しているのかということも問われない．そのために，DSMについては「うつ病概念を拡大した」という評価がなされている．古典的な精神病理学の枠内では，ある症例がたとえば青年期的な葛藤に苦しんでいることが病態の中心であると判断されたのならば，「心因性」と判断される可能性が高い．しかし，その葛藤に苦しんだ結果として心身の疲弊が生じ，抑うつ的な気分や行動の緩慢さが生じた症例について，DSMは「大うつ病」と診断することを許容するのである．

　DSM-Ⅳ-TRからDSM-5への改訂が行われるのにあたり，感情障害は"bipolar and related disorders"と"depressive disorders"の大きな2つのカテゴリーに分割されることとなったが，「大うつ病」の内容は基本的に変化していない．それよりも注目されるのは，DSM-5が「大うつ病」の有病率について「18～29歳の有病率は60歳以上のそれの3倍である」と記載していることであろう．これは明らかに日本の一般的な臨床家が古典的な「内因性うつ病」について考えていることとは異なっている．病因論を含み特異性を尊重して行われる内因性うつ病の診断と，病因論を排除して信頼性を優先したDSMなどの大うつ病の診断が異質なものであることについては，十分に自覚的であることが求められる．

診断・鑑別診断のポイント

　従来は，典型的な「メランコリー親和型」のうつ病が多かったとされることがある．それでは，その「メランコリー」をめぐる議論の内容について最初に確認をしておきたい．

1｜テレンバッハの「メランコリー」論と笠原の「小精神療法」

　メランコリー親和型は，「几帳面」「良心的」「対他配慮」などの特徴をもつうつ病の病前性格として理解されている．性格に内在する傾向が，自分の周囲の状況を構成して自縄自縛となり，そこに含まれる矛盾が環境の変化などによって露呈する．テレンバッハの理論は，内因性うつ病の過程を誘発する「状況因」という概念を含んだ学説として提出され，日本とドイツで広く受け入れられた[*1]．

　メランコリー親和型で想定されたのは，自分が所属する集団や地域に密着した心性である．「会社員」「主婦」などの社会的な役割への同一化が強く，それとは独立に機能する自我は育っていない．自分の身近な秩序を維持するために普段から余裕を失うほどに献身しているために，その小世界の秩序が揺るがされても方針を転換することができず，役割から要請される義務に応えようとする中で心身が失調し，うつ病が発症するとされた．異動(昇進もありうる)をきっかけに発症する会社員や，引っ越し後にうつ病に罹患する主婦がその典型とされたのである．

　精神医学において精神療法の可能性の追求が熱心であった時代には，このような環境との共生的な関係に関与を行ってうつ病を治癒に導く可能性も検討された．テレンバッハは，その著書である『メランコリー』の中に「病前性格構造を精神分析的に変更する試みとしての抗メランコリー治療」という一節を設け，現存在分析の立場に立つ精神療法家の「患者に，自分の生きかたを根本的に変え，愛の喪失に対する不安からもはや眼をそらさず，みずからの行為や不行為のすべてでもって自分自身の本性に立脚し，自己の本性を対人関係の中で狙い通すだけの勇気を与えることができた」という言葉を引用した．しかし，同時にテレンバッハはそのような精神分析的な志向をもつ治療の困難さについて自覚的で，他の精神科医の「性格構造治療といったものがなされうるなら，それは理想的な目標であろう．しかし実際に実行しうるのは，状況療法にすぎない」という禁欲的な見解も紹介しているが，筆者もこのような態度が現実的であると考える．テレンバッハの状況因の概念を日本に紹介した飯田[6]も，精神療法的な野心が治療に混乱を起こしてしまう可能性について経験的に陳述した．その後，このような深層心理に踏み込むアプローチを内因性うつ病に試みることは，禁忌

[*1] なお，「メランコリー(黒胆汁質)」自体は，ギリシャのヒポクラテスにまでさかのぼる古い用語である．抑うつを示す病態の中でも重症のものに対して使用されてきた．DSMなどで「メランコリーの特徴を有する」とされる場合には，この「重症のもの」という意味が強く，テレンバッハの業績とは別のものと理解する必要がある．

に近いと考えられるようになった.

　笠原が1978年に「うつ病の小精神療法」[7]として発表したのは,メランコリー親和型もしくは執着気質をもつ患者に生じた内因性うつ病(あるいは躁うつ病)への精神療法的な関与の基本方針である.この原則の1つは,「従来の患者の姿を回復することを目指し,性格改変を目指さない」ことであり,その内容は以下のように要約できる.①病気であることを医師が確認する.②休息の必要性を理解させる.③必ず治る病気であることを説明する.④治療中に自殺を行わないことを約束させる.⑤治療経過中に症状の一進一退があることを伝える.⑥治療の終結まで人生にかかわる大問題についての決定を延期させる.⑦服薬の重要性を説明する.

　笠原の小精神療法の内容については,人格構造を念頭においた場合に,次のように理解することが可能である.「身近な秩序に同一化して密着する傾向」については温存され,変化が求められることはない.そして,「会社員」などの立場に同一化して身動きが取れなくなっている患者に対して,医療などの社会的権威を用いて,一時期は「患者」という社会的役割に同一化するように誘導する.その時の説明は狭義の医学的で身体的なものに限定される.そして,休養と薬物療法によって症状が改善することを待って,元の社会的な役割に復帰できるような環境調整を行うというものである.これが,「内因性うつ病の治療」として広く日本の精神医療の現場で受け入れられた.

2│同一化の動揺と「ディスチミア親和型」

　1977年に広瀬が「逃避型抑うつ」[8]を,1991年に松浪らが「現代型うつ病」[9]を,1995年に阿部らが「未熟型うつ病」[10]を,2005年に樽味が「ディスチミア親和型うつ病」[2]を報告した.これらについての特徴は,本シリーズの別巻「多様化したうつ病をどう診るか」において野村が適切な要約を行っている[11].ここで確認したいのは,このように報告された「うつ病」の症例がいずれにおいても,メランコリー親和型や執着気質のように社会的な役割やその場の空気への同一化を示さず,笠原の小精神療法において示されたような「患者という社会的役割」へと誘導するような治療が,容易には機能しなかったという事態である.

　これらの中で「社会規範への同一化への懐疑/拒否」の傾向が特に顕著なのは,「ディスチミア親和型」である.その病前性格については,「自己自身(役割抜き)への愛着」「規範に対して『ストレス』であると抵抗する」「秩序への否定的感情と漠然とした万能感」「もともと仕事熱心ではない」とされ,メランコリー親和型の「社会的役割・規範への愛着」「規範に対して好意的で同一化」「秩序を愛し,配慮的で几帳面」「基本的に仕事熱心」と比較した場合に,両者が社会規範への同一化という軸をめぐって対照的な位置にあることは明らかである.樽味は,この事態を「うつ病」が日本社会の変動によって変化したと論じた.筆者も,この数十年の社会の変化が,うつ病の表現型や治療経過に影響を及ぼし,メランコリー親和型では潜在的であった自己愛的な傾向(日本的ナルシシズム)が,社会規範の弛緩とともに顕在化しやすくなったことを論じた[12].

3 | 疑似問題としての従来型うつ病と新型うつ病との対立

　このような流れの中で，精神医学の内部からではなく，企業の関係者やマスコミが主導する形で注目を集めるようになったのが，メランコリー親和型のような病前性格に生じる「従来型うつ病」と，ディスチミア親和型などの「新型うつ病」との対比である．樽味や松浪が行った比較が，それらの議論の基本となっている．

　しかし，前段で述べたような，メランコリー親和型やディスチミア親和型と社会規範との関連の考察は，治療経過に影響を与える因子として適切に把握されるべきであるが，医学的な評価として最も重視されるものではない．最も確実に把握されるべきなのは，伝統的に「生気的」と把握された，生物学的なうつ病過程の重篤さである．

　ここで注意を促しておきたいのは，必ずしも「内因性うつ病＝メランコリー親和型や執着気質に生じたうつ病」ではないということである．たとえば，古典的な精神病理学の枠内においても，規範に対して挑戦的で常にそれを乗り越えるような傾向を示す「マニー型」という性格が記載され，そのような病前性格に生じる内因性うつ病についても論じられた[13]．メランコリー親和型に生じるうつ病は，かつては日本で多数であったが，それは「内因性うつ病」の典型ではなく，1つの特殊例と理解することが現在では妥当であろう．メランコリー親和型が関心を集めたのは，主にドイツと日本に限定されていた．ここにおいて，「内因性うつ病」とDSMの構想は近づいてくる．筆者は，現状のうつ病臨床において，DSMの診断基準を採用することを妥当なものとして受け入れている．

　「笠原の小精神療法」から派生した治療的なアプローチが日本の臨床場面であまりにも有効であったために，これが奏効するメランコリー親和型や執着気質を病前性格にもつうつ病が典型的なうつ病であるとされ，たとえばヒステリー的な色彩が混ざる症例を「本当のうつ病ではない」と論じる傾向が強まった．ここには「病者」として勤労の義務を免除されるなどの社会的特権を与えるのに際して，うつ病患者にも最低限の社会規範への顧慮を求める社会からの要請が影響しているであろう．

　松浪[14]は，現代における「内因性うつ病」の内実を明らかにした論文の中で，「新型うつ病」などの議論は疑似問題であると論じた．筆者もそれに賛成しているが，同時に「内因性」を過度に理論化して特権化する傾向にも注意が必要である．そして，「内因性」については，症状レベルで把握することが実践的である．現代的なうつ病臨床については，「内因性（生物学的な）うつ病の症状の重篤さ」の軸でまず患者を評価し，そのうえでさらに「社会規範への同一化の程度」の軸で評価する2つの視点を独立させて考えることで，問題は明確になる．それについてまとめたのが，表3-1 である．

表 3-1　うつ病評価のための 2 つの軸

	社会規範への同一化が強い	社会規範への同一化が希薄
内因性うつ病の症状が強い	①	②
内因性うつ病の症状が弱い	③	④

①メランコリー親和型や執着気質に生じた内因性うつ病．笠原の小精神療法のような伝統的なうつ病への対応が必要とされる．
②病前性格は多様でありうるが，それでも症状が強い場合には「休養と薬物療法」が優先される．病状改善後に，自己愛的であったり回避的であったりするなど，対応に注意が必要な傾向が現れることがある．
③病前性格はメランコリー親和型や執着気質に近い．症状は弱いが，「休養の指示」や「薬物療法」で依存的になることを警戒する必要性は，特に治療初期には低い．
④ディスチミア親和型の病像に近くなる．狭義の医学的対応以外の，心因や環境因についての評価やアプローチが必要となる可能性が高い．

※「現代うつ」「新型うつ病」と俗に呼ばれるものには，②～④の 3 種類の病態が含まれている．

特に鑑別が難しいケースとその対応

1│面接では明るい表出がみられたが深刻な症状を有していた症例

〈症例 1：初診時 28 歳，女性〉

　中国の出身で幼少時に両親が離婚．9 歳で母が日本人男性と再婚し，移住した．移住直後から父方祖母から何かにつけて厳しく注意されるようになった．その後に妹も生まれた．学校でいじめなどがあったが，「そういうことが自分に影響しているとは考えたくない」と振り返った．高校を卒業後にオーストラリア留学を試みたが体調不良で中途で帰国した．その後に上京したが不景気で就職先が見つからなかった．アルバイトのかけもちを行い，実家に仕送りした．26 歳で郷里に戻った．悪夢や，慢性的に朝に強い倦怠感を自覚しており，年余にわたって継続していた．地元で就職して 8 か月目に当院を受診した．診察時は礼容整い，常にハキハキと前向きな内容を話していたが，熟眠困難・早朝覚醒優位の不眠，朝に強い倦怠感，さらに食欲の増進による体重の増加に加え，詳しく問診を行うと自尊心の低下（自分に自信がもてない）や興味・関心の喪失（休日に誰とも会いたくない）などの症状が存在し，著しい苦痛を引き起こしていることが確認された．

解説

　この症例は，面接時の表情・口調などの前向きで明るい表出と，質問のうえで聴取できた比較的深刻な症状（朝に強い倦怠感や，自分についての無価値感，快楽消失）との差が大きかった．しかし 2 年以上にわたって症状が持続していたことから，気分変調症（persistent depressive disorder, Dysthymia）に生じた大うつ病であると判断した．食欲低下ではなく，食欲の増加が認められる点が，定型的でない．社会規範（否定的な感情を意識せず，表現しない）への同一化が強い性格を背景に，長期の症状の

持続があり，苦痛の表現が不明確になっていた．横断面での症状が必ずしも強くないことから，病前性格としてはメランコリー親和型に通じる面があるが，従来型とも判断できず，表3-1では③に該当する．

2 | 内因性うつ病の症状に変動がみられた症例

〈症例2：36歳，男性，会社員〉

　農家の出身で一人っ子．大学入学時に上京し，卒業後に金融機関に就職した．特定の金融商品に関連した高度な技能を身につけ，職場での評価は高かった．26歳で結婚し，29歳で女児が生まれた．32歳頃から午前中に強い倦怠感が出現した．精神科クリニックへの受診を開始した．症状は軽快と寛解を繰り返したが，次第に夜に眠るための飲酒量が増えた．また現場の裁量で，本人の症状が強いときには，午後からの出勤が長期にわたって容認されていた．職場から病院を変えるように指示され，筆者のところを受診し，5か月間の入院治療が行われて生活リズムが整えられ，断酒にも成功した．その後復職して筆者の外来への通院を再開した．半年ほどは順調に勤務を続けたが，やはり仕事を引き受けすぎて過労となり，その1〜2か月後に「からだがだるくて朝に動けない」状態で休職に入ることが繰り返された．その後，上司と相談のうえで患者の高度な知識と技能を必要としない，本人の本来の能力を考えれば「閑職」に異動させ，数年がかりで体調の本格的な回復を目指す方針を固めた．その形で復帰を果たしてからは，安定した経過となった．

解説

　飲酒の習慣や勤務時間が不規則となる傾向からは，「新型うつ病」と判断される可能性がある．しかしながら，症状が重篤な時には大うつ病の診断基準を満たし，そのときには休養と抗うつ薬の服用が有効であった．表3-1では，④の状態と②の状態を繰り返していたと判断できる．本人の生活習慣が乱れたことについては，許容的でありすぎた周囲の問題もあり，職場や上司を巻き込んだうえでの環境調整が有効であった．

3 | 突然の自殺企図がみられたパーソナリティ障害症例

〈症例3：32歳，男性〉

　兼業農家の出身で妹がいたが，本人は両親に対して冷淡だと感じていた．高校卒業後に上京し，水商売など複数のアルバイトを転々とした．30歳を過ぎて不眠や抑うつ気分が強まり，心療内科のクリニックを受診した．抗うつ薬などを処方され，一時は症状が改善したが，慢性的に軽度の抑うつ気分が残存した．心療内科の主治医より「あまりにも話すことが奇異である」と当科を紹介された．初診時，軽度の抑うつ気分や倦怠感などが認められたが，それに加えて「今の世の中では金がなければ楽しく生

きることはできない．月収が17，8万円のアルバイトならば生きていても仕方がない．30万円以上あれば生きていて楽しい．合理的に考えて自分は自殺するべきだと考えている．自分が自殺した場合には，それは病気によるものではなく，理性で考えたうえでの選択である」といった内容を，淀みなく話した．前医の処方を引き継ぎ，外来診療を継続とした．3回目の診察時に友人に裏切られた話をした後に，突然の自殺企図があった．回復後に郷里に戻ることとなった．

解説

　自殺企図を行った直前の診察では抑うつ症状が観察されず，自己愛性や反社会性などのB群パーソナリティ障害と診断できる．前医の初診時には大うつ病の診断基準を満たしていた可能性を否定できないが，事後的に確認することは困難である．社会規範への極端な忌避と軽蔑があり，表 3-1 では④に該当する．「うつ病」という疾病からのアプローチではなく，パーソナリティの病理についての考察と対応が必要であった．

治療のポイント

　医師として抑うつを主訴とする患者と出会い，その状態を評価するときに最優先されるのは，内因性の（生物学的な，あるいは狭義の医学的な）うつ病の症状の存在について評価し，病前性格がどのようなものであるのかにかかわらず，そのうつ病の治癒を目指す治療方針を確定し，それを患者や家族，職場の関係者などと共有することである．

　治療方針は，症状が強いときにはシンプルで明確である．これは，表 3-1 では①と②となる．安全を確保し，適切に休養が取れる環境を整え，脳や身体に直接働きかける身体療法（薬物療法や通電療法）を確実に行うことである．当たり前のことであるが，これが医師に最も求められていることであり，よきパターナリズムを発揮することが求められている．抑うつ患者は時に否定的な情緒に医師などの関係者を巻き込む力が非常に強い．この点が曖昧であると，共感的でありたいと願う良心的な医師ほど，患者との心理的距離が近くなりすぎて弊害を生じることがある．一部の患者は慢性化の傾向を示すが，その経過中に内因性の症状の増悪と軽快を繰り返すことが普通である．その場合にも，症状の強い時期には直前の段落で述べたような休養と身体療法を中心とした働きかけが優先される．

　特に高齢者などで，患者が「心を病んで薬を飲むのは恥ずかしく，間違ったことである」という社会的な規範と同一化している場合がある．その場合にも，笠原の小精神療法を実践することは，「脳・身体の治療」という視点を導入することで「心」にまつわる論争を回避し，「病気のときには医師の指示に従う」という社会規範を有効に機能させることを可能にする．

　患者の示す内因性の症状が軽症に留まる場合で，かつ患者が抗うつ薬の服用に抵抗

感を示す場合には，薬物の投与にこだわる必要はない．表3-1では③④である．むしろ④のような社会規範への同一化が乏しい症例では，薬物療法を行って病者として認定することで心理的な退行を促進させる可能性についても検討する必要がある．

　しかし，症状が軽くとも，脳を休養させて回復を促進させるという明確な目的意識を医師がもつことが重要で，薬物療法と並んで重要な「休養」の質を高める働きかけが必要となる．筆者はかつて，うつ病と診断して自宅療養を指示した会社員が，約1か月の休職でもほとんど改善を示さなかった例を経験した．その会社員の状況を聴取したところ，単身で社宅にて過ごしていたため，近隣の目を気にして一時も心が休まらなかったことが確認された．実家に戻るように指示したところ，処方の変更を行わなくとも急速な回復を示した．このように，脳を中心に負担がかかっている状況では，うつ病からの回復が困難である．その意味で，井原[15]が主張している「生活習慣病としてのうつ病」という観点は重要である．睡眠を中心に日常生活についての指導を懇切に行うことなど，その主張には傾聴すべき点が多い．認知行動療法についても，医療的な観点からは，「認知のゆがみ」を緩めることのみが目的なのではなく，そのことを通じて「脳を疲弊させるような感情や思考を防ぐことで消耗を避ける」ことが目的であると理解できる．

　治療関係が混沌としやすいのは，このような「脳のコンディションを改善させる」という目的を患者と共有できない場合で，表3-1の④に当たる．この領域に対応するためには，精神病理や精神療法全般についての知識と経験が要求され，本章で対応できる内容を超えている．面接場面では，心理社会的なさまざまな葛藤が表出されたり，患者のもつ自己愛的な傾向が顕著となったりする可能性がある．あまりに許容的なのは患者の退行を促進してしまうが，医学モデルや「脳の治療」モデルにあてはまらないものを拒絶する態度も好ましくない．ここでは，1978年に飯田が慢性化した内因性うつ病の治療について陳述した内容を参照する[6]．

　「薬物療法の進歩に伴い，生命的抑うつや制止は比較的すみやかに消退するが，軽い気分変調，疲れやすさ，気力のなさなどが残り，以前の社会的活動にもどれない場合が増加している．慢性化の原因は多元的であろうが，抗うつ剤による症状の消失は病相の治癒を意味せず，全体のバランスを欠く回復期特性の理解と社会的，家庭的状況への配慮が治療的に重要である．急ぎすぎた社会復帰や非難めいた叱咤激励は容易に再発につながり，逆に漫然たる薬物の長期使用や長期入院や，行きすぎた配慮と寛容は，病者を病相に安住させる結果となる」

　これは現在の「新型うつ病」と呼ばれるような症例への対応として読んでも，的を射たものである．

　一般社会主導で「新型うつ病」をめぐる議論が盛んになったことには，「病者」にのみ与えられるはずの社会的な保護と特権を，精神医療が，社会規範に対して敬意を払わないような広範な患者層にも与えているという懸念が反映されている．もし精神医学の側が，「うつ病」の個々の症例のもつ病態の複雑さに関心を示さず，一律に長すぎる

休養や強力な薬物療法を行ったとしたら，その非難は決して根拠のないものではない．それに対しては，個別の患者の病態について丁寧な評価を行い，きめの細かい対応を行う治療実践を積み重ねていくことが最良の反論となるだろう．

● 文献
1) Tellenbach H：Melancholie：Problemgeschichte Endogenität Typologenese Klinkik, 4 Auf. Springer, Berlin, 1983〔木村 敏(訳)：メランコリー．みすず書房，1985〕
2) 樽味 伸：現代の「うつ状態」―現代社会が生む"ディスチミア親和型"．臨床精神医学 34：687-694, 2005
3) American Psychiatric Association：Diagnostic and Statistical Manual of Mental Disorders, 5th ed：DSM-5. American Psychiatric Publishing, Washington, 2013
4) Schneider K：Klinische Psychopathologie, 15 Aufl. Thieme, Stuttgart, 2007〔針間博彦(訳)：新版 臨床精神病理学．文光堂，2007〕
5) Schulte W：Nicht-traurig-sein-können im Kern melancholishen Erlebens. Nervenarzt 32：314-320, 1961
6) 飯田 眞：躁うつ病の状況論再説．臨床精神医学 7：1035-1047, 1978
7) 笠原 嘉：うつ病(病相期)の小精神療法．精神療法 4，119-124, 1978
8) 広瀬徹也：「逃避型抑うつ」について．宮本忠雄(編)：躁うつ病の精神病理 2, pp 61-86, 弘文堂，1977
9) 松浪克文，山下喜弘：社会変動とうつ病．社会精神医学 14：193-200, 1991
10) 阿部隆明，大塚公一郎，永野 満，他：「未熟型うつ病」の臨床精神病理学的検討―構造力動論(W. Janzarik)からみたうつ病の病前性格と臨床像．臨床精神病理 16：239-248, 1995
11) 野村総一郎：現代型のうつ病をどうとらえるか．野村総一郎(編)：多様化したうつ病をどう診るか，pp 1-25, 医学書院，2011
12) 堀 有伸：うつ病と日本的ナルシシズムについて．臨床精神病理 32：95-117, 2011
13) 津田 均：マニー型性格を基礎性格とするうつ状態―熱中性に関する精神病理学的考案．精神医学 35：703-712, 1993
14) 松浪克文：「内因性うつ病」という疾患理念型をめぐって．精神神経学雑誌 115：267-276, 2013
15) 井原 裕：生活習慣病としてのうつ病．弘文堂，2013

● Further Reading
- 井原 裕：生活習慣病としてのうつ病．弘文堂，2013
  この本に記載されている内容を批判するのはたやすい．しかし，これからのうつ病臨床においては，堂々たる理論的な構築からの対応では間に合わず，この本に書かれているようなスピード感が必要となる場面が増加することが予想される．

(堀 有伸)

第 2 章

双極性うつ病

はじめに

　目の前のうつ病の患者が，単極性のうつ病かあるいは双極性障害のうつ病エピソード（双極性うつ病）にあるかどうかは精神科医にとって重要な問題である．そもそも両者は治療方針が異なる．双極性うつ病に抗うつ薬を投与すると気分が不安定化し，しばしば躁転を引き起こす．そうなると，その後の治療期間が延びるだけでなく，患者の予後や QOL にも悪い影響を及ぼす．したがって，精神科医には早期に両者を鑑別し，適切な治療を開始することが求められている．

　まず，ここで簡単に用語を定義しておく．単極性うつ病（unipolar depression）とは，DSM-Ⅳでいう大うつ病性障害（major depressive disorder）および気分変調症（dysthymic disorder）のうつ病エピソードを示す．一方，双極性うつ病（bipolar depression）とは，双極Ⅰ型障害（bipolar Ⅰ disorder），双極Ⅱ型障害（bipolar Ⅱ disorder），および気分循環性障害（cyclothymic disorder）のうつ病エピソードを示す．しかし，一般的には気分変調症や気分循環性障害の抑うつ状態は，単極性うつ病や双極性うつ病に含めないことが多い．本論でも特記しないかぎり含めないこととする[*1]．

　双極性うつ病と単極性うつ病の鑑別はある意味できわめて簡単である．DSM-ⅣやDSM-5 の診断手順にのっとれば，現時点で大うつ病エピソードの診断基準を満たし，既往に躁病か軽躁病のエピソードがあれば，双極性うつ病である．しかし，過去の精神状態を問うこの作業はしばしば非常な困難を伴う．

　また，いままで躁病エピソードがなかったとしても，それが生涯にわたっていえることなのかは別の問題である．いったん躁病や軽躁病エピソードが生じると，いままでの単極性うつ病という診断は覆され，縦断的な診断として双極性障害となる．そのときには，過去のうつ病エピソードは実際は双極性うつ病であったことになる．このような診断行為は操作的には問題はない．しかし，特に若年の患者の場合，将来診断が変わる可能性を残しつつ，現時点で単極性うつ病と診断するというのも，精神科医にとってはかなり居心地の悪い事態である．

[*1] ICD-10 では双極Ⅰ型とⅡ型は区別していない．また，2013 年春に発表された DSM-5 では，DSM-Ⅳの気分変調症に慢性の大うつ病性障害を含めて persistent depressive disorder というカテゴリーを新設している．

そこで，うつ病エピソードを呈している患者のもつさまざまな臨床的特徴から，双極性うつ病の可能性を探そうとする試みが行われている．症状の特徴，治療経過，治療反応性などから，単極性うつ病と双極性うつ病を鑑別しようとするものである．あるいは研究段階ではあるが，生物学的なマーカー(バイオマーカー)を補助的に鑑別に用いることができるかもしれない．本章ではこれらの試みに基づき，精神科医は両者をどのように鑑別していくかを論じていく．最後に筆者の意見として，初診のうつ病患者を前にして，双極性うつ病がさまざまな程度で疑われるとき，どのように診断し治療すべきかを実践的に考えていくことにする．

診断・鑑別診断のポイント

1 | 双極性うつ病と単極性うつ病の鑑別はなぜ困難か

双極性うつ病と単極性うつ病の鑑別が困難な理由は，まず双極性障害ではうつ病エピソードのほうが，軽躁・躁病エピソードの期間よりもずっと長いことがあげられる(図3-1)[1]．また，過去の躁症状の既往は主として患者からの情報から得るしかないために，その評価が難しいこともある．患者は過去の躁病エピソードを積極的に語ることは少なく，軽躁病についてはむしろ自分が正常な状態にあったと主張することさえある．このような理由により，双極性障害は一般に誤診率が高い[2]．初めてのエピソード(多くはうつ病エピソード)を経験してから，診断までの遅れは5～10年といわれ，1年以内に正しく双極性障害と診断されるのはわずかに20%にすぎない[2]．

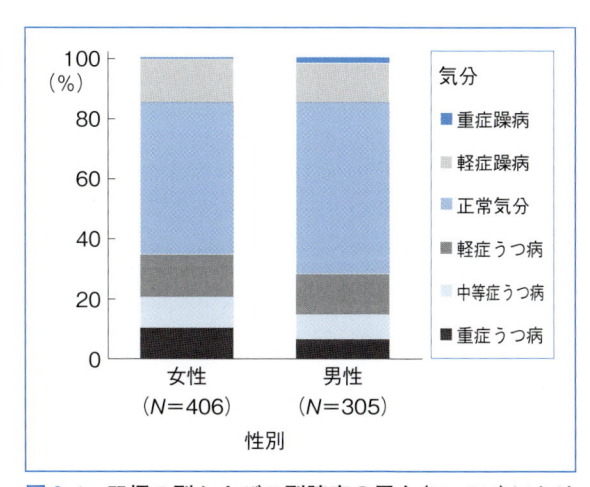

図3-1 双極I型およびII型障害の男女(N=711)における，診察期間内に障害のあった期間の割合

(Altshuler LL, Kupka RW, Hellemann G, et al：Gender and depressive symptoms in 711 patients with bipolar disorder evaluated prospectively in the Stanley Foundation bipolar treatment outcome network. Am J Psychiatry 167：708-715, 2010 より)

2 | 混合性うつ病あるいは閾値下双極性

最近は，うつ病エピソードの中にも躁病の症状が混入したり，その逆に躁病にうつ病の症状が混入したりすることも知られるようになった．Benazzi[3]は，大うつ病にいくつかの軽躁病症状が混入してはいるが，混合性エピソードとも診断できない状態に注目し，これを混合性うつ病🔑(mixed depression)と呼んだ(躁病の成分としては，焦燥，加速した思考，注意散漫などの症状が多い)．

一方，Angstらは閾値下双極性(subthreshold bipolarity)という概念を提案している[4,5]．これは「高揚して開放的な気分が少なくとも4日続き，それがトラブルをもたらしたり他者から気づかれたりしているが，DSM-Ⅳの基準Bの症状の4つは満たさない．あるいは，行動にいたるような焦燥と少なくとも3つの躁症状」としている．これらの特徴を示す患者は若年発症で，うつ病エピソード回数が多く，併存症が多いが，双極Ⅱ型よりは軽症にとどまるとされた．この閾値下双極性の診断基準を適用すると，大うつ病性障害の41%を占め，これらの患者は双極性障害へと発展しやすかったという[5]．

さらに，Angstらは2011年にほぼ同様の基準(bipolarity specifier)を用いて大規模な研究(Bipolar Disorders：Improving Diagnosis, Guidance and Education；BRIDGE study)を行った[6]．この研究では大うつ病エピソードの治療を継続している患者の半数近くが閾値下双極性を示した．双極性を示した大うつ病性障害と示さなかった大うつ病性障害を比較したところ，前者で次の要因が順に有意に強かった．過去に2回以上の気分エピソード，第一度親族に躁病や軽躁病の存在，30歳未満の発症，現在のうつ病エピソードが1か月未満，抗うつ薬投与中の気分の不安定化，抗うつ薬投与中の躁転の既往，現在混合状態，自殺企図の既往，気分エピソードの季節性，現在非定型の特徴があること，境界性パーソナリティ障害の診断基準を満たすこと，現在物質乱用のあることなどである．ここに挙げられたもののうち，抗うつ薬による躁転と家族歴が特に強い因子であった．

3 | 病前の性格特性

高揚性気質(hyperthymic temperament)とは，慢性的に軽躁状態，陽気で社交的，非常に外向的な性格特性(短い睡眠時間，仕事や性的な面でエネルギーが高い)をいう．これらの特性は双極性障害のリスク因子である[7]．双極性障害の家族にもこの性

🔑 **混合性うつ病**：DSM-5では，診断基準が厳格すぎた混合性エピソードを廃止し，特定用語として混合性の特徴(mixed feature)が用意されることになった．つまり，以前の混合性エピソードは同時に大うつ病と躁病の診断基準を満たさなければならなかったが，これは現実にはきわめて厳しい要請であった．そこで，「混合性の特徴」という特定用語は，うつ病の場合は，躁病の症状のうち少なくとも3つの項目が混合すればよいとされた．このようにDSM-5では従来のカテゴリー的なうつ病と躁病エピソードの区別が，特定用語を用いたディメンジョン的評価に変わりつつあるのが見て取れる．この特定用語を用いれば，Benazziの混合性うつ病[3]もAngstらの閾値下双極性[6]もDSM-5の診断基準を用いてある程度表すことができるであろう．

格特性の人が多い[8]．一方，双極性障害の前駆症状として，気分の易変性や動揺と抑うつ気分が抽出されている[9]．このうちで，最も強い要因は気分の易変性であり，これに躁病の家族歴や循環気質が加わると，今後の双極性障害への発展の強いリスク因子となる．

4│臨床的な鑑別

(1) 症状の特徴から鑑別する

主として後方視的な研究により，双極性うつ病と単極性うつ病の症状の相違点が調べられている．ここでは Goodwin と Jamison[10] による表 3-2 にならい，双極性うつ病と単極性うつ病の臨床的な差異を述べていく．

a 不安症状

身体面であれ認知面であれ，双極性うつ病では単極性うつ病よりも不安が強く，不安障害の併存も高い．また不安障害を併存する双極性障害は，発症年齢が若く，うつ病は重症で寛解しづらいことが特徴とされている[11]．

b 非定型の特徴

過眠，過食，拒絶への過敏性，鉛様の麻痺，および気分反応性などの非定型な症状は単極性うつ病よりも双極性うつ病に多いという報告がある[12~14]．20 年の長期研究

表 3-2 双極性（主として双極 I 型）うつ病と単極性うつ病の臨床的相違

症状	臨床的比較
不安	UP＞BP
緊張/恐怖	BP＞UP
身体の訴え	UP＞BP
精神運動抑制	BP＞UP あるいは UP＞BP
精神運動性焦燥	UP＞BP
非定型の特徴	BP-II＞UP あるいは BP-II＝UP
食欲低下	UP＞BP
抑うつ性混合状態	BP＞UP
エピソードごとの症状の変動性	BP-I/-II＞UP
エピソード内の気分の易変性	BP＞UP
易刺激性	BP-II＞UP
不眠（早期）	UP＞BP
不眠（後期）	BP＞UP
過眠	BP＞UP
産褥後のエピソード	BP＞UP
知覚過敏	UP＞BP
断片化した REM 睡眠	BP＞UP
体重減少	UP＞BP
精神病性の特徴	BP＞UP
物質乱用の併存	BP＞UP

BP：双極性うつ病，UP：単極性うつ病
(Goodwin FK, Jamison KR：Manic-depressive illness：bipolar disorders and recurrent depression, 2nd ed. Oxford University Press, New York, 2007 より)

ではこの非定型の特徴が双極性障害の予測因子であったという[15]．そうとすると，逆にメランコリー型の特徴を示す定型的なうつ病では単極性うつ病の可能性が高いのであろうか．ところが，メランコリー型のうつ病のほうが双極性うつ病に多いという研究もあり，事態は複雑である[14,16]．

c 精神病性の特徴

精神病性の特徴をもつもののほうが双極性うつ病である可能性が高いという報告がある[14,16]．精神病症状の内容は，罪悪感，精神運動性の焦燥あるいは制止などである．

d 精神運動抑制

一見逆説的にみえるが，精神運動抑制と双極性障害との関連が示唆されている[14,16]．しかし，精神運動抑制や認知機能低下などの面ではメランコリー型うつ病と双極Ⅱ型うつ病の鑑別はできないという研究[17]もある．

e 易刺激性

易刺激性を伴ううつ病エピソードは双極Ⅱ型では59.7%，単極性うつ病では37.4%である[18]．怒り発作も双極性障害のほうが単極性うつ病より多い[19]．

(2) 経過から鑑別する

a 発症年齢

双極性障害は単極性うつ病よりも発症年齢が早い．特に小児期や青年期でうつ病を発症すると双極性障害へ移行しやすい．大うつ病性障害で入院した平均23歳の若い患者では，15年後の追跡調査で，46%が躁病ないし軽躁病を経験していた[20]．これに対して，発症年齢が30代では11年後の調査で，双極性障害になったのは12.5%にすぎなかった[15]．最近の系統的レビュー[21]によると，双極性障害患者の初発は25.3歳で，その60%はうつ病，27.3%が躁病，10.1%が軽躁病などである．治療までに平均6年かかり，未治療期間が長いほど自殺のリスクが高い．単極性うつ病と診断された患者の8.18%（1年で3.42%）は治療中に新しく躁病エピソードを示す一方，新たに双極性障害への診断変更は3.29%（1年で0.61%）であった．

b 反復するうつ病

単極性うつ病の1/4は13.5年の追跡調査で再発しないとされる．これに対して，双極性うつ病は反復する可能性が高く，平均して1年に1回の気分エピソードを経験する[22]．いったん双極性障害に転じると，今度はうつ病の反復回数が増え期間は短くなる．

c 産後の発症

産後うつ病は，その後単極性うつ病よりも双極性障害になる可能性が高い[23]．産後うつ病として紹介された患者を精神科専門医が診察すると，大うつ病性障害が46%，特定不能の双極性障害29%，双極Ⅱ型障害23%，双極Ⅰ型障害2%と，双極スペクトラムに属する診断が半数以上に下されたという[24]．

(3) 治療反応性から鑑別する

a 抗うつ薬による躁転

双極性障害では抗うつ薬による躁転は20〜50%に生じ，一方単極性うつ病では1%に満たない[25,26]．最近の研究[27,28]では抗うつ薬による大うつ病性障害患者の躁転（閾値下の軽躁症状への変化も含む）は1年間で3.4%である．

b 治療効果の低さ

治療効果が低い難治性のうつ病患者は，後に双極性障害に転じやすいという研究は多い[25,29,30]．大規模な疫学研究[31]では，2種類以上の抗うつ薬に反応しなかった大うつ病の患者は，7年後に25%の診断が双極性障害に変わったという．これに比し，1種類の抗うつ薬に反応した患者（つまり治りやすい患者）では10%にすぎなかった．しかし，メタアナリシス[32]の結果によれば，両者とも抗うつ薬に対する反応性の差はわずかである．同様に最近の大規模な研究[33]でも気分安定薬の有無にかかわらず，抗うつ薬の効果は12週の反応率で双極II型うつ病77%，双極I型うつ病71.6%，単極性うつ病61.7%の順であり，双極性うつ病で抗うつ薬の効果が高いものの，その差は大きくなかった．

(4) まとめ

双極性うつ病と単極性うつ病の症状の相違点はこれまでに示したように数多く指摘されているものの，これだけで両者を鑑別することは臨床的には困難である[34]．それは，多くは後方視的な研究であるために，関連する要因を挙げることはできるが，その強さは評価しづらいからである．鑑別要因としては強力なものは，症状の特徴の違いよりも，以前のエピソードの回数や家族歴などである[34]．

Angstら[35]は，最初の精神医学的評価を20歳で行い，以降20年以上観察した地域サンプルを用いて，大規模な前向き長期研究を行っている．双極性を予測する因子として家族歴，併存症，発症経過，気質などを検討したが，精神運動抑制と焦燥の同時存在しか有意でなかった．初発大うつ病性障害における将来の双極性への変化の予測しづらさを示している．結局，Mitchellら[36]は大規模な症例の比較研究から，双極性うつ病と単極性うつ病の鑑別にはprobabilisticな（確率的，予測的）な方法をとるしかないとしている．表3-3に示したこのアプローチは国際双極性障害学会（International Society for Bipolar Disorders；ISBD）も承認しているところである．

最後に，内海による精神病理学的な立場からみた双極性うつ病と単極性うつ病を鑑別する要点を表3-4に示した[37]．わが国の精神科医にはなじみ深い記述であるため，より直感的に理解できるかもしれない．

表 3-3 以前に明らかな躁病エピソードがない大うつ病性障害の患者における,双極Ⅰ型うつ病診断の「確率論的」アプローチ案

次の特徴が5つ以上存在するときには,双極Ⅰ型うつ病の診断可能性がより高くなることを考慮すべき	次の特徴が4つ以上存在するときには,単極性うつ病の診断可能性がより高くなることを考慮すべき
症状および精神症状の徴候	
過眠,あるいは/また昼寝の増加 過食,あるいは/また体重増加 鉛様の麻痺などの他の「非定型の」抑うつ症状, 精神運動抑制 精神病性の特徴,あるいは/また病的な罪悪感 気分/躁症状の易変性	入眠困難/睡眠減少 食欲低下,あるいは/また体重減少 正常,あるいは活動水準の亢進 身体的な訴え
疾患の経過	
最初のうつ病の早い発症(<25歳) 過去の頻回なうつ病エピソード(≥5回)	最初のうつ病の遅い発症(>25歳) 現在のエピソードの長い持続(>6か月)
家族歴	
双極性障害の家族歴あり	双極性障害の家族歴なし

特定の数字は今後の研究や検討が必要.
(Mitchell PB, Goodwin GM, Johnson GF, et al:Diagnostic guidelines for bipolar depression:a probabilistic approach. Bipolar Disord 10:144-152, 2008 より)

表 3-4 抑うつ状態の"soft bipolarity"

抑うつの出現様式
不全性(症状発現が不揃いになりがち) 易変性(変動しやすい,特に endoreactive な変化) 部分性(抑うつの出現に選択性がある)
比較的特異な症状
焦燥(イライラ,ぴりぴり,不機嫌) 聴覚過敏 関係念慮 行動化(過量服薬,リストカット,飲酒,過食など)
comorbidity が高い
パニック障害,摂食障害,アルコール依存など
病前性格
マニー型成分の混入
抗うつ薬への反応
しばしば軽躁転,病相頻発 非定型的な反応

(内海 健:精神神経疾患の状態像と鑑別疾患―うつ状態.臨床精神医学 26(増):39-44, 1997 より)

5 | スクリーニングテストを用いて鑑別する

　系統的に患者に質問することで，特に過去の軽躁エピソードを明らかにしようとするのがスクリーニングテストの目的である．自記式のものがいくつか発表されている．Mood Disorder Questionnaire（MDQ）[38, 39] と Bipolar Spectrum Diagnostic Scale（BSDS）[40] については，いずれもわが国での信頼性と妥当性の検討が続けられている[41]．一般にスクリーニングテストは陰性適中率が高いので，陰性と判断されれば，双極性障害の可能性は低い．したがって，このような患者に抗うつ薬を投与してしまうという危険を冒さずにすむことになる．しかし，このようなスクリーニングテストを臨床場面にそのまま用いるときには，偽陽性率が高くなることに留意しなければならないであろう．

6 | バイオマーカーを用いて鑑別する

　現在示している症状だけから，双極性うつ病と単極性うつ病を鑑別することが困難であれば，なんらかの医学的な検査から両者を鑑別できないであろうか．現在までにこの目的のために，多くの生物学的な指標（バイオマーカー，biomarker）が調べられている．現時点では双極性うつ病と単極性うつ病を鑑別できるだけの感度と特異度をもった指標はない．しかし，いくつかのバイオマーカーは長く研究され続けており，一部は補助的な診断法として使用できるかもしれない．

(1) 体液成分のバイオマーカー

　現在まで患者の体液を用いて，血小板のセロトニン・トランスポーター，血小板におけるセロトニン刺激性細胞内カルシウム反応，血中の炎症関連因子，血中の脳由来神経栄養因子（brain-derived neurotrophic factor；BDNF）などがよく調べられている．血中のBDNF濃度は，単極性うつ病と健常者とでは同一で，双極性うつ病ではその両者よりも低値を示すという少数例の報告がある[42]．血中BDNF研究のメタアナリシスでは，双極性障害ではエピソードの変化によらずBDNFは低値とされるが，治療により上昇することから，これは状況依存性指標であろう．

(2) 遺伝子のバイオマーカー

　双極性障害の遺伝子研究については大規模に行われており，いくつかの関連遺伝子が発見されている．末梢血液サンプルから遺伝子を抽出し，DNAチップなどを用いてこれらの遺伝子の多型を解析する方法がある．最近ではゲノムワイド関連解析（genome wide association study；GWAS）により，双極性障害に対するいくつかの疾患関連遺伝子が抽出されているが，統合失調症や発達障害さらには大うつ病と共通するものが多く，診断に用いるためにはさらなる方法論の開発が必要である．

(3) 脳画像のバイオマーカー

　最近では脳画像解析を応用して，単に脳の形態を測定するだけでなく，刺激に対する血流量変化を機能的 MRI（functional MRI；fMRI）や近赤外線スペクトロスコピー（near-infrared spectroscopy；NIRS）によって測定し，双極性うつ病と単極性うつ病を鑑別する方法が発展中である[43]．

　最近のメタアナリシス[44,45]では，双極性障害では情動調節に関与する皮質の低活動性と灰白質の減少，および情動反応を生じる皮質下の脳部位の過活動が指摘されている．ごく最近，双極性うつ病と単極性うつ病を直接比較した脳画像研究についてのレビューが発表された[46]．数件の小規模な研究であるが，双極性うつ病では単極性うつ病よりも白質結合性や白質 hyperintensity の異常の多いこと，双極性うつ病における手綱核容積の減少，さらに情動や注意を調節する脳部位で双極性うつ病と単極性うつ病の間に活動度の違いがあるとされている．

　わが国で開発された NIRS では，言語流暢性課題を用いて前頭葉の賦活反応性が検討されている．うつ病においてはその反応性の減少が，双極性障害においてはその遅延が，統合失調症においてはその非効率化が明らかになり，これらの特徴が鑑別診断に有用であるという．現在わが国で有用性について検討中である．

特に鑑別が難しいケースとその対応

1│高齢で双極Ⅰ型障害を発症した症例

〈症例 1：65 歳（初診時），男性〉

　元会社員，元来まじめでおとなしい性格だった．X 年 9 月の家族旅行後，意欲低下，焦燥感，漠然とした不安感，食欲低下，入眠困難，さまざまな身体愁訴（腰痛，頭痛，四肢の冷感など）が出現しはじめた．翌月 A 病院精神科を初診し，中等症のうつ病エピソードと診断され，抗うつ薬投与が開始された．投与後 2 週目にはすでに気分は急速に回復し，ほぼ正常気分となった．ところが，その後急速に気分が高揚し始め，多弁，多動，注意の転導性亢進，易怒性などが出現し，躁病エピソードに転じた．ただちに，抗うつ薬を中止し気分安定薬が開始された．この時点ではまだ妻の制止に応じられる程度であった．しかし，その後日本の政治は間違っていると激高し，株で大もうけするなど誇大な気分が優勢になり，急速に躁病は悪化した．自宅で暴力的になったため，11 月には B 精神科病院に緊急入院となった．X+1 年 2 月に軽躁状態で退院し，正常気分に戻ったのは X+1 年 5 月ごろであった．その後は精神運動抑制が前景の軽うつ状態で経過した．X+2 年 3 月になってから，さらに抑制が増悪，焦燥感や苦悶感が強くなり，B 病院に再入院となった．半年後に抑うつ症状は回復して退院したが，軽度の意欲低下や活動性の低下が残存している．

　CT では年齢相応の広範な脳の萎縮がみられた．長谷川式簡易知能評価スケールは

初診時は 25 点，B 病院再退院時には 19 点であった（ただし，抑制が強く解答への意欲に乏しいことが指摘されている）．

解説

　本症例のうつ病の症状の特徴としては，身体症状の訴えである．しかし，全体としては，格別に特徴あるうつ病のようにはみえなかった．双極性障害の家族歴はなく，家族からも過去の躁病やうつ病のエピソードは確認されなかった．したがって，当初は高齢初発のうつ病と判断し，積極的に双極性障害を疑うことをしなかった．しかし，抗うつ薬に対する反応は早く，投与後 3 週目には激しい躁病に転じている．B 病院での治療はラモトリギンを主体としたものであり，退院後も継続されている．しかし，なお抑うつ症状は継続しており，完全な寛解状態には達していない．

　一般に 60 歳以上の高齢者の大うつ病は，過去の病歴などを探ると約 4 割は双極性障害であり，特に双極Ⅱ型の可能性が高いとされる．しかし，少数ではあるが本症例のように，過去にうつ病や躁病エピソードがなくても，双極Ⅰ型に移行することもあることが，Takeshima ら[47]による詳しい調査で明らかにされている．高齢初発のうつ病の場合，2 つの点に注意すべきであろう．1 つは器質性うつ病の除外である．全身疾患あるいは中枢神経系疾患，さらには服用中の薬物の影響などを診断上考慮する必要がある．本症例では比較的急速にうつ病の発症がみられたために，脳血管障害を疑い神経学的診察や CT 検査なども行ったが，器質性うつ病は否定的であった．服用している薬物もなく，甲状腺機能にも異常はなかった．これらのことから，非器質性の大うつ病として治療を開始した．注意すべき点の第 2 は，このような症例は認知症への移行リスクが高い可能性があることである．最近のレビューでは双極性障害のほうがうつ病よりも認知症発現のリスクが高いとされている[48]．精神運動抑制が強いときの認知機能検査では，実際以上に結果が低く出てしまうので，認知機能に対しては今後経時的な評価が必要であろう．最後に，本症例の急速な躁病への移行は抗うつ薬が誘発した可能性を否定しきれない．抗うつ薬に関しては，躁転のリスクを考えて慎重に使用する必要があると考えられた．

2 ｜ インターフェロンの関与が疑われる双極Ⅱ型障害の症例

〈症例 2：70 歳（初診時），女性〉

　X-5 年に腎癌で片腎の摘出術を泌尿器科で受けた後は，化学療法としてインターフェロン製剤の投与を毎週続けていた．子どもが独立した後は 1 人暮らしである．本人や家族によると，このころから周期的に 1〜2 か月やや元気がなくなることがあったという．しかし，日常生活は問題なく営んでいたために問題とはされなかった．X 年 12 月に友人の突然の死があってから，食欲不振，生活能力の低下，将来への不安などの抑うつ症状が出現し，うつ病を疑われて精神科に紹介された．本人も家

族も今までにないほど元気のない状態であるという．17項目のハミルトンうつ病評価尺度では23点．中等症のうつ病エピソードと診断し，抗うつ薬を開始した．しかし，10日後の再診時には急速に抑うつ症状は回復．「普通に家事が行えるようになり，趣味のための外出が多くなり，気分も明るくなった」と笑いながら張りのある声で述べた．この時点で躁転したと判断して，抗うつ薬はただちに中止した．腎機能障害に留意しながら気分安定薬を慎重に開始した．これ以上躁病が悪化することはなく，その後は，2～3か月ごとに軽い躁状態と軽うつ状態を周期的に繰り返した．エピソードの変化にはこれという契機なく，1，2日で急速に転換した．特にうつ病からの回復は，朝の覚醒時の気分でわかるという．患者には，「インターフェロンによる気分変動の可能性が高く，治療によっても完全に変動を抑止できていない」と説明した．泌尿器科の担当医をふくめた3者で話し合い，精神症状の安定よりも癌の再発予防を優先したいという患者の希望を尊重し，インターフェロンは中止せず，当科では気分変動への薬物療法と生活指導を続けることとした．X+1年2月には最終的に効果がないとしてインターフェロンが中止されたものの，経過は変わらず．その後は，甲状腺や肺への転移を告知されても，気分の変動には影響がなかった．X+4年10月からはほぼ正常気分となった．

解説

　当初ごく緩徐に腎癌が発展している状態であるために，心因性の要素の強いうつ病やインターフェロンによるうつ病の誘発が疑われた症例である．発症時には中等症のうつ病エピソードであったが，抗うつ薬投与後短期間に抑うつ症状は回復し，むしろ軽度の躁状態を呈した．しかし，抗うつ薬中止後も気分変動は抑制されず，インターフェロン中止による病像の変化も当初はみられなかった．

　本症例の症状の特徴としては，抑うつ症状と躁症状ともに軽症であったことが挙げられる．特に，軽躁病は閾値下であり，軽躁病エピソードと正常気分の間ぐらいと判断された．したがって，厳密には双極II型とも診断できないかもしれない．また，うつ病エピソード時には不機嫌が目立つのが特徴であった．家族からの情報によると，癌が発見される以前には気分変調はなかったとのことである．

　インターフェロンによるうつ病の誘発は広く知られている．慢性C型肝炎患者では，インターフェロン投与後48週までにうつ病を発症するリスクは0.28であり，多くは治療後4～12週で発症するという[49]．本症例では，X−5年から反復していた軽度の抑うつ症状はインターフェロン投与によって生じていた可能性が高い．しかし，本人も家族も，抑うつ症状が生活機能を障害させない程度であったことと，「癌を罹患したため元気がないのは仕方がない」という心理的な解釈により，病的とは思わなかったようである．一方，インターフェロンはうつ病を誘発させるだけではなく，躁病を引き起こす可能性もあり，すでにいくつかの症例報告がある[50]．また本症例のように，インターフェロンによるうつ病を抗うつ薬で治療中に，躁病が誘発されたC型肝炎患者の報告もある[51]．

本症例のように重篤な身体疾患があり，特異的な治療を受けている場合，その途中に気分変調が出現したときには，発症要因として心因性のものを含めてさまざまなことがらを考慮しなければならないであろう．しかし，原因が判明しても本症例のように原疾患のために中止することが困難なこともある．このときには，原因を明確にしたうえで，患者に原因除去のリスクと利便を説明し，今後どのような治療をとるべきかを患者とともに考えていく姿勢が必要であろう．

● 治療のポイント

臨床場面における双極性うつ病と単極性うつ病の診断と治療のポイントを論じる前に，双極性障害の過剰診断についても述べる必要があるであろう．

1 | 双極性障害は過剰診断か過少診断か

双極性障害の疾患啓発活動では，早期発見と早期治療が謳われている．最近ではいかに双極性障害を早期に発見し，抗うつ薬でなく気分安定薬を処方すべきかが精神科医に求められているようである．しかし，逆に米国では双極性障害の過剰診断も指摘されるようになっている[52,53]．

過剰診断の弊害としては，不適切な気分安定薬の投与が考えられる．双極性障害診断の過度の単純化も懸念されるところである．その一方で，精神科医は双極性障害を見逃すリスクも考慮しなければならない．これには，実際は双極性うつ病であるのに抗うつ薬を投与し，無効であるばかりか躁転を引き起こしてしまう可能性，および治療の遅れによるエピソードの反復により，治療抵抗性が増すなどのリスクがある．精神科医は最終的にどちらの見落としが目の前の患者にとってよりましであるかを判断しなければならない．特にいくつかの不安障害，境界性パーソナリティ障害[54,55]や物質依存が併存すると双極性障害と過剰診断しやすいことには留意すべきであろう[56]．

2 | 双極性うつ病が疑われるときの診断と治療開始のポイント

目の前のうつ病患者が，実際は双極性うつ病である可能性が疑われるとき，どのように診断し，どのような治療方針をとるべきであろうか．またそのとき患者の薬物反応性や経過をどのように評価すべきであろうか．ここでは筆者の意見を述べていくことにする．

(1) いつでも双極性の可能性を忘れない

まず診断のどのような段階でも，単極性うつ病にみえても双極性障害の可能性は否定できないことに留意しておくことが大切である．少しでも気にかかるところがあれば，そのままにして診断や治療を進めてはいけない．

(2) 既往歴を聞く際にかならず過去の躁病歴を探る

　過去の躁病・軽躁病の病歴を患者に聞くときには工夫が必要である．一般に患者は躁病に対する洞察に乏しい．したがって，過去の気分よりも，行動に焦点をあてたほうがよい．高い衝動性，創造性の増大，リスクの高い投資やギャンブル，著明なイライラなどは軽躁病の特徴である．また，「調子が高かったとき」とか「元気がありすぎたとき」などのようなネガティブな問いかけでは，病歴を引き出しにくい．むしろ，「睡眠時間が短くても頑張れる，よいアイデアが次々浮かぶ，仕事がバリバリできる，自信をもって話すことができる，でも何だかイライラして腹が立つことがある」などのように，ポジティブな面を前に出して聞くのがコツである[57]．

　患者はしばしば気分の変化を，何らかのきっかけがあったとして語ることがある．しかし，精神科医はこれらの「心因」や「誘因」にこだわりすぎず，そのときの行動や経過に注目するようにする．拙速な了解は症状評価を歪ませる．躁病や軽躁病の既往が疑われるときには，MDQやBSDSなどのスクリーニングテストを使うこともできる．ただし，このときには過剰評価に気をつけなければならない．

　客観的な評価として，家族へのインタビューは重要である．もっとも，本人または血縁者の躁病やうつ病エピソードは，重症のうつ病，自殺，薬物乱用，精神科病院への入院などで表されることがあり，必ずしもすべてが病気と認識されていないことに注意すべきである．

(3) 現在のうつ病症状の特徴を明らかにする

　いわゆる典型的なうつ病と比べて，特に目立つ症状を抽出する．今まで述べたとおり，双極性障害を疑う症状として，不安・焦燥，身体的訴え，強い精神運動抑制，妄想の存在などが挙げられている．できればハミルトンのうつ病評価尺度などを利用したいところである．しかし，時間的に難しければ，患者に自記式のうつ病評価尺度（QIDS-J[58]やPHQ-9[59]など）を手渡すという方法もある．比較的短時間で行うことができ，それを参考にして面接を進めると症状を聞き落とすことも少なくなる．しかし先に述べたように，症状そのものから双極性障害を予想することは難しいのが現実である．

(4) すぐに治療を開始しないこともある

　もし初診時の抑うつ症状が軽症であり，すぐに治療を開始する必要がなければ，次回の診察時（最長でも1週間後）に家族などを呼んで，既往歴を十分に聞き取った後，その時点から治療を開始してもよい．病状の説明や療養上の指導なども同時に家族に行うことができる．

(5) 疑いの段階では治療選択は難しい

　双極性うつ病が多少とも疑われる場合の治療選択は難しい．薬物療法でいえば，抗うつ薬で開始すべきか，それとも気分安定薬か，あるいはその両者かなどを考慮しな

ければならない．副作用を考えれば，単剤投与を選択すべきであろう．抗うつ薬であれば徐々に増量し，受診間隔も短めにし，躁転への警戒を怠らないようにする．躁転をおそれる場合は，三環系抗うつ薬よりも選択的セロトニン再取込み阻害薬(selective serotonin reuptake inhibitor；SSRI)で開始すべきである．欧米ではセロトニン・ノルアドレナリン再取込み阻害薬(serotonin-noradrenaline reuptake inhibitor；SNRI)である venlafaxine は躁転のリスクが高いとされているが，わが国で発売されている SNRI についてはデータがない[60]．しかし，躁転の確率がかなり高く，しかも双極 I 型が危惧されるときには抗うつ薬と気分安定薬の併用で開始するのも許容されるであろう[61]．ただし，躁転の徴候があればすぐに抗うつ薬は中止したほうが安全である．あるいは双極性うつ病に適応のあるラモトリギンやオランザピンで開始するほうがよいかもしれない．

　双極 I 型うつ病に対する抗うつ薬投与の不適切性については多くの論文があるが，双極 II 型うつ病に対する抗うつ薬投与の適否については多くの議論があり[62]，まだ決着がついていない[61]．また，うつ病が回復した後，どのように維持療法に移行するかの原則もない．双極性障害の維持療法に適応のあるラモトリギンなどの使用もありうる．

(6) 治療開始後は躁転の徴候に注目する

　本項中の自験例に挙げたように，急速な治療効果の出現は躁転への警戒信号である．躁病の前兆としては，イライラした様子，過活動，不安の亢進などがある．症状の動揺性の高まりも躁転の徴候である．

(7) 躁転と判断したときにどうするか

　躁転してしまった場合，どうするかの治療エビデンスは乏しい．①直ちに抗うつ薬を中止して気分安定薬を開始する，②徐々に抗うつ薬を減量しつつ気分安定薬を開始する，③抗うつ薬はそのままで気分安定薬を上乗せする，などの方法が考えられる．①では抗うつ薬による離脱症状のリスクがある．②では躁病治療のタイミングが遅れるかもしれない．③では意味のない併用になってしまうかもしれない．総合的にリスクとベネフィットの兼ね合いで決定することになる．この際には患者には十分な説明と同意が必要である．

　これ以降の治療については，双極性障害の治療ガイドラインが日本うつ病学会から公表されているので，これに基づいて行われたい．また，最終的に単極性うつ病と診断された場合も，同学会によるうつ病の治療ガイドラインに沿った治療が原則であろう．もちろん個々の患者に応じた治療の選択は重要であるが，自己流の治療法に留まらないようにしたい．また診断や治療に関する新しい情報については，それらを自らの臨床に逐次取り入れていく努力を続けていかなければならない．しかし，その際には多くの情報に対して常にバランスのとれた評価が望まれるところである．

● 文献

1) Altshuler LL, Kupka RW, Hellemann G, et al：Gender and depressive symptoms in 711 patients with bipolar disorder evaluated prospectively in the Stanley Foundation bipolar treatment outcome network. Am J Psychiatry 167：708-715, 2010
2) Hirschfeld RM, Lewis L, Vornik LA：Perceptions and impact of bipolar disorder：how far have we really come? Results of the national depressive and manic-depressive association 2000 survey of individuals with bipolar disorder. J Clin Psychiatry 64：161-174, 2003
3) Benazzi F：Bipolar disorder—focus on bipolar II disorder and mixed depression. Lancet 369：935-945, 2007
4) Angst J, Gamma A, Benazzi F, et al：Toward a re-definition of subthreshold bipolarity：epidemiology and proposed criteria for bipolar-II, minor bipolar disorders and hypomania. J Affect Disord 73：133-146, 2003
5) Zimmermann P, Brückl T, Nocon A, et al：Heterogeneity of DSM-IV major depressive disorder as a consequence of subthreshold bipolarity. Arch Gen Psychiatry 66：1341-1352, 2009
6) Angst J, Azorin JM, Bowden CL, et al：Prevalence and characteristics of undiagnosed bipolar disorders in patients with a major depressive episode：the BRIDGE study. Arch Gen Psychiatry 68：791-798, 2011
7) Perugi G, Maremmani I, Toni C, et al：The contrasting influence of depressive and hyperthymic temperaments on psychometrically derived manic subtypes. Psychiatry Res 101：249-258, 2001
8) Henry C, Sorbara F, Lacoste J, et al：Antidepressant-induced mania in bipolar patients：identification of risk factors. J Clin Psychiatry 62：249-255, 2001
9) Howes OD, Falkenberg I：Early detection and intervention in bipolar affective disorder：targeting the development of the disorder. Curr Psychiatry Rep 13：493-499, 2011
10) Goodwin FK, Jamison KR：Manic-depressive illness：bipolar disorders and recurrent depression, 2nd ed. Oxford University Press, New York, 2007
11) Boylan KR, Bieling PJ, Marriott M, et al：Impact of comorbid anxiety disorders on outcome in a cohort of patients with bipolar disorder. J Clin Psychiatry 65：1106-1113, 2004
12) Agosti V, Stewart JW：Atypical and non-atypical subtypes of depression：comparison of social functioning, symptoms, course of illness, co-morbidity and demographic features. J Affect Disord 65：75-79, 2001
13) Benazzi F：Prevalence and clinical features of atypical depression in depressed outpatients：a 467-case study. Psychiatry Res 86：259-265, 1999
14) Mitchell PB, Wilhelm K, Parker G, et al：The clinical features of bipolar depression：a comparison with matched major depressive disorder patients. J Clin Psychiatry 62：212-216；quiz 217, 2001
15) Akiskal HS, Maser JD, Zeller PJ, et al：Switching from 'unipolar' to bipolar II. An 11-year prospective study of clinical and temperamental predictors in 559 patients. Arch Gen Psychiatry 52：114-123, 1995
16) Parker G, Roy K, Wilhelm K, et al：The nature of bipolar depression：implications for the definition of melancholia. J Affect Disord 59：217-224, 2000
17) Parker GB, Fletcher K：Is bipolar II depression phenotypically distinctive? Acta Psychiatr Scand 120：446-455, 2009
18) Benazzi F, Akiskal H：Irritable-hostile depression：further validation as a bipolar depressive mixed state. J Affect Disord 84：197-207, 2005
19) Perlis RH, Smoller JW, Fava M, et al：The prevalence and clinical correlates of anger attacks during depressive episodes in bipolar disorder. J Affect Disord 79：291-295, 2004
20) Geller B, Zimerman B, Williams M, et al：Bipolar disorder at prospective follow-up of adults who had prepubertal major depressive disorder. Am J Psychiatry 158：125-127, 2001
21) Drancourt N, Etain B, Lajnef M, et al：Duration of untreated bipolar disorder：missed opportunities on the long road to optimal treatment. Acta Psychiatr Scand 127：136-144, 2013
22) Kessing LV, Andersen PK, Mortensen PB, et al：Recurrence in affective disorder. I. Case register study. Br J Psychiatry 172：23-28, 1998
23) Freeman MP, Keck PE Jr, McElroy SL：Postpartum depression with bipolar disorder. Am J Psychiatry 158：652, 2001
24) Sharma V, Khan M, Corpse C, et al：Missed bipolarity and psychiatric comorbidity in women with

postpartum depression. Bipolar Disord 10：742-747, 2008
25) Ghaemi SN, Rosenquist KJ, Ko JY, et al：Antidepressant treatment in bipolar versus unipolar depression. Am J Psychiatry 161：163-165, 2004
26) Akiskal HS, Hantouche EG, Allilaire JF, et al：Validating antidepressant-associated hypomania (bipolar Ⅲ)：a systematic comparison with spontaneous hypomania(bipolar Ⅱ). J Affect Disord 73：65-74, 2003
27) Perlis RH, Ostacher MJ, Goldberg JF, et al：Transition to mania during treatment of bipolar depression. Neuropsychopharmacology 35：2545-2552, 2010
28) Valentí M, Pacchiarotti I, Bonnín CM, et al：Risk factors for antidepressant-related switch to mania. J Clin Psychiatry 73：e271-276, 2012
29) Sharma V, Khan M, Smith A：A closer look at treatment resistant depression：is it due to a bipolar diathesis? J Affect Disord 84：251-257, 2005
30) Correa R, Akiskal H, Gilmer W, et al：Is unrecognized bipolar disorder a frequent contributor to apparent treatment resistant depression?. J Affect Disord 127：10-18, 2010
31) Li CT, Bai YM, Huang YL, et al：Association between antidepressant resistance in unipolar depression and subsequent bipolar disorder：cohort study. Br J Psychiatry 200：45-51, 2012
32) Vázquez G, Tondo L, Baldessarini RJ：Comparison of antidepressant responses in patients with bipolar vs. unipolar depression：a meta-analytic review. Pharmacopsychiatry 44：21-26, 2011
33) Tondo L, Baldessarini RJ, Vázquez G, et al：Clinical responses to antidepressants among 1036 acutely depressed patients with bipolar or unipolar major affective disorders. Acta Psychiatr Scand 127：355-364, 2013
34) Perlis RH, Brown E, Baker RW, et al：Clinical features of bipolar depression versus major depressive disorder in large multicenter trials. Am J Psychiatry 163：225-231, 2006
35) Angst J, Gamma A, Benazzi F, et al：Does psychomotor agitation in major depressive episodes indicate bipolarity? Evidence from the Zurich Study. Eur Arch Psychiatry Clin Neurosci 259：55-63, 2009
36) Mitchell PB, Goodwin GM, Johnson GF, et al：Diagnostic guidelines for bipolar depression：a probabilistic approach. Bipolar Disord 10：144-152, 2008
37) 内海 健：精神神経疾患の状態像と鑑別疾患—うつ状態．臨床精神医学 26(増)：39-44, 1997
38) Hirschfeld RM, Williams JB, Spitzer RL, et al：Development and validation of a screening instrument for bipolar spectrum disorder：the Mood Disorder Questionnaire. Am J Psychiatry 157：1873-1875, 2000
39) 稲田俊也(編)：ヤング躁病評価尺度日本語版(YMRS-J)による躁病の臨床評価．じほう，2005
40) Nassir Ghaemi S, Miller CJ, Berv DA, et al：Sensitivity and specificity of a new bipolar spectrum diagnostic scale. J Affect Disord 84：273-277, 2005
41) 田中輝明，小山 司：双極性障害の評価尺度：過小診断と過剰診断の問題をふまえて．臨床精神医学 40：251-259, 2011
42) Fernandes BS, Gama CS, Kauer-Sant'Anna M, et al：Serum brain-derived neurotrophic factor in bipolar and unipolar depression：a potential adjunctive tool for differential diagnosis. J Psychiatr Res 43：1200-1204, 2009
43) Phillips ML, Kupfer DJ：Bipolar disorder diagnosis：challenges and future directions. Lancet 381：1663-1671, 2013
44) Houenou J, Frommberger J, Carde S, et al：Neuroimaging-based markers of bipolar disorder：evidence from two meta-analyses. J Affect Disord 132：344-355, 2011
45) Kempton MJ, Salvador Z, Munafò MR, et al：Structural neuroimaging studies in major depressive disorder. Meta-analysis and comparison with bipolar disorder. Arch Gen Psychiatry 68：675-690, 2011
46) Cardoso de Almeida JR, Phillips ML：Distinguishing between unipolar depression and bipolar depression：current and future clinical and neuroimaging perspectives. Biol Psychiatry 73：111-118, 2013
47) Takeshima M, Kurata K：Late-life bipolar depression due to the soft form of bipolar disorder compared to unipolar depression：an inpatient chart review study. J Affect Disord 123：64-70, 2010
48) da Silva J, Gonçalves-Pereira M, Xavier M, et al：Affective disorders and risk of developing

dementia: systematic review. Br J Psychiatry 202: 177-186, 2013
49) Udina M, Castellvi P, Moreno-España J, et al: Interferon-induced depression in chronic hepatitis C: a systematic review and meta-analysis. J Clin Psychiatry 73: 1128-1138, 2012
50) Strite D, Valentine AD, Meyers CA: Manic episodes in two patients treated with interferon alpha. J Neuropsychiatry Clin Neurosci 9: 273-276, 1997
51) Wu PL, Liao KF, Peng CY, et al: Manic episode associated with citalopram therapy for interferon-induced depression in a patient with chronic hepatitis C infection. Gen Hosp Psychiatry 29: 374-376, 2007
52) Mitchell PB: Bipolar disorder: the shift to overdiagnosis. Can J Psychiatry 57: 659-665, 2012
53) Zimmerman M: Problems diagnosing bipolar disorder in clinical practice. Expert Rev Neurother 10: 1019-1021, 2010
54) Ruggero CJ, Zimmerman M, Chelminski I, et al: Borderline personality disorder and the misdiagnosis of bipolar disorder. J Psychiatr Res 44: 405-408, 2010
55) Renaud S, Corbalan F, Beaulieu S: Differential diagnosis of bipolar affective disorder type II and borderline personality disorder: analysis of the affective dimension. Compr Psychiatry 53: 952-961, 2012
56) Zimmerman M, Ruggero CJ, Chelminski I, et al: Psychiatric diagnoses in patients previously overdiagnosed with bipolar disorder. J Clin Psychiatry 71: 26-31, 2010
57) 日本うつ病学会 双極性障害委員会：双極性障害(躁うつ病)とつきあうために．available from http://www.secretariat.ne.jp/jsmd/sokyoku/pdf/bd_kaisetsu.pdf(2014.2.17 accessed)
58) 厚生労働省：うつ病の認知療法・認知行動療法マニュアル(平成21年度厚生労働省こころの健康科学研究事業「精神療法の実施方法と有効性に関する研究」)．QIDS-J 解説．available from http://www.mhlw.go.jp/bunya/shougaihoken/kokoro/dl/02.pdf(2014.2.17 accessed)
59) 村松公美子，宮岡 等，上島国利，他：プライマリケアにおけるうつ病スクリーニングに有用な評価ツール—Patient Health Questionnaire(PHQ)-9 について．精神科治療学 23：1299-1306, 2008
60) Leverich GS, Altshuler LL, Frye MA, et al: Risk of switch in mood polarity to hypomania or mania in patients with bipolar depression during acute and continuation trials of venlafaxine, sertraline, and bupropion as adjuncts to mood stabilizers. Am J Psychiatry 163: 232-239, 2006
61) Pacchiarotti I, Bond DJ, Baldessarini RJ, et al: The International Society for Bipolar Disorders (ISBD) Task Force Report on Antidepressant Use in Bipolar Disorders. Am J Psychiatry 170: 1249-1262, 2013
62) Parker G, Tully L, Olley A, et al: SSRIs as mood stabilizers for Bipolar II Disorder? A proof of concept study. J Affect Disord 92: 205-214, 2006

（仙波純一）

第 3 章

全般性不安障害

はじめに

　全般性不安障害（generalized anxiety disorder；GAD）は，おそらく慢性・持続性の不安・心配を"主症状"とする不安障害の1つである．

　なぜこんな曖昧な表現をするのかというと，たとえるなら，GADは，精神医学という大海原に突如として現れ，未だにその実体が見えぬままゆらゆらと揺れ動いている蜃気楼のような疾患概念だからである．

　GADは不安神経症の中から生まれたが，今日に至ってもなお，その特徴的な症状のみならず疾患概念そのものもはっきりとした姿を現しておらず，それがゆえに，GADを本当に1つの独立した疾患単位とみなしてよいのかという疑問が投げかけられている[1]．

　さらに，臨床現場における信頼性や妥当性だけでなく，その存在意義すら長年の論議の的となり，存在を前提に少しでもその輪郭を明らかにしようと，診断基準や疾患概念が猫の目のように改変されてきたのである．

1 | GAD概念の変遷

　ここで，誕生から今日までのGADの概念の変遷を振り返ってみよう．GADの概念は比較的新しく，1980年にDSMがⅡからⅢへ改訂されるにあたって，それまでの「神経症」と入れ替わるように登場してきた．

　遡ること1894年，Freudが発表した論文『ある特定の症状複合を「不安神経症」として神経衰弱から分離することの妥当性について』[2]において，「不安とは解決されていない無意識の葛藤の症状である」とし，その疾患を「不安神経症」と名付けて従来の「神経衰弱」から分離した．その後，1962年，Kleinらは当時phobic-anxiety-reactionと診断していた，現在パニック障害と診断される状態に抗うつ薬イミプラミンが奏効することを知る[3]．このKleinらによるイミプラミンのパニック発作抑制効果の発見を発端として，不安発作に生物学的基盤の存在が示唆されるようになった．「不安神経症」のうち急性に出現する不安発作型に相当するものが「パニック障害」という新しい疾患名として分離され，その他の慢性的に不安症状が持続する浮動的なものが「全般性不安障害」というこれまた新しい疾患名でDSM-Ⅲに記載された．

すなわち，GADは「不安神経症」から「パニック障害」を除いた残遺的カテゴリーとして産声を上げたわけである．と同時に，ここで神経症の概念は消え去った．その後，GADの診断基準と概念は，DSMが改訂されるたびに少しずつ疾患単位としての輪郭を明らかにされてきてはいるが，いまだに不明瞭で曖昧な部分が残されたままである．すなわち，DSM-5が登場した現時点においてもGADは疾患単位としての独立性が疑問に付されていることに変わりはないのである[4]．

それにはいくつかの理由が挙げられるが，その1つとして，GADには不安障害としての特徴的な行動指標が存在しないということが挙げられる．つまり，たとえば，パニック障害には「パニック発作」，社交不安障害には「人前で恥ずかしい思いをすること」，強迫性障害では「汚染や不潔に対する恐怖」といった不安や恐怖の対象が存在するが，GADには，それら他の不安障害のような明確な不安対象が存在しない．それがGADの概念が曖昧模糊たる元凶なのであるが，逆説的に，それこそがGADの概念そのものなのである[1]．しかしながら，臨床場面において「確かにこの人こそGADといえる」という患者に遭遇するのも事実である．

● 診断・鑑別診断のポイント

1│GAD 診断基準の変遷

DSMの改訂のたびに診断基準もけっこう変化してきたので，ポイントも指摘しにくいのであるが，とりあえずは，DSMにおけるGADの診断基準の変遷から述べよう．

DSM-ⅢからⅢ-Rへの改訂において，不安の定義が「持続性の不安」から「非現実的/過剰な不安と心配」とされ，それらの持続期間も「1か月以上」から「6か月以上」と変更された．これにより，GADはおぼろげではあるが輪郭を伴った症状としての「慢性不安」をもつに至り，単なる残遺診断からほんの少し脱することができたようにみえる．

DSM-Ⅳ（表3-5）[5]においては，「慢性不安」に，社会生活，日常生活に支障をきたすほど過度で，多数の制御できない不安という定義が加えられた．しかし，不安の対象は定義されず，すなわち「何でも不安」ということだった．健常者の一般的な不安との線引きも難しいが，「不安と心配の対象がⅠ軸障害の特徴に限られていない」という基準により，他の不安障害との重複が避けられず，また，うつ病患者が抱く不安との区別も難しくなる．それゆえ，他の精神疾患との合併率が非常に高くなってしまい，これがまたGAD概念の独立性が疑問に付されることにつながっていた．

そして，2013年にDSM-5（表3-6）[6]が登場し，前の問題点であった「不安と心配の対象がⅠ軸障害の特徴に限られていない」は，「その障害は他の精神疾患ではうまく説明されない」と変更された．しかし，草案の段階では，その他の項目に関する種々の議論が交わされ，大幅な改定も期待されたが，GADに関してはそうたいして変わらなかったというのが筆者の実感である．

たとえば，GAD患者の診断をより均質化するには，心配の期間は6か月ではなく

表 3-5　DSM-Ⅳ-TR における全般性不安障害の診断基準

A. （仕事や学業などの）多数の出来事または活動についての過剰な不安と心配（予期憂慮）が，少なくとも 6 か月間，起こる日のほうが起こらない日より多い．
B. その人は，その心配を制御することが難しいと感じている．
C. 不安と心配は，以下の 6 つの症状のうち 3 つ（またはそれ以上）を伴っている（過去 6 か月間，少なくとも数個の症状が，ある日のほうがない日より多い）．
    注：子どもの場合は，1 項目だけが必要
    (1) 落ち着きのなさ，または緊張感または過敏
    (2) 疲労しやすいこと
    (3) 集中困難，または心が空白となること
    (4) 易怒性
    (5) 筋肉の緊張
    (6) 睡眠障害（入眠または睡眠維持の困難，または落ち着かず熟睡感のない睡眠）
D. 不安と心配の対象が I 軸障害の特徴に限られていない．例えば，不安または心配が，（パニック障害におけるように）パニック発作が起きること，（社会恐怖におけるように）人前で恥ずかしい思いをすること，（強迫性障害におけるように）汚染されること，（分離不安障害におけるように）家庭または身近な家族から離れること，（神経性無食欲症におけるように）体重が増えること，（身体化障害におけるように）複数の身体的愁訴があること，（心気症におけるように）重篤な疾患があること，に関するものではなく，また，その不安と心配は外傷後ストレス障害の期間中にのみ起こるものではない．
E. 不安，心配，または身体症状が，臨床上著しい苦痛，または社会的，職業的，または他の重要な領域における機能の障害を引き起こしている．
F. 障害が，物質（例：乱用薬物，投薬）または一般身体疾患（例：甲状腺機能亢進症）の直接的な生理学的作用によるものではなく，気分障害，精神病性障害，または広汎性発達障害の期間中にのみ起こるものでもない．

〔American Psychiatric Association：Diagnostic and Statistical Manual of Mental Disorders, 4th Edition (DSM-Ⅳ). American Psychiatric Publishing, Washington, 2000；髙橋三郎，大野　裕，染矢俊幸訳：DSM-Ⅳ-TR 精神疾患の診断・統計マニュアル，新訂版．医学書院，2004 より〕

3 か月とすべきであるという提案がなされたが，やはり 6 か月のままとなった．また，DSM-Ⅳ の診断基準 B にある「その心配を制御することが難しいと感じている」については，子どもにあてはめることが困難であることや，何も GAD に限った話ではないという理由からあまり妥当性がないので削除すべきという意見もあったが，結果としては残されている．

さらに，DSM-Ⅳ の診断基準 A にある「心配が過度（excessiveness）であること」は，ICD-10 にはない基準であり，これが DSM と ICD の診断の乖離の大きな要因であるという指摘があった．議論の結果，DSM-5 でも残すべきであるとされたのだが[7]，残念なことに，この「過度」の意味づけが曖昧なまま残されてしまった．このことについてもう少し詳しく述べよう．

2 ｜「過度」とはどういうことか？

そもそも，「過度」かどうかは，患者本人の申告や臨床家の主観的判断，あるいは社会的基準から判断するしかなく，これが「健常な不安」を精神疾患としての GAD と診断してしまう，いわゆる false positive（偽陽性）を避けられない一因であると指摘されている[8]．例を挙げると，学生が試験や恋愛に，働く女性が仕事や家庭に，と複数の

表 3-6　DSM-5 における全般性不安障害の診断基準

A. (仕事や学業などの)多数の出来事または活動についての過剰な不安と心配(予期憂慮)が，起こる日のほうが起こらない日より多い状態が，少なくとも 6 カ月間にわたる．
B. その人は，その心配を抑制することが難しいと感じている．
C. その不安および心配は，以下の 6 つの症状のうち 3 つ(またはそれ以上)を伴っている(過去 6 カ月間，少なくとも数個の症状が，起こる日のほうが起こらない日より多い)．
　　注：子どもの場合は 1 項目だけが必要
　　(1) 落ち着きのなさ，緊張感，または神経の高ぶり
　　(2) 疲労しやすいこと
　　(3) 集中困難，または心が空白になること
　　(4) 易怒性
　　(5) 筋肉の緊張
　　(6) 睡眠障害(入眠または睡眠維持の困難，または，落ち着かず熟眠感のない睡眠)
D. その不安，心配，または身体症状が，臨床的に意味のある苦痛，または社会的，職業的，または他の重要な領域における機能の障害を引き起こしている．
E. その障害は，物質(例：乱用薬物，医薬品)または他の医学的疾患(例：甲状腺機能亢進症)の生理学的作用によるものではない．
F. その障害は他の精神疾患ではうまく説明されない〔例：パニック症におけるパニック発作が起こることの不安または心配，社交不安症(社交恐怖)における否定的評価，強迫症における汚染または，他の強迫観念，分離不安症における愛着の対象からの分離，心的外傷後ストレス障害における外傷的出来事を思い出させるもの，神経性やせ症における体重が増加すること，身体症状症における身体的訴え，醜形恐怖症における想像上の外見上の欠点の知覚，病気不安症における深刻な病気をもつこと，または，統合失調症または妄想性障害における妄想的信念の内容，に関する不安または心配〕．

〔日本精神神経学会(日本語版用語監修)，高橋三郎，大野　裕(監訳)：DSM-5 精神疾患の診断・統計マニュアル．pp 220-221，医学書院，2014 より転載〕

表 3-7　DSM-5 草案から削除された不安と心配に関連した行動の項目

不安と心配は，以下の 1 つ(またはそれ以上)の行動と関連している．
(1) よくない結果が予測される出来事または活動の著しい回避
(2) よくない結果が予測される出来事または活動のための準備に費やされる膨大な時間と努力
(3) 心配であるがゆえに，行動や意思決定が著しく先延ばしにされること
(4) 心配であるがゆえに，安心できるものを何度も探し求めること

(草案の段階を筆者が翻訳)

　「健常な」心配事を抱えるのはごく普通にみられることであるが，主観・客観を含めてそれらの心配がどこから過度であるかを判断することは困難である．
　GAD にみられる「病的な不安」とは，不安や心配の内容や対象が奇異であるという「質的な異常」ではなく，ごくありふれた日常の関心事に対する不安や心配が対象であり，それらが「持続的で」「反復的」であるという「量的な異常」を意味するものである．しかし，「過度」の中には量的な異常というだけではなく，心配に対する異常な反応あるいは対応も含まれているのではないか．すなわち，不安や心配の対象は日常生活で起こり得る事柄であるが，それに反応して身体症状が出現したり，何がしかの関連(対処)行動(回避や執拗な準備など)をとってしまったりするという対応自体が「過度である」といえる．そして，おそらくこの理由から，DSM-5 では「過度」を残す代わりに，「過度」を裏付ける身体症状と関連(対処)行動(表 3-7)[9]が新たな診断基準項目として追加

される予定だったのだが，蓋を開けてみればその項目がなくなっていた．今後の診断基準の重要なポイントとなるだろうと思っていただけに，個人的には誠に残念である．

3 | GADの評価尺度

次に，GADの重症度評価について述べる．DSM-ⅣからDSM-5への大きな変更点の1つに，多軸診断の廃止とディメンショナル評価の導入が挙げられる．

DSM-ⅣとDSM-5の両方とも，GADの診断基準項目として，「その不安，心配，または身体症状が，臨床的に意味のある苦痛，または社会的，職業的，または他の重要な領域における機能の障害を引き起こしている」が含まれており，重症度を判断するパラメーターには症状自体の重症度と生活機能レベルの支障度合いがあることがわかる．

DSM-Ⅳにおける重症度評価をみてみると，多軸評価であるGAF (Global Assessment of Functioning) スコアでは，「現在の機能が，一般的に，治療または医療の必要性を反映する」とあるが，「症状の重症度または機能レベルが不一致の場合は，最終評価は両者の悪いほうを反映する」という漠然としたものであった．

しかし，従来のカテゴリルな診断とディメンショナルな診断のコラボレーションという面からは，不安障害あるいは他の疾患においても不安の重症度を評価することが重要とされ，DSM-5ではディメンショナルな評価がOnline Assessment Measuresとして用意されていて[10]，いずれにも，成人用と子供用 (11〜17歳) がある．Level 1として，最近2週間の不安や恐怖，パニック発作，広場恐怖の頻度をスクリーニングし (DSM-5 Self-Rated Level 1 Cross-Cutting Symptom Measures)，さらにLEVEL 2として，不安，心配，緊張感などについて最近1週間の頻度を詳細に尋ねる〔LEVEL 2-Anxiety-Adult (PROMIS Emotional Distress-Anxiety-Short Form)〕．そしてさらに，GADの重症度をより詳細に評価するためにGAD重症度評価尺度 (Severity Measure for Generalized Anxiety Disorder) (表3-8)[11]の活用を推奨しており，これは，不安や身体症状，回避行動などの重症度を各項目ずつ評点して最後に合計得点を算出するようになっている．

4 | GADの有病率とうつとのcomorbidity

Grantら[12]がDSM-Ⅳを用いて行った調査では，米国ではGADの生涯有病率は4.1%であり，GADによる年間の延べ障害日数は1.1億日にのぼるという[6]．わが国では，大坪ら[13]が行った4,000人を対象としたアンケート調査の結果によると，GADの生涯有病率は1.6%であったという．

GADと他の精神障害のcomorbidity率は，生涯で90%といわれ，時点でも65%近くに及ぶとされ，さらに，時点では，大うつ病性障害とでは8〜39%という報告があり，このcomorbidityの多さが，GADの独立性への疑問を生じさせている[13]．うつ病に限らず，他の不安障害の患者でも，その経過中に，身の回りのさまざまなこと

表 3-8 GAD 重症度評価尺度（成人用）

家族，健康，経済状況，学業，仕事に関して，たびたび懸念に縛られていた思考，感情，行動について質問します．各行で当てはまるものに ✔ してください．

最近の 7 日間，私は…	全くない	時々	半分くらい	ほとんど	ずっと	臨床家使用欄 各項目の得点
1. 突然に恐怖心を覚えることがあった	□0	□1	□2	□3	□4	
2. 不安を感じたり，心配したり，神経過敏であった	□0	□1	□2	□3	□4	
3. 何か悪いことがおこるのではと考えた（例えば，家族に悲劇が見舞うとか，健康を害するとか，失職する，事故にあう，など）	□0	□1	□2	□3	□4	
4. 動悸，発汗，息苦しさ，失神，震えなどを感じた	□0	□1	□2	□3	□4	
5. 筋肉の緊張，イライラや落ち着かない感じ，くつろげない，眠れないと感じた	□0	□1	□2	□3	□4	
6. 心配になる状況を避けたり，近づけなかったり，入れなかったりした	□0	□1	□2	□3	□4	
7. 心配になる状況から早々に離れたり，ほんの少ししか居られなかった	□0	□1	□2	□3	□4	
8. 心配事のために，決断すること，決断を先送りすること，困った状況に向けて準備することに多くの時間を費やした	□0	□1	□2	□3	□4	
9. 心配事のために，他人に安心させてくれるよう求めた	□0	□1	□2	□3	□4	
10. 不安に対処するために何かの助けを借りた（例えば，アルコールや薬物，迷信的なもの，他人など）	□0	□1	□2	□3	□4	

全部（不完全でも）の素点
比例配分した総得点（例えば 1 項目が未回答の場合，10/9 倍）
合計点の平均

〔American Psychiatric Association：Online Assessment Measures. available from http://www.psychiatry.org/practice/dsm/dsm5/online-assessment-measures（2013.4.1 accessed）より筆者翻訳〕

が心配になってくるというのはよくみられることである．

　こうしたことから，GAD は，単にうつ病の前駆症状あるいは残遺症状ではないか，あるいはただの増悪因子ではないのか，重症度指標として利用すべきものではないかなどという声や，また極端には，「気にしすぎる性格」の延長線上にすぎないのではという声もある．しかし，一方で，さきの Grant ら[12]の調査では，GAD は薬物乱用や他の不安障害，気分障害，人格障害と高率に合併するが，GAD の併存疾患が他の精神疾患の併存疾患よりも顕著に多いわけではないとしている．また，GAD と気分障害との合併はお互いの支障や障害の度合いを増強するが，他の精神疾患に関しては GAD がそれらの支障や障害の度合いを増強することはあっても，GAD は他からの影響をあまり受けないとしており，これらの結果から，GAD が 1 つの独立した疾

患であることが強く示唆されるとしている．

　また，GADは心配がどんどん広がっていくという，うつ病にはない特異的症状があり，comorbidityのない純粋なGADが20%は存在するという報告もみられる[13]．

5｜問診のポイント

　これまで述べてきたように，GADを独立した精神疾患としてうつ病と鑑別するのは容易ではないが，前述したように「確かにこの人こそGADといえる」という患者がいる．GAD患者の問診における大事なポイントは，患者の訴える不安や心配が，①慢性で，②生活全般の多岐にわたり，③それらが苦痛と生活機能の障害をもたらしている，という点に尽きる．しかし，身体症状については後の症例でも述べるが，診断の大きなヒントになるかもしれないので留意する必要がある．ただ，「制御することが難しいと感じている」はたしかにGADに限った話ではないので，それほど重要視しなくてもいいように思う．

　さらに，ここで正直に言うと，実はGADをうつ病と鑑別すること自体もそれほど目くじらを立てる必要はないのではないかとも思っている．その理由は，仮に，ある患者がGADか，うつ病で強い不安をいくつかもっているだけかよくわからないとしても，選択的セロトニン再取込み阻害薬（selective serotonin reuptake inhibitor；SSRI）やセロトニン・ノルアドレナリン再取込み阻害薬（serotonin-noradrenaline reuptake inhibitor；SNRI）を中心とする薬物治療の方針はうつ病と大差ないからである．けっしてGADを軽くみているわけではないが，諸外国をみてもGADにしか適応がない薬というのは今のところ存在しない．また仮に，GADとうつ病を併発している患者にしても，先にうつ病が治癒してGADが残れば，その時点であらためてGADをターゲットとして認知行動療法（cognitive behavioral therapy；CBT）などを施行すればよいのである．

　しかし，GADを鑑別すれば早期にCBTが開始できると考えれば，「うつ病で強い不安をいくつかもっている」と思われた場合でも，その他生活全般にわたる不安や心配が存在しないかを初診時で確認することも重要である（と知った）．

　そんな症例を，自戒を込めて紹介する．

● 特に鑑別が難しいケースとその対応

1｜うつ病と誤診した（GADになった？）症例

〈症例1：28歳，女性〉
　初診時主訴：抑うつ気分，不安感，不眠
　家族歴：同胞3人の第1子．精神疾患の遺伝負因はない．

既往歴：X-2年9月に乳腺線維腺腫を指摘されたが，経過観察でよいといわれている．

生活歴・現病歴：元来，内気で人見知りするほうであった．中学3年生のときにグループ内で無視されるといういじめに遭い，3か月間不登校となったことがある．普通高校から短大に進学したが，友人や家族のちょっとした言葉にも「嫌われてるのでは？」と不安を覚えていたという．

X-2年3月に短大を卒業後，地元の紡績会社の事務員として就職したが，X-2年12月のある日，上司から厳しく叱責されたことがきっかけとなり，それ以来怖くて上司と話せなくなり，職場では「また仕事でミスを犯すのでは？」という<u>不安がつきまとう</u>ようになった．次第に，<u>寝付きも悪く</u>，<u>イライラ</u>することも多くなり，<u>疲れやすさや肩こり・頭痛</u>を自覚するようになった．ある日，部屋で独りさめざめと泣いている姿を見て心配した母親に連れられてX-1年3月に当科を初診した．

初診時は，抑うつ気分や涙もろさなどがみられ，職場でのミスに対する不安を訴えることから，職場でのトラブルを契機に発症したうつ病と診断した．SSRIを中心に処方開始．約4週間後には抑うつ気分は改善したが，仕事に対する不安は続いており，しばらくすると，乳腺線維腺腫を「実は乳がんなのでは？」，「頭痛は脳にがんが転移したのでは？」などと心配するようになった．そのときはまだ，うつ病からくる心気的な訴えであろうと考えていたが，その後さらに，母親が咳をするのを見て「お母さん結核かも？」や，「信号待ちのときに居眠り運転の車が突進してきたらどうしよう」と交差点から離れたところで信号待ちするようになるなど，日常生活や家族にも心配の対象が広がってきた．そこで，X-1年6月頃に，あらためて受診以前に出現していた下線の症状も合わせて再考するとGADであった（GADになった？）と診断した．

薬物療法に加えて，GADをターゲットとしてCBTを併行したところ，X年1月頃にはほぼ寛解した．

解説

この症例でみられた下線部の症状は，うつ病患者ではよく聞かれる不定愁訴として看過してしまい，初診時でGADは念頭に浮かばなかった．ただし，うつ病の経過中にGADが併発することはよくあるため，「GADであった」のか「GADになった」のかは不明のままである．

2 │ うつ病と誤診した（GADが併発していた？）症例

〈症例2：21歳，女性〉

初診時主訴：抑うつ気分，意欲低下，不眠，不安

家族歴：同胞2人の第2子．精神疾患の遺伝負因はない．

既往歴：特記事項なし

生活歴・現病歴：元来，神経質で，些細なことでもクヨクヨと思い悩むほうであった．X－1年9月，大学の友人の1人が家庭問題を苦に自殺未遂し，精神科病院に入院した．その当日まで一緒にいたこともあり，親友の悩みや苦しみに気付かなかった自分を責め，気分の落ち込み，意欲低下が出現し，イライラして何も手に付かない日が続いた．不眠，食欲低下も出現し，X－1年11月当科を初診した．
　その時点ではすでに，友人は幸い元気に回復して退院していたが，「鈍感な私は恨まれているのではないか？」と心配しており，その友人とは距離をおくようになったと語っていた．初診時の診断は，反応性に生じたうつ病であるとして，SNRIを中心に処方開始した．抑うつ気分，意欲低下は若干改善してきたが，その後，他の友人に対しても「KY（空気の読めないやつ）と思われているのではないか？」と心配するようになり，次第に，「ある日突然，彼氏から別れを切り出されやしないか？」や「家族にまで見放されたらどうしよう？」など，すべての対人関係において自身が否定的な評価をされているのではないかという心配が広がっていった．そこでようやく，X年4月頃に，もしかするとGADの可能性はないかと疑い，念のため対人関係以外についても尋ねたところ，ずいぶん以前から「留年して大学を卒業できないのではないか？」や「突然気が狂って自分も精神科に入院させられるのでは？」といった根拠に乏しい心配事がいくつかあったことが確認され，やはりGADであった（GADが併発していた？）と診断した．
　そこで，症例1と同様に，薬物療法に加えて，GADをターゲットとしてCBTを併行したところ，X年11月頃にはほぼ寛解した．

解説
　この症例は完全にGADを見過ごしていたのであるが，前述したように，気づいてからCBTを開始して問題なく治癒している．しかし，症例1，症例2ともに「うつ病」は誤診とまではいえないかもしれないが，初診時の問診で，不眠やイライラ，易疲労感や肩こり・頭痛といった不定愁訴からGADを念頭において見逃さないようにすることは，治療をスムーズに進めるうえで重要である．

治療のポイント

　一般的なGADの治療に関していえば，確かなエビデンスのあるものはSSRI/SNRIを中心とした薬物治療とCBTである．CBTは未治療に比し明らかに有効であり，治療終了後6～12か月まで効果が維持されるものの[14]，統計的に有意な改善と臨床的に有意な改善の間には解離が認められるとされる．また，薬物療法とCBTとの比較に関しては，薬物とCBTとの併用療法が最も効果発現が早く，薬物療法単独より有効性にまさっていたという[15]．
　では，薬物療法とCBTそれぞれについて解説しよう．

1 | 薬物療法

前述したように，SSRIならびにSNRIの有効性が確かめられている．

GADに対する種々の薬物療法の有用性が認められてきており，いくつかの薬剤が海外においてGADの適応を取得している（わが国においては，現時点でGADに適応を取得している薬剤はない）．また，GADの薬物療法を含む治療ガイドラインやアルゴリズムが次々と登場してきており，経時的にみていくと，使用薬剤の選択肢が徐々に広がっている傾向はあるが，概してSSRIやSNRIを第1選択とし，必要に応じてベンゾジアゼピン（benzodiazepine；BDZ）を短期間に限り使用するという大筋の指針に大きな変化はみられない[16]．

しかし，比較的軽症例に対しては，薬物治療の前にまずはストレス軽減のための助言や生活習慣の見直しの指導，場合によっては職場や家庭での環境調整のために上司や家族と面談するといった，非薬物治療から考慮する．GADという疾患について説明してあげるだけで，いくぶん楽になる患者もいるだろう．もし患者自らが希望するなら抗不安薬あるいは睡眠薬を処方するかもしれないが，ひとつ念頭においておくべきことは，軽症例に対して投薬で解決することで，患者がもつ不安への自己対処能力を阻害する可能性もあるということである．つまり，軽症例に対しては，はじめから積極的に処方を開始することは避けるべきである．そして，処方するとしても，'治療のcost-effectiveness'を考慮すれば，新規のSSRIやSNRIのような高価な薬剤の使用，さらにはCBTとの併用療法まで行う必要はない．

そう考えると，GADの軽症例に対しては，短期的な使用（おおむね6～12週を目安）に限定してBDZを必要最小限に留めて処方することが実質的である．ただし，BDZ系の薬剤を選択する際には，副作用などを患者によく説明したうえで，BDZによる常用量依存の可能性や，長期使用ではかえって不安を増悪させる可能性も指摘されている[17]ため，あくまで短期的な使用を心がけ，症状改善すれば速やかに軽減・中止することに留意すべきはいうまでもない．

2 | 認知行動療法（cognitive behavioral therapy；CBT）

CBTの基礎に関しては，まずは成書を参照して勉強していただきたい（文献末尾の→Further Reading参照）．

GADの患者は，周りの状況を現実以上に危険であると評価し，さらに自分の対処能力を過小評価して反応している．そこに認知の歪みが生じていると考えられる[18]．GADに対するCBTでは，複数の治療法が組み合わされることが多い．その中には，心理教育，リラクゼーション法，認知再構成法，心配事への曝露法，セルフ・モニタリング，対処技能獲得法などが含まれ，これらの認知的技法や行動的技法を駆使しながら治療を進めていく．

ここでは，GADに関して有用なCBTの中から，セルフ・モニタリングと認知再

構成法および心配事への曝露法を紹介する．

(1) セルフ・モニタリング

セルフ・モニタリングでは，治療セッションの合間に，主観的な不安とその状況について記録してきてもらう．これにより，治療に対する患者の反応を測ることができ，患者が心配や不安を機能的に分析し，また患者自身の不安反応に早期に気づかせる手助けをする．そしてセルフ・モニタリングを行うこと自体がしばしば不安を軽減させることがある[19]．

(2) 認知再構成法

GAD の認知再構成法は，GAD が，状況に対する解釈の仕方が現実的な評価とかけ離れていることに原因があるという考え方に基づいている．GAD の患者に共通してみられる 2 つの認知の歪みがある．1 つめは，好ましくないことこそ得てして起こりやすいという確信であり，2 つめは，唯一残された結論が最も破滅的な選択であるというものである．GAD の患者にとっては，不安思考は習慣化されたものであり，治療のゴールは，この認知の習慣に気づかせ，是正していくことにある．そして，それらの認知の歪みに加えて，思考や感情が悪循環を形成してくる．つまり，不安な気分が，身辺の脅威を鋭敏に感じ取らせ，曖昧な状況に恐怖心を抱くような解釈をさせるようになり，それがまた，さらに不安な気分へと繋がっていく，という循環に陥っている．治療のもう 1 つの目標はこの悪循環を断つことにある．

認知の再構成は 3 段階からなる．最初の段階は，治療者が例示や質問やセルフ・モニタリングの総括，ロールプレイなどを行うことによって，患者に不安を抱くような解釈や予測を気づかせる．次の段階では，患者と治療者が，現実的で根拠に基づいた代替思考を考え出し，患者が積極的にこの思考と，初めにもっていた不安をもたらすような思考とを置き換えていく．最後に，競合する思考同士の妥当性を検証すべく，行動実験を行っていく．患者は次の治療セッションまでの間に，不安思考に対してこの技法を実践してくるようにする．

(3) 心配事への曝露

心配事に関連した破局的なイメージに，体系的にかつ繰り返し曝露されることが含まれる．この技法は，同じ刺激に繰り返し曝露されることにより，それぞれのイメージに関連した不安を減弱させ，その刺激に対する情緒的な反応を軽減させる[20]．

患者と治療者は，心配事をリストアップし，その不安の強さに順位づけを行う．一般的に，曝露は不安の強さがより小さなものから大きなものへと進めていくことが望ましい．患者に，はっきりとしたイメージを思い描き，25〜30 分間はそのことから気をそらさないようにさせることが必要である．このようにイメージした後，同じ状況において，今までとは別の期待すべき結末を考えてもらう．

●文献

1) 土田英人:全般性不安障害. 精神科 21:559-563, 2012
2) Freud S:Über die Berechtigung, von der Neurasthenie einen bestimmten Symptomenkomplex als "Angstneurose" abzutrennen, 1894〔兼本浩祐(監):フロイト全集第1巻. pp 413-443, 岩波書店, 2009〕
3) 貝谷久宣, 井上 顕, 横山知加, 他:パニック障害—治療学. 臨床精神医学 35:765-776, 2006
4) 土田英人:全般性不安障害の軽症例に対する精神科薬物療法. 精神科治療学 28:861-866, 2013
5) American Psychiatric Association:Diagnostic and Statistical Manual of Mental Disorders, 4th ed:(DSM-Ⅳ-TR). American Psychiatric Publishing, Washington, 2000〔髙橋三郎, 大野 裕, 染矢俊幸(訳):DSM-Ⅳ-TR 精神疾患の診断・統計マニュアル, 新訂版. 医学書院, 2003〕
6) American Psychiatric Association:Diagnostic and Statistical Manual of Mental Disorders, 5th ed:DSM-5. American Psychiatric Publishing, Washington, 2013
7) Andrews G, Hobbs MJ, Borkovec TD, et al:Generalized worry disorder:a review of DSM-Ⅳ generalized anxiety disorder and options for DSM-V. Depress Anxiety 27:134-147, 2010
8) Horwitz AV, Wakefield JC:All We Have to Fear:Psychiatry's transformation of natural anxieties into mental disorders. Oxford University Press USA, New York, 2012
9) American Psychiatric Association:DSM-V development. available from http://www.dsm5.org/Pages/Default.aspx(2012.8.9 accessed)
10) 塩入俊樹:不安障害の現在とこれから—DSM-5 改訂に向けての展望と課題:パニック障害. 精神神経学雑誌 114:1037-1048, 2012
11) American Psychiatric Association:Online Assessment Measures. available from http://www.psychiatry.org/practice/dsm/dsm5/online-assessment-measures(2013.4.1 accessed)
12) Grant BF, Hasin DS, Stinson FS, et al:Prevalence, correlates, co-morbidity, and comparative disability of DSM-Ⅳ generalized anxiety disorder in the USA:results from the National Epidemiologic Survey on Alcohol and Related Conditions. Psychol Med 35:1747-1759, 2005
13) 大坪天平:全般性不安障害の現在とこれから. 精神神経学雑誌 114:1049-1055, 2012
14) Chambless DL, Gillis MM:Cognitive therapy of anxiety disorders. J Consult Clin Psychol 61:248-260, 1993
15) 井上和臣:不安障害. 丹羽真一(編):新世紀の精神科治療 9—薬物療法と心理社会療法の統合, p 123, 中山書店, 2003
16) 辻敬一郎, 田島 治:全般性不安障害の最新薬物治療ガイドライン. 臨床精神薬理 14:1015-1024, 2011
17) Ashton H:The diagnosis and management of benzodiazepine dependence. Curr Opin Psychiatry 18:249-255, 2005
18) 土田英人, 多賀千明:不安障害の認知行動療法—パニック障害・広場恐怖と全般性不安障害. 精神科治療学 26(増):69-72, 2011
19) Wells A, Carter K:Preliminary tests of a cognitive model of generalized anxiety disorder. Behav Res Ther 37:585-594, 1999
20) Foa EB, Kozak MJ:Emotional processing of fear:exposure to corrective information. Psychol Bull 99:20-35, 1986

●Further Reading
・井上和臣:認知療法への招待, 改訂 4 版. 金芳堂, 2006
  認知療法の基礎理論をわかりやすく解説し, 臨床応用のための症例の具体的なやりとりを記載・解説している. 初学者から習熟者にも有用な良著である.

(土田英人)

第 4 章

パーソナリティ障害

はじめに

　米国精神医学会の「精神疾患の診断・統計マニュアル」(DSM)では，パーソナリティは「環境および自分自身について，それらを知覚し，それらと関係をもち，それらについて思考する持続的様式であって，広範囲の社会的および個人的な状況において示される」[1]と定義づけられている．これらの様式が，その人の属する文化において許容範囲内にある限り，それは「その人らしさ」に分類される．しかし，これらの様式が許容範囲を超えて極端だったり，柔軟性なく多くの場面で認められたりして，長期にわたって支障が生じている場合は，それは「障害」に分類される．支障とは，著しい主観的な苦痛や，社会的，職業的(学業上)，その他重要な領域における機能が障害をきたしていることを意味する．筆者[2]はパーソナリティを「眼鏡の歪み」に喩えて，その障害を「他者や自分自身を極端でワンパターンにしか見えない歪みのある眼鏡」，その障害をもつ人を「歪みの大きな眼鏡のために，長年にわたってさまざまな場面でいろいろな支障をきたしている人」として説明している．

表 3-9　パーソナリティ障害群の代替 DSM-5 モデル

パーソナリティ障害の全般的基準
パーソナリティ障害に不可欠な特徴は以下のとおりである． 　A．パーソナリティ(自己または対人関係)機能における中等度またはそれ以上の障害 　B．1つまたはそれ以上の病的パーソナリティ特性 　C．パーソナリティ機能の障害およびその人のパーソナリティ特性の表現は，比較的柔軟性がなく，個人的および社会的状況の幅広い範囲に比較的広がっている． 　D．パーソナリティ機能の障害およびその人のパーソナリティ特性の表現は，長期にわたって比較的安定しており，その始まりは少なくとも青年期または成人期早期にまでさかのぼることができる． 　E．パーソナリティ機能の障害およびその人のパーソナリティ特性の表現は，他の精神疾患ではうまく説明されない． 　F．パーソナリティ機能の障害およびその人のパーソナリティ特性の表現は，物質または他の医学的疾患(例：重度の頭部外傷)の生理学的作用によるものだけではない． 　G．パーソナリティ機能の障害およびその人のパーソナリティ特性の表現は，その人の発達段階または社会文化的環境にとって正常なものとしてはうまく理解されない．

〔日本精神神経学会(日本語版用語監修)，髙橋三郎，大野　裕(監訳)：DSM-5 精神疾患の診断・統計マニュアル．p 755, 医学書院，2014 より転載〕

DSM-Ⅲから採用されたパーソナリティ障害という診断は，10の特定のパーソナリティ障害＋特定不能のパーソナリティ障害というカテゴリー型の分類からなっており，最新のDSM-5でもその分類方法が踏襲されている[1]．しかし，特定のパーソナリティ障害の診断基準を複数満たす症例がしばしば認められるとか，本来パーソナリティとは連続的なものであるといった批判により，パーソナリティ障害を次元（dimension）で分類しようという取り組みが従来から続けられてきている．DSM-5では，いよいよ「パーソナリティ障害群の代替DSM-5モデル」（表3-9）[3]が示され，DSMのどこかの改訂時点で正式な診断基準として採用される見通しである．

本章では，これらのパーソナリティ障害について，うつ病性障害との鑑別を中心に述べる．

特定のパーソナリティ障害とうつ病性障害

特定のパーソナリティ障害で最も研究が進んでいるのが，境界性パーソナリティ障害（borderline personality disorder；BPD）である．Gundersonら[4]は，その基本となる特徴として，①抑うつ，または怒りを母胎とした激しい感情，②衝動性，③社会状況への表面的な適応，④一過性の精神病エピソード，⑤投影法の心理検査やその他の構造化されていない状況での，思路の弛緩傾向，⑥極端な依存から一過性の表面的な付き合いの間を変動する，不安定な対人関係パターンの6つを挙げている．DSM-5におけるBPDについての診断基準および代替診断基準案は，表3-10，および表3-11の通りである．

元々このBPD概念は，神経症と統合失調症との境界領域に位置する症例を意味す

表3-10　DSM-5の境界性パーソナリティ障害の診断基準

対人関係，自己像，情動などの不安定性および著しい衝動性の広範な様式で，成人期早期までに始まり，種々の状況で明らかになる．以下のうち5つ（またはそれ以上）によって示される．
(1) 現実に，または想像の中で，見捨てられることを避けようとするなりふりかまわない努力（注：基準5で取り上げられる自殺行為または自傷行為は含めないこと）
(2) 理想化とこき下ろしとの両極端を揺れ動くことによって特徴づけられる，不安定で激しい対人関係の様式
(3) 同一性の混乱：著明で持続的に不安定な自己像または自己意識
(4) 自己を傷つける可能性のある衝動性で，少なくとも2つの領域にわたるもの（例：浪費，性行為，物質乱用，無謀な運転，過食）（注：基準5で取り上げられる自殺行為または自傷行為は含めないこと）
(5) 自殺の行動，そぶり，脅し，または自傷行為の繰り返し
(6) 顕著な気分反応性による感情の不安定性（例：通常は2〜3時間持続し，2〜3日以上持続することはまれな，エピソード的に起こる強い不快気分，いらだたしさ，または不安）
(7) 慢性的な空虚感
(8) 不適切で激しい怒り，または怒りの制御の困難（例：しばしばかんしゃくを起こす，いつも怒っている，取っ組み合いの喧嘩を繰り返す）
(9) 一過性のストレス関連性の妄想様観念または重篤な解離症状

〔日本精神神経学会（日本語版用語監修），髙橋三郎，大野 裕（監訳）：DSM-5精神疾患の診断・統計マニュアル．p 654，医学書院，2014より転載〕

表 3-11　DSM-5における境界性パーソナリティ障害の代替診断基準案

A. パーソナリティ機能における中等度またはそれ以上の障害で，以下の4つの領域のうち2つまたはそれ以上における特徴的な困難によって明らかとなる．

(1) 同一性：しばしば過度な自己批判と関連する，著しく貧弱な，発達が不良な，または不安定な自己像；慢性的な空虚感；ストレス下での解離状態
(2) 自己志向性：目標，志望，価値観，または人生設計の不安定さ
(3) 共感性：対人的過敏性（すなわち，ないがしろにされた，または侮辱されたと感じやすい）と関連する，他者の感情および欲求を認識する能力の障害；選択的に否定的な特性または弱みに偏って他者を理解すること
(4) 親密さ：不信，困窮，および現実のまたは想像の中で見捨てられるという不安に満ちたとらわれによって特徴づけられる，激しく，不安定で，かつ葛藤をかかえた親密な関係；しばしば理想化とこき下ろしの両極端でみられ，かつ過度な巻き込まれと引きこもりの間を揺れ動く親密な関係

B. 以下の7つの病的パーソナリティ特性のうち4つまたはそれ以上で，そのうち少なくとも1つは，(5)衝動性，(6)無謀，または(7)敵意でなければならない．

(1) 情動不安定（否定的感情の一側面）：不安定な情動体験および頻繁な気分変動；惹起されやすく強烈で，および/または出来事および状況に不釣り合いな情動
(2) 不安性（否定的感情の一側面）：しばしば対人的ストレスに対する反応における，神経過敏，緊張，またはパニックの強い感覚；過去の不快な体験の悪影響および将来の悲観的な見通しについての心配；不確かなことに，恐怖，心配，または脅威を感じること；だめになる，または自制心を失うことの恐怖
(3) 分離不安感（否定的感情の一側面）：過度な依存および自律性の完全な喪失の恐怖に関連する，重要な他者からの拒絶および/または別離についての恐怖
(4) 抑うつ性（否定的感情の一側面）：しばしば起こる，落ち込んでいる，惨めである，および/または絶望的であるという感情；そのような気分から回復することの困難さ；将来に対する悲観；広く広がる羞恥心；低い自尊心；自殺念慮および自殺行動
(5) 衝動性（脱抑制の一側面）：即時の刺激に反応して衝動的に行動すること；無計画に，または結果を検討することなく，瞬間的に行動すること；計画を立て，かつ従うことの困難さ；切迫感および情動的苦痛のもとでの自傷行為
(6) 無謀（脱抑制の一側面）：不必要に，かつ結果を検討せずに，危険で，大胆で，かつ自己を傷つけるおそれのある活動に関与すること；自己の限界に関心がないこと，および自己に危険があるという現実を否認すること
(7) 敵意（対立の一側面）：持続的なまたは頻繁な怒りの感情；些細な軽蔑および侮辱に反応した怒りまたは易怒性

〔日本精神神経学会（日本語版用語監修），髙橋三郎，大野　裕（監訳）：DSM-5 精神疾患の診断・統計マニュアル．p 776, 医学書院, 2014 より転載〕

る「境界例」に端を発している．しかし，長期追跡調査の結果などから，その後 BPD は統合失調症よりも感情障害のほうが関連性は深いと考えられるようになった．Stone ら[5]は，フォローアップした BPD 患者のうち 69% に大うつ病の合併が認められたと報告した．さらに，Zanarini ら[6]は，気分変調症と BPD を合併した患者における，大うつ病の生涯発症率は 80% であると報告した．これらは，BPD 患者の多くが抑うつ状態を呈するという臨床所見ともよく一致するように思われた．

ところが，さらにその後の研究で，BPD 以外のパーソナリティ障害と大うつ病との合併率は，BPD と大うつ病との合併率と同等かあるいはそれ以上であるという報告がなされ，BPD と大うつ病との合併は非特異的であると考えられるようになった．Gunderson ら[7]は，家族歴や薬理学的反応も含めて検討を行い，BPD と大うつ病との関連性はきわめて弱いかあるいは非特異的であると結論した．そして，BPD 患者

表3-12　DSM-5の自己愛性パーソナリティ障害の診断基準

誇大性(空想または行動における)，賛美されたい欲求，共感の欠如の広範な様式で，成人期早期までに始まり，種々の状況で明らかになる．以下のうち5つ(またはそれ以上)によって示される．
(1) 自分が重要であるという誇大な感覚(例：業績や才能を誇張する，十分な業績がないにもかかわらず優れていると認められることを期待する)
(2) 限りない成功，権力，才気，美しさ，あるいは理想的な愛の空想にとらわれている．
(3) 自分が"特別"であり，独特であり，他の特別なまたは地位の高い人達(または団体)だけが理解しうる，または関係があるべきだ，と信じている．
(4) 過剰な賛美を求める．
(5) 特権意識(つまり，特別有利な取り計らい，または自分が期待すれば相手が自動的に従うことを理由もなく期待する)
(6) 対人関係で相手を不当に利用する(すなわち，自分自身の目的を達成するために他人を利用する)．
(7) 共感の欠如：他人の気持ちおよび欲求を認識しようとしない，またはそれに気づこうとしない．
(8) しばしば他人に嫉妬する，または他人が自分に嫉妬していると思い込む．
(9) 尊大で傲慢な行動，または態度

〔日本精神神経学会(日本語版用語監修)，高橋三郎，大野 裕(監訳)：DSM-5精神疾患の診断・統計マニュアル．p661，医学書院，2014 より転載〕

表3-13　自己愛性パーソナリティ障害の2つのタイプ

周囲を気にかけない自己愛的な人	過剰に気にかける自己愛的な人
1. 他の人びとの反応に気づくことがない	1. 他の人びとの反応に過敏である
2. 傲慢で攻撃的である	2. 抑制的で，内気で，あるいは自己消去的でさえある
3. 自己に夢中である	3. 自己よりも，他の人々に注意を向ける
4. 注目の中心にいる必要がある	4. 注目の的になることを避ける
5. 「送信者ではあるが，受信者ではない」	5. 侮辱や批判の証拠がないかどうか，注意深く，他の人々に耳を傾ける
6. 他の人々によって傷つけられたと感じることに明らかに鈍感である	6. 傷つけられたという感情を容易にもつ羞恥や屈辱を感じやすい

〔Gabbard GO(著)，服部陽児(訳)：B群人格障害　自己愛性．：精神力動的精神医学—その臨床実践〔DSM-Ⅳ版〕3臨床編：Ⅱ軸障害(Gabbard GO 著，舘 哲朗監訳)，pp83-116，岩崎学術出版社，1997 より〕

の呈する抑うつ状態の質と，大うつ病のそれとの違いが議論されるようになった．

　次に他のパーソナリティ障害に目を転じると，近年では自己愛性パーソナリティ障害(narcissistic personality disorder；NPD)と大うつ病との関連やその異同に関する議論がしばしばみられる[8〜11]．DSMにおいて描き出されるNPDは傲岸不遜なナルシストという言葉がよくあてはまる，いわゆるわかりやすいNPDである．その基本特徴は，誇大性，賞賛されたいという欲求，共感の欠如の広範な様式である[1]．具体的な診断基準は表3-12の通りである．彼らが抑うつ症状を呈することは皆無ではないが，それでもきわめて少ない．

　一方，DSMで描き出された特徴はNPDの一部分でしかないという批判がある．Gabbard[12]は文献に示された種々のNPDの臨床像やタイプを整理して，NPDを「周囲を気にかけない(oblivious)自己愛者」と「過剰に気にかける(hypervigilant)自己愛者」という2つの極からなる連続体(表3-13)としてとらえることを提唱した．「過剰

に気にかける自己愛者」は,「周囲を気にかけない自己愛者」が周囲の人々には目もくれないのとは対照的に,他者の反応を常に気にしている.彼らはしばしば抑うつ状態を呈する.彼らは他者の一挙手一投足の中に,自分への批判や軽蔑の兆候が存在していないか注意深く目を配り,そして耳を澄ませている.ささいなことで羞恥心や屈辱感を抱く.彼らは内向的,防衛的で不安が強く,生活上の外傷への傷つきやすさによって特徴づけられる.Kohut[13]が治療対象としたNPD患者とはまさにこのタイプの自己愛者である.彼らは一見社会適応がよく,専門職に従事している場合もある.しかし,実際の彼らは漠然とした空虚感,そして抑うつ感,および対人関係における特殊な問題を抱え続けているという.

● 診断・鑑別診断のポイント

　パーソナリティ障害の診断自体は,次の3つのポイントで行われる.1つめは,診断基準に示したような病的なパーソナリティ傾向が思春期あるいは成人期初期から持続的に,そして広範囲な対人関係場面で認められること.2つめは,それらの病的なパーソナリティ傾向は,臨床的に著しい苦痛をもたらしているか,社会的,職業的(学業上),または他の重要な領域における機能の障害を引き起こしていること.3つめは,病的なパーソナリティ傾向は,他の精神疾患の現れ,またはその結果,あるいは薬物などの物質や頭部外傷などの一般身体疾患の直接的な生理学的作用によるものではないことである.

　この診断作業を行うにあたって医療従事者が十分注意を払わなくてはならないのが,病的なパーソナリティ傾向に接した際に自らの中に生じる逆転移感情である.BPD患者との治療において,患者のさまざまな行動化,そして侮辱や悪意を込めた言葉の攻撃によって,医療従事者は患者に対して強烈な陰性感情を抱き,治療は難航することがよく知られている.BPDの場合ほど知られてはいないが,NPD患者の治療においても医療従事者が強烈な陰性感情を体験する.それは自己愛性転移[13]という独特の転移によって引き起こされるもので,医療従事者は自分の人格が無視されあたかも患者の手足のように扱われている気持ちになったり,自分が無力で何も役に立っていないような気持ちになったりする.こうした治療の困難さは,診断過程にも影響するのを認識しておくことが重要である.診断過程で患者に病的なパーソナリティ傾向を見出すと,医療従事者はたちまちパーソナリティ障害に対する警戒態勢に入ってしまうのである.その結果,その他にパーソナリティ障害では説明できない症状は存在していないかどうか,あるいはその病的なパーソナリティが他の精神疾患で説明できる可能性はないかなど,さらに検討することを怠りがちになるのである.

　現状は病的なパーソナリティ傾向が認められるとしても,その患者が以前一定期間安定した社会生活を送ることができていたならば,なぜ安定した社会生活を送ることが可能だったのか,その理由をしっかり検討しなければならない.病的なパーソナリティ傾向を代償する何らかの要因があったのか,それともその期間には病的なパーソ

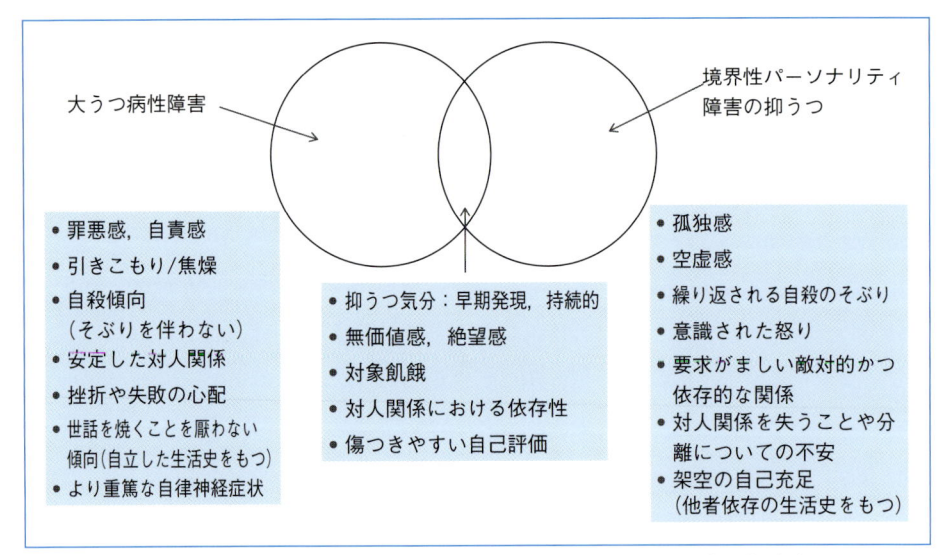

図 3-2 大うつ病性障害と境界性パーソナリティ障害の抑うつの共通点と相違点

大うつ病性障害側:
- 罪悪感, 自責感
- 引きこもり/焦燥
- 自殺傾向（そぶりを伴わない）
- 安定した対人関係
- 挫折や失敗の心配
- 世話を焼くことを厭わない傾向（自立した生活史をもつ）
- より重篤な自律神経症状

共通部分:
- 抑うつ気分：早期発現, 持続的
- 無価値感, 絶望感
- 対象飢餓
- 対人関係における依存性
- 傷つきやすい自己評価

境界性パーソナリティ障害の抑うつ側:
- 孤独感
- 空虚感
- 繰り返される自殺のそぶり
- 意識された怒り
- 要求がましい敵対的かつ依存的な関係
- 対人関係を失うことや分離についての不安
- 架空の自己充足（他者依存の生活史をもつ）

〔Gunderson JG, Phillips KA：A current view of the interface between borderline personality disorder and depression. Am J Psychiatry 148：967-975, 1991 より〕

表 3-14 大うつ病性障害と境界性パーソナリティ障害の抑うつのうつ症状の比較

大うつ病性障害		境界性パーソナリティ障害の抑うつ
＋	思考・精神運動制止	－
深い悲しみ	抑うつの主たる感情	絶望感
すべての感情の麻痺		無力感
自分自身	非難・攻撃の対象	他者
数週間から数か月間持続	抑うつの持続期間	数時間から数日で変動
精神症状とともに, 疎かになりがち	身だしなみ	基本的に整っている

〔Kernberg OF, Yeomans FE：Borderline personality disorder, bipolar disorder, depression, attention deficit/hyperactivity disorder, and narcissistic personality disorder：Practical differential diagnosis. Bull Menninger Clin 77：1-21, 2013 より〕

ナリティ傾向が存在していなかったかという可能性である．後者の可能性がある場合，パーソナリティ障害の診断は再検討する必要がある．遷延化したうつ病患者において，厭世的で皮肉な態度，そして時に攻撃的で他罰的な態度がみられることは，臨床上よく知られたことだからである．

　こうした逆転移による影響をしっかり踏まえたうえで，うつ病性障害との鑑別診断のポイントとしては次のようなことがある．第1に言葉の使い方がある．パーソナリティ患者は自らの状態をしばしば「うつ」という言葉で表現するが，彼らはその言葉を慢性的な空虚感や孤独感，あるいは退屈感に対して使用していることがある．患者の言葉が具体的に何を指しているかを確認する必要がある．Gunderson ら[7]は，大うつ病性障害と，BPDのうつ状態における共通する特徴と，異なる特徴を図3-2のようにまとめている．Kernberg ら[10]は，しっかりと時間をかけて，精神症状の特徴，自律神経症状の有無，病前のパーソナリティ傾向，発症と環境要因との相関関係という

4つの領域をしっかり評価すれば，両者の鑑別は十分可能であるとしている．精神症状に関する特徴については，表 3-14 にまとめた．自律神経症状としては，早朝覚醒を伴う睡眠障害，著しい体重減少を伴う食欲低下，性欲動の低下，インポテンツや生理不順，慢性的で頑固な便秘，寒冷に対する感覚過敏，仮面様顔貌などが含まれる．これらは，大うつ病性障害に特徴的である．BPD のうつ状態の場合，今回のうつ病エピソード以前にも病的なパーソナリティ傾向によって適応不全としての軽度抑うつや気分変調のエピソードがしばしば認められる．さらに，BPD のうつ状態の場合，抑うつエピソードと環境要因との相関関係が認められやすい．そのきっかけは客観的には些細なことが多い．別の表現をすれば，BPD のうつ状態は環境要因の変化によって劇的に変化するという特徴がある．

特に鑑別が難しいケースとその対応

前項で挙げた鑑別診断のポイントをしっかり押さえることができれば，パーソナリティ障害を大うつ病性障害と鑑別することは比較的容易であると考える．問題になるのは，パーソナリティ障害に基づく気分変調症と大うつ病が合併したダブルデプレッションである．とはいえ，この場合も治療戦略としてはまず大うつ病の治療を行い，その後に気分変調症を治療することになるので，治療選択を大きく間違うことはない．

それよりも，鑑別が難しいのは，やはりパーソナリティ障害様の特徴が前景に現れている大うつ病性障害であろう．以下に症例を述べる．

〈症例：40 代，男性，公務員〉

A は長年公務員として勤務する傍ら，近所で独居している父親の世話をする生活を送ってきた．40 代半ばで悪性腫瘍の手術を受けた後，腸閉塞の後遺症が出現したのをきっかけに強い不安焦燥状態を呈するようになり，精神科に紹介受診となった．A は，気力がなく何も判断できないし行動することもできないことと，それに対する強い不安感を訴えた．精神運動制止は認められず，悲哀感や感情の麻痺も明らかではなかった．自責感はなく他者への要求や非難が目立った．この時点で，A の生活歴やライフイベントを考慮して，激越型のうつ病と診断し，治療を開始した．しかし，治療は難航した．副作用に注意しながら，慎重に非定型抗精神病薬や鎮静効果を期待できる抗うつ薬なども処方したが，いずれも明らかな効果は得られなかった．入院治療を行ったが，やはり明らかな改善は認められなかった．

筆者は徐々に，A のパーソナリティ障害様の特徴に注意が向くようになった．改善がみられないことについて，A は「何の効果もない」，「どこが専門家だ」と筆者を激しく罵倒した．筆者の説明に，A は一切聞く耳をもたなかった．加えて，夜ごと当直医に電話をして，当直医が音を上げるまで自らのつらさを訴え改善を求め続けた．翌日，当直医からその報告を受けるたびに，筆者は A から責められていると感じた．外来でも，大声で泣き叫ぶことがしばしばみられ，筆者は A の要求がましさに少な

> からず辟易とした．それでも，Aはひとしきり診察室で騒いだ後，仕方がないという感じになり居座り続けることはなかった．また，自己破壊的な行動は一切認められなかった．筆者は，パーソナリティ障害という診断の可能性を考えつつ，こうしたAの様子や，20年以上にわたって社会人生活を続けてきた点などからそれを保留し続けた．
>
> そんななか，治療開始約1年後，Aが自ら心理相談室に通い始めた．カウンセラーの臨機応変な対応と現実的なアドバイスにより，Aの不安は少しずつ改善していった．そして，まとまった行動をとることができるようになり，徐々によい循環がみられるようになった．状態は多少動揺することがあったものの，さらに1年経った頃にAは復職を果たした．復職を果たす頃のAは，生真面目で些か融通が効かないところはあるものの，社会人としての常識をもち礼節を保つことができるようになっていた．

解説

改めて治療経過を振り返って，Aの診断を考えた場合，うつ病性障害であるとは断言できない部分がある．Aの融通の効かなさを考慮すると，Aには発達障害的な基盤が存在する可能性がある．その基盤のうえに，がんをきっかけとしてさまざまな変化が生じたことで，対応困難に陥り，ある種のパニックが生じ，さらにいろいろな悪循環が加わって遷延した病態と考えるほうがよくあてはまるような気もする．少なくとも，Aをパーソナリティ障害と診断することは明らかに間違いであると言える．

齋藤ら[11]も「自己愛性パーソナリティ障害との鑑別が問題となったうつ病の1例」を報告しており，Aのような症例は決して例外的ではないと考える．加えて，これらをパーソナリティ障害と診断することによる不利益を考慮すると，こうした症例が存在するという認識をもつことの意味は大きいと考える．こうした症例に対しては，粘り強く病状の回復を待つという姿勢が重要だろう．

治療のポイント

以上述べたような鑑別診断を行ったうえで，患者の呈する抑うつがパーソナリティ障害に基づくと判断された場合は，以下のような治療のポイントが有用である．

田中と尾崎[14]は，パーソナリティ障害に伴う抑うつに対する薬物治療の効果は限定的であるとして，その治療の原則を次のように述べている．治療的介入によって変化しやすいのは「衝動的行動のコントロール」であり，最初の治療目標はそこにおくべきである．したがって，「情動（不安・抑うつ）の克服」に引きずられすぎることなく，抑うつ症状はあくまでもパーソナリティ障害の随伴症状であるという認識をもち，パーソナリティ障害の治療という大局的な見地から，安全な療養および社会環境の整備，一定期間の休養の保証，適切な生活習慣（睡眠，食事など）の指導，および精神療法的介入を行うことが望ましい．そして，この対応の基礎となるのが，治療契約や治療同

盟の構築を含む治療の構造化である[15,16]．

　無作為化比較試験でBPDに対して有用性が認められている薬物としては，気分安定化薬と新規精神病薬である[17]．気分安定化薬は，ラモトリギン(ラミクタール®)とバルプロ酸ナトリウム(デパケン®)である．新規抗精神病薬はオランザピン(ジプレキサ®)とアリピプラゾール(エビリファイ®)である．これらの薬物には抗うつ効果も認められるため，パーソナリティ障害に伴う抑うつに一定の効果を期待できるかもしれない．「境界性パーソナリティ障害—日本版治療ガイドライン」[18]では，選択的セロトニン再取込み阻害薬はアクティベーション症候群や若年者の自殺の危険などがあり，慎重な検討を要するとしている．ベンゾジアゼピン系薬剤は，依存性形成や乱用の観点から使用を控えたほうがよい．三環系抗うつ薬や炭酸リチウムを処方する場合は，過量服薬の可能性を十分考慮する必要がある．

　無作為化比較試験でBPDに対して有用性が認められている精神療法としては，メンタライゼーションに基づく治療(mentalization based treatment；MBT)と弁証法的行動療法(dialectical behavior therapy；DBT)がある[19]．その内容については，紙面の関係もあり成書を参照願いたい[20,21]．ただし，これらの精神療法においても，抑うつ症状への効果を調査した研究はない．

　NPDに対してもさまざまな精神病理理解や精神療法的介入が試みられているが，筆者の知る限り，BPDに関するような治療の有用性に関する系統的な研究は，NPDに関してはまだ行われていない．

おわりに

　パーソナリティ障害に伴う抑うつと，うつ病性障害との鑑別について述べた．BPDに伴う抑うつの場合，家族歴や薬理学的反応などから，うつ病性障害とは異なるものと考えられており，症候学的な違いが研究されている．抑うつを呈しやすいその他のパーソナリティ障害として，NPDがあるが，BPDのような系統的な研究は行われていない．

　パーソナリティ障害では，精神療法的介入が主であり，薬物療法はあくまでも補助的である．こうした治療の意味からも，うつ病性障害との鑑別は重要である．

　鑑別を行う際に，パーソナリティ障害に対する逆転移感情を認識しておくことが重要である．安易にパーソナリティ障害の診断をするのではなく，経過や症状を詳細に聞く姿勢が重要である．さらに，鑑別診断がつきにくい場合は，積極的に診断を保留し，経過をしっかり観察する姿勢が重要になる場合もある．

● 文献

1) Personality disorders. In：American Psychiatric Association, (ed)：Diagnostic and Statistical Manual of Mental Disorders, 5th ed：DSM-5. pp 645-684, American Psychiatric Publishing, Washington, 2013
2) 白波瀬丈一郎：パーソナリティ障害を持つ社員の復帰後支援—枠組みを作るアプローチ．産業精

神保健 19：157-161, 2011
3) American Psychiatric Association：Diagnostic and Statistical Manual of Mental Disorders, 5th ed：DSM-5. American Psychiatric Publishing, Washington, 2013
4) Gunderson JG, Singer MT：Defining borderline patients：an overview. Am J Psychiatry 132：1-10, 1975
5) Stone MH, Stone DK, Hurt SW：Natural history of borderline patients treated by intensive hospitalization. Psychiatr Clin North Am 10：185-206, 1987
6) Zanarini MC, Gunderson JG, Frankenburg FR：Axis I phenomenology of borderline personality disorder. Compr Psychiatry 30：149-156, 1989
7) Gunderson JG, Phillips KA：A current view of the interface between borderline personality disorder and depression. Am J Psychiatry 148：967-975, 1991
8) 小川豊昭：パーソナリティ障害のうつ病．神庭重信，黒木俊秀（編）：現代うつ病の臨床―その多様な病態と自在な対処法，pp 169-186, 創元社，2009
9) 白波瀬丈一郎：不機嫌な自己愛―自己愛性パーソナリティ障害をもつ女性の治療から学んだこと．Depression Frontier 7：28-33, 2009
10) Kernberg OF, Yeomans FE：Borderline personality disorder, bipolar disorder, depression, attention deficit/hyperactivity disorder, and narcissistic personality disorder：Practical differential diagnosis. Bull Menninger Clin 77：1-21, 2013
11) 齋藤慎之介，小林聡幸，加藤 敏：自己愛性パーソナリティ障害との鑑別が問題となったうつ病の1例．精神神経学雑誌 115：363-371, 2013
12) Gabbard GO（著），服部陽児（訳）：B群人格障害　自己愛性．Gabbard GO（著），舘 哲朗（監訳）：精神力動的精神医学―その臨床実践［DSM-Ⅳ版］3 臨床編：Ⅱ軸障害，pp 83-116, 岩崎学術出版社，1997
13) Kohut H（著），水野信義，笠原 嘉（監訳）：自己の分析．みすず書房，1994
14) 田中 聡，尾崎紀夫：パーソナリティ障害のうつ状態―境界性パーソナリティ障害について．治療 93：2377-2383, 2011
15) Gunderson JG（著），黒田章史（訳）：境界性パーソナリティ障害クリニカル・ガイド．金剛出版，2006
16) American Psychiatric Association Practice Guidelines：Practice guideline for the treatment of patients with borderline personality disorder. American Psychiatric Association. Am J Psychiatry 158（Suppl 10）：1-52, 2001
17) Lieb K, Völlm B, Rücker G, et al：Pharmacotherapy for borderline personality disorder：Cochrane systematic review of randomised trials. Br J Psychiatry 196：4-12, 2010
18) 平島奈津子，上島国利，岡島由佳：境界性パーソナリティ障害の薬物療法．牛島定信（編）：境界性パーソナリティ障害―日本版治療ガイドライン，pp 135-152, 金剛出版，2008
19) Stoffers JM, Völlm BA, Rücker G, et al：Psychological therapies for people with borderline personality disorder. Cochrane Database Syst Rev 8：CD 005652, 2012
20) Bateman A, Fonagy P（著），狩野力八郎，白波瀬丈一郎（監訳）：メンタライゼーションと境界パーソナリティ障害―MBTが拓く精神分析的精神療法の新たな展開．岩崎学術出版社，2008
21) Linehan MM（著），大野 裕（監訳）：境界性パーソナリティ障害の弁証法的行動療法―DBTによるBPDの治療．誠信書房，2007

（白波瀬丈一郎）

第5章

脳器質性精神障害

はじめに

　器質性精神障害にはさまざまな定義が存在するが，本章では中枢神経疾患に由来する狭義の器質性精神障害を脳器質性精神障害とする．脳器質性精神障害による抑うつは，ICD-10ではF06「脳損傷，脳機能不全および身体疾患による他の精神障害」に含まれ，DSM-5では「抑うつ障害群(depressive disorders)」カテゴリー内に「他の医学的疾患による抑うつ障害(depressive disorder due to another medical condition)」の項目が設定されている．ただ実際は，身体疾患の直接的な作用による精神症状を証明することは容易ではなく，特に慢性経過の身体疾患にみられる抑うつは，古典的病因分類でいうところの内因性や心因性の要素を無視できず，それらが混在していることも多い．本章では脳血管障害，パーキンソン病，ウイルス性脳炎，HIV脳症などを中心に外因性の抑うつのみならず，それら中枢神経疾患に伴う抑うつ全般という視点でも述べていく．

　我々にとって最も厄介なのは，身体疾患の存在がまだ明らかでなく精神症状が先行する外因性要素の強い症例である．精神症状が先行する身体疾患は見落とす可能性が非常に高いからである．もちろん多くの症例では診断に至らなくとも，身体疾患に伴う発熱や局所神経症状など何らかの臨床症状が存在し，身体疾患診断への手がかりとなる(表3-15)[1]．しかしそのような臨床症状がない場合でも，残念ながら身体疾患の否定にはならないし，患者にとってのストレスフルなライフイベントの存在も内因性や心因性の証明にはならない．多くの医師が臨床経過や精神症状から，非常に典型的な内因性や心因性の精神障害と診断しても，実は外因性の精神障害であったといった状況には遭遇したことがあるはずである．

　身体科からうつ病性障害を疑われて精神科に紹介されたからといって，身体疾患が除外されているとは決して考えてはいけない．臓器別専門性の強い身体科だと，専門分野以外の疾患の鑑別はしていないことも多く，そうでなくとも身体科担当医が精神障害を疑った時点でバイアスがかかり，身体検索を怠り精神科に紹介することはまれではない．よって精神科医自身も「すべての精神障害は外因をまず除外する」という原則を守る必要がある．うつ病性障害を疑うのであればバイタルサイン測定，神経学的診察に加え最低限の血液検査(血算，肝機能，腎機能，電解質，甲状腺機能，血糖)で

表3-15　精神症状の背景に器質的原因を留意すべき手がかり

1. 精神障害の既往歴がない場合
2. 症状の原因がはっきりと特定できない場合
3. 患者の年齢が55歳以上である場合
4. 患者が慢性疾患を抱えている場合
5. 薬物を使用している場合
6. 次のような脳障害による症状のある場合（中心的な症状が1つ，あるいはそれ以上ある）
   失見当識/急激な記憶の障害/思考の障害/感覚障害
7. 頭部外傷がある場合
8. 頭痛のパターンに変動がみられる場合
9. 視覚の障害
10. 発話，言語に障害をみる場合
11. 異常な身体運動の障害がある場合
12. バイタルサインの異常が持続する場合
13. 意識レベルの変動がある場合
14. 下記の特殊なテストでの所見がみられる場合
    文章記述テスト/時計描画テスト/3次元図形の模写

〔RL Taylor（著），吉牟田直，高山 巖，吉牟田直孝（訳）：精神症状の背景にあるもの―身体疾患を見逃さないために．p110，培風館，2001より引用改変〕

スクリーニングを行う必要がある．可能であれば頭部CT，頭部MRI，脳波などの検査も行う．

診断・鑑別診断のポイント

1｜脳血管障害

　脳血管障害に伴う抑うつは脳卒中後うつ病（post-stroke depression）として研究が盛んである．脳卒中後うつ病よりも幅広くとらえ，神経学的症状がなくMRIなどの画像上で初めて明らかになる無症候性脳梗塞や，脳血管障害の危険因子を有する者のうつ病を含めて血管性うつ病（vascular depression）とする概念もあるが，ここでは脳卒中後うつ病を中心に述べる．脳卒中後うつ病の5年間の累積罹患率は39〜52%である[2]．脳卒中後のうつ病はリハビリを阻害し運動機能や生命予後に悪影響を及ぼし，うつ病の治療がそれらを改善することが知られている．

　脳卒中後うつ病の精神症状自体は一般的なうつ病と大きな違いはないものの，認知機能に障害がみられたりアパシー（詳細は「アパシー」の章参照）が合併したりしていることもある．ただし，これらの症状がある場合は脳血管性認知症との鑑別も必要となってくる．抑うつがなくアパシーが単独で存在していることもあるので，これを脳卒中後うつ病と誤診しないよう注意を要する．また失語を伴う場合（特に感覚失語）は精神症状の把握が難しく診断に苦慮することがあり，この場合家族など第三者からの情報も不可欠である．脳卒中後早期のうつ病は外因性の要素が強く，1年程度以降に発症するうつ病は心因性の要素が強い場合が多いとの意見があり，時間経過も診断治

療の参考となる．

脳卒中後はうつ病患者はもちろん，うつ病でなくとも希死念慮と自殺の危険が高い[3]（特に若年者と女性）ので，うつ病の診断とは別に希死念慮ももらさずに聞いておく．

脳卒中後の抑うつに対しては日本脳卒中学会が定量スケールを発表しており（表3-16）[4]，これによる重症度のスコアリングが可能である．

表 3-16　脳卒中学会・脳卒中うつスケール　Japan Stroke Scale（Depression Scale）（JSS-D）

1. 気分	
A：気分爽快やうつ気分はなく，普通に見える	□ A＝−0.98
B：気分がふさいでいる様子がある	□ B＝−0.54
C：気分が沈む，寂しい，悲しいという明らかな訴えやそぶりがある	□ C＝1.52
2. 罪責感，絶望感，悲観的考え，自殺念慮	
A：特に自分を責める気持ちはなく，将来に希望がある	□ A＝−2.32
B：自分は価値がない人間だと思い，将来に希望をなくしている	□ B＝−0.88
C：明らかな罪責感をもつ（過去に過ちをした，罪深い行為をしたなどと考える）ないし死にたいという気持ちを持つ	□ C＝3.19
3. 日常活動（仕事，趣味，娯楽）への興味，楽しみ	
A：仕事ないし趣味・娯楽に対して，生き生きと取り組める	□ A＝−1.17
B：仕事ないし趣味・娯楽に対して，気乗りがしない	□ B＝−0.94
C：仕事ないし趣味・娯楽に対して完全に興味を喪失し，活動に取り組まない	□ C＝2.11
4. 精神運動抑制または思考制止	
A：十分な活気があり自発的な会話や活動が普通にできる	□ A＝−0.84
B：やや生気や意欲に欠け，集中力も鈍い	□ B＝−0.53
C：全く無気力で，ぼんやりしている	□ C＝1.37
5. 不安・焦燥	
A：不安感やいらいら感はない	□ A＝−1.11
B：不安感やいらいら感が認められる	□ B＝−0.64
C：いらいら感をコントロールできず，落ち着かない動作・行動がしばしばみられる	□ C＝1.75
6. 睡眠障害	
A：よく眠れる	□ A＝−1.83
B：よく眠れない（入眠障害，熟眠障害ないしは早朝覚醒）	□ B＝−0.64
C：夜間の不穏（せん妄を含む）がある	□ C＝2.47
※付加情報：Bを選択した場合，以下のうち認められるものに○をする．複数選択可． 入眠障害（　）　途中覚醒・熟眠障害（　）　早朝覚醒（　）	
7. 表情	
A：表情は豊かで，明るい	□ A＝−0.52
B：表情が乏しく，暗い	□ B＝−0.79
C：不適切な感情表現（情動失禁など）がある	□ C＝1.31
	Total　□ Constant　＋9.50 Total score＝□

〔日本脳卒中学会 Stroke Scale 委員会：日本脳卒中学会・脳卒中感情障害（うつ・情動障害）スケール．脳卒中 25：206-214，2003 より引用改変〕

2｜パーキンソン病

　パーキンソン病に伴ううつ病は抑うつが軽症で，意欲低下や不安が前景にあることが多いといわれている．パーキンソン病患者のうつ病の出現は2.7〜90%と報告により相当なばらつきがみられ，DSM診断でも構造化面接によるか否かで診断率に大きな違いがみられる[5,6]．仮面用顔貌，アパシーや無動による動作の乏しさなどのパーキンソン症状は抑うつ，意欲低下や精神運動抑制などのうつ病の症状と類似しており，集中困難，注意障害，疲労感，睡眠障害，便秘などの症状はパーキンソン病とうつ病で共通している．このためパーキンソン病に伴ううつ病は過大評価も過小評価も生じやすいものと思われる．よって精神科医にとってもパーキンソン病に伴ううつ病は，必ずしも診断が容易でない．パーキンソン病に伴ううつ病の診断にはうつ病評価尺度や操作的診断基準にとらわれず，患者自身がどのように気分や意欲低下を感じているか，思考障害は存在しないかなど，精神症状を丁寧な問診によって掘り下げていく必要がある．重度のパーキンソン病患者では，重度のうつ病患者のように質問への返答が，相当時間が経過した後にみられることがあるので，根気よく診察を行っていく．

　パーキンソン病は認知症を合併することが多いため，うつ病との鑑別に認知機能に関する問診や検査も行う．

3｜ウイルス性脳炎

　急性のウイルス性脳炎の精神症状として最も多いのは妄想と幻聴（それぞれ54%，44%）であるが，抑うつも21%に出現する[7]．身体症状として発熱や頭痛が目立てばわかりやすいが，微熱であることも多く頭痛も必発ではない．また精神症状により頭痛などの身体症状が隠れてしまっている場合もある．よって精神症状が前景もしくは初発症状として精神科を受診することもまれではない．精神症状の出現が急性であったり，病前性格と比較して不自然な精神症状であったりする場合には注意を要する．また一見，心因性や内因性要素の強い精神障害にみえても，よくよく話を聞くと見当識障害や記憶障害を呈していたりすることがあるので，軽度のせん妄を含めた意識障害を見落とさないことが重要である．脳波の徐波化もしばしば認められる．

　ウイルス性脳炎は致死的な転帰をとることがあるので，少しでも疑った時点で検査を行い，疑いのままで治療を開始しなければならない．検査の基本は髄液検査である．髄液中細胞数の増加や髄圧の上昇がないか確認する．腰椎穿刺は眼底所見か頭部CTで頭蓋内圧の亢進が否定された後に行う．もし自院で検査がただちにできないか，専門医への転送ができない状況であれば，検査を省略して抗ウイルス薬を開始してよい．

　ウイルス感染ではないがウイルス性脳炎と類似した精神症状をきたす疾患として，抗NMDA（*N*-methyl-D-aspartate）受容体脳炎が挙げられる．これは自己免疫疾患で，感冒様の前駆症状の数日〜数週間後に幻覚妄想，抑うつ，興奮などの精神症状が

出現し，引き続きカタレプシー様の無言無動状態，不随意運動（特に口唇や顔面），けいれん，中枢性低換気などがみられる．腫瘍の合併例も多く，脳炎改善のために腫瘍切除を行うこともある．抗NMDA受容体抗体は商業ベースでは測定できず，一般採血，頭部画像検査でも特異的な所見はない．ウイルス性脳炎同様，髄液中細胞数の増加や脳波の徐波化は高頻度に出現する．上記のような臨床経過から抗NMDA受容体脳炎を疑った場合は，すみやかに神経内科医に精査を依頼する．

4 | HIV脳症

　厚生労働省エイズ動向委員会によると，国内の2012年のHIV (human immunodeficiency virus)感染者，AIDS (acquired immunodeficiency syndrome)発症患者を合わせた新規報告件数は1,449件であった[8]．2008年が報告件数のピークではあったが，年間新規報告件数が1,000件を超えた状態がピーク以降も持続しており，深刻な状況であることには変わりがない．いずれも圧倒的に男性のほうが多く，感染経路も同性間の性的接触が多い．一方で抗HIV薬の発展に伴い，治療開始時のCD4陽性リンパ球数にもよるが，8年生存率はおおむね90％以上となっている[9]．よってHIV感染は1980年代発見当時のように「死に至る不治の病」から，今日では「長期の治療を要する慢性疾患」へとイメージが変化してきているともいえる．HIV感染に伴う抑うつは報告によりばらつきがあり，12〜71％となっている[10]が，これは評価尺度の違いやカットオフポイントの違いによる差が大きい．HIV感染に伴ううつ病の存在は抗HIV薬の服薬アドヒアランス不良と関係している[11]．このことはHIV感染症に伴ううつ病の治療が，患者の生命予後の改善に寄与する可能性があることを示唆している．

　HIV感染症に伴う抑うつの多くは心因性の要素が強い．山方らはHIV感染告知の際，がん告知患者にみられるKubler-Rossが提唱した心理過程（否認，怒り，取引，抑うつ，受容）と比較すると，否認，怒り，取引が目立たず，HIV感染者にはがん患者と同じ心理過程が必ずしもあてはまらないことを指摘している[12]．これは前述のとおり，治療薬の進歩によりHIV感染症が慢性の経過をたどることや，多くが性感染症のため罪悪感をもつことなどの違いが背景にあるものと推測される．

　基本的にHIVに伴ううつ病の症状は一般的なうつ病と変わらない．HIV感染症に伴ううつ病は倦怠感や集中困難などの症状が，感染症としての症状と重なるため，うつ病の症状と感染症状とでお互い誤診しやすいので注意を要する．

　HIV脳症はAIDS発症後の重度の中枢神経障害で，認知機能障害や抑うつをはじめさまざまな精神神経症状を呈する状態を指していたが，薬物療法の発展により臨床医が遭遇する頻度は少なくなった．しかしHIV感染者の中にはAIDSが発症していなくても，軽度の認知障害を含む精神神経症状を呈する者がいることが明らかとなり，近年はこれらを軽症から重症まで含めてHIV関連神経認知障害（HIV associated neurocognitive disorder；HAND）と呼ぶこともある．HIV脳症を含むHIV関連神経

認知障害での抑うつは，発熱などの感染症状，認知機能障害の存在やその進行，アパシーを伴ったりする点で，うつ病と鑑別をつけていく．

HIV 感染症の治療中は抗 HIV 薬による薬剤性の抑うつなど精神症状の可能性も念頭におく必要がある（多くの抗 HIV 薬には頻度は高くないものの，抑うつやうつ病の副作用がある）．また，性感染症としての HIV 感染の場合，精神症状に影響をきたす重複感染症として梅毒感染の有無も検査しておく．

特に鑑別が難しいケースとその対応

1｜脳血管障害

〈症例1：71歳，男性，無職〉

主訴：うつ状態

患者は右不全麻痺，X－1年に脳梗塞発症後うつ病に罹患し，A精神科クリニックよりスルピリドを投与中．リハビリも無理をさせないように精神科医より言われており，自宅でボーッと過ごすことが多かった．通院が大変とのことで妻の希望でX年に訪問診療に切り替えた．訪問時は確かに表情に乏しく無口であったが，悲壮感に乏しく気分の落ち込みがあるか尋ねても「ない」とぶっきらぼうに返答し，むしろ自身のことに無関心であった．妻の話では左手で物を持つときもおぼつかなく，脳梗塞の影響であると妻は考えていた．スルピリドの評価を妻に尋ねてもはっきりしなかったため中止したところ，1週間後に左手の動きはスムーズになった．うつ病ではなくアパシーと判断して，デイサービスを導入，患者のリハビリを再開し妻の介護負担を軽減することにした．

解説

脳卒中後の抑うつと鑑別すべき重要な症状がアパシーである．アパシーに対しては薬物療法を試みてもよいが，効果がなければ何もしないことが害を及ぼさないので，介護や福祉など他の手段でQOLを上げていかなければならない．

2｜パーキンソン病

〈症例2：68歳，男性，無職〉

主訴：将来を悲観している

もともとは会社を定年退職後は旅行に出かけたり，毎日定期的に運動をしたりと活発に活動をしていた．X－6か月頃から体が思うように動けないと感じるようになった．患者は体力の衰えを自覚し，次第に表情も硬くなり外出もめっきり減ってしまった．しばしば患者が「もうだめだ」と悲観的な話をするようになったため，家族と一緒

にA病院精神科を受診．抑うつと興味の消失，食欲低下，睡眠障害，集中困難などからうつ病性障害の診断基準は満たされると思われた．しかし患者の前傾した姿勢とゆっくりとした歩行状態からパーキンソン病が疑われ，左上肢優位に軽度の振戦と筋強剛も認められた．頭部MRIでも異常は認めず，パーキンソン病と診断，Lドーパ製剤を投与したところ振戦や歩行障害は改善，表情もやわらかくなり抑うつは消失した．

解説

　パーキンソン病に伴う抑うつの治療は抗うつ薬でなく，まずパーキンソン症状に対する治療を行うことが先決となる．実際は，上記症例とは逆にパーキンソン病の診断はついているがうつ病が見逃されていることも多く，その場合は抗パーキンソン病薬がすでに開始されているので，抗うつ薬を追加することになる．

3 | ウイルス性脳炎

〈症例3：22歳，女性，事務員〉

　主訴：気分の落ち込み

　X－15日に仕事上のミスがあり落ち込んでいた．X－4日より倦怠感が出現，仕事や家のことをする気力もなくなり，家族がインターネットの情報からうつ病を疑ってX日にA総合病院精神科を受診．自宅でいてもたってもいられないような焦燥感があり，本人と家族も入院を希望したため任意入院となる．入院後SSRIによる治療が開始された．入院時微熱がみられたが採血上，炎症反応も軽度で「感冒」として総合感冒薬が処方された．入院X＋2日よりせん妄と思われる幻覚妄想状態となり連日抗精神病薬の点滴が行われた．X＋4日より痙攣が出現，内科医により腰椎穿刺が行われ「ウイルス性脳炎」で治療が開始された．痙攣重積発作を繰り返し，集中治療室に移床して治療されたが最終的にX＋10日に死亡した．後日，納得のいかない家族から何度も説明を求められた．

解説

　症例は入院時の段階で脳炎を積極的に鑑別することは困難である．しかしせん妄状態となった時点で明らかに通常のうつ病と経過が異なるにもかかわらず，対症療法に終始してしまったところにピットフォールが生じた．せん妄を含む意識障害の出現や非典型的な精神症状の出現の際は，身体的な問題がないか振り返る必要がある．

4 | HIV脳症

〈症例4：45歳，男性，会社員〉

　主訴：集中できない

　独身で独居生活をしていた．X－1か月頃より「考えがまとまらず仕事の能率が落

ちてきた」と悩んでいた．X-10日頃より表情が硬くなり職場でも心配されていたが，X-3日より体調不良を理由に会社を休んだ．X-2日に同僚が心配して自宅に見に行ったところ，自宅がゴミなどで散らかった状態で布団に臥床していた．何を聞いても「もういい」，「わからない」と投げやりな返答であった．このためX-1日，同僚がうつ病を疑い患者に付き添ってA精神科クリニックに連れていった．A精神科クリニックではうつ状態と診断されSSRIが処方された．翌日，同僚が再度自宅を訪問すると，意識レベルが低下して床に倒れており救急要請となった．B病院救命センターに搬送されたが，38.6℃の発熱を認め，感染症検査でHIV陽性が判明し，AIDSとHIV脳症の診断で治療が開始された．

解説

多忙な精神科外来では，初診時であってもバイタルサインや身体所見をとらないことが多い．A精神科クリニック受診時にも発熱はすでにあったものと思われるが，患者に触れることもなかったために基本的なバイタルサイン異常に気づかれなかった．

治療のポイント

1 | 脳血管障害

脳卒中後うつ病の薬物療法としてはノルトリプチリンによる治療が一定の評価を得ているが，実際は忍容性の問題からSSRI，セロトニン・ノルアドレナリン再取込み阻害薬(SNRI)，ノルアドレナリン・セロトニン作動性抗うつ薬(noradrenergic and specific serotonergic antidepressant；NaSSA)が第1選択となるであろう．脳梗塞後にうつ病を有していない患者を対象に行った研究では，SSRIであるfluoxetineの投与によって運動機能の改善，うつ病の予防効果が認められ[13]，SSRIによる抗うつ作用以外の神経機能改善効果も示唆されている．よって心因性要素の強い軽度の抑うつ患者でも運動機能障害があればその改善を目指してSSRIを投与してよいかもしれない．ただしfluoxetine以外のSSRIに関するエビデンスは十分でない．またわずかであるがSSRIは頭蓋内出血のリスクを高める[14]ため，脳出血急性期の使用はメリットが大きい場合に限定したほうが無難である．

日本脳卒中学会作成「脳卒中治療ガイドライン2009」[15]では脳卒中後うつ病の薬物療法として三環系抗うつ薬，SSRI，SNRIを挙げている．ちなみに同ガイドラインでは脳卒中後の運動やレジャーが抑うつの発生を減少させることから，予防のために運動・レジャーを推奨している．

脳梗塞治療に使用するワルファリンは向精神薬との相互作用が多いので，ワルファリン使用中に相互作用のある向精神薬の開始・中止や増量・減量はPT-INRを測定しながら行う(表3-17)．

表 3-17 ワルファリンと相互作用のある向精神薬

ワルファリン作用を増強させる可能性	三環系抗うつ薬 パロキセチン フルボキサミン エトトイン バルプロ酸 メチルフェニデート
ワルファリン作用を減弱させる可能性	トラゾドン フェノバルビタール カルバマゼピン
ワルファリン作用を増強/減弱いずれも可能性	フェニトイン

　精神科領域の特徴でもあるが，抑うつに対する包括的治療の一環として社会福祉制度の活用も大事なポイントになってくる．脳卒中に対する公的支援制度は 40 歳以上であれば介護保険サービスの利用が可能である．ただ介護事業者の多くが高齢者を主な対象者として扱っているので，若年発症の場合はデイサービスなどの利用に患者自身の抵抗がある場合があり配慮を要する．社会的に孤立していて心因性の要素が強い抑うつ患者の場合，訪問看護や訪問リハビリの利用で心理的な安定が得られることもある．またある程度の重症度であれば身体障害者手帳や年金の申請ができる．

2 | パーキンソン病

　未治療のパーキンソン病であれば，まずパーキンソン病治療薬を開始する．向精神薬による薬物療法ではノルトリプチリンが有効であるが，抗コリン作用がパーキンソン病患者の便秘や起立性低血圧などの自律神経症状を悪化させるため使い勝手が悪い．最近パロキセチンと venlafaxine がランダム化比較試験にてプラセボに対して有意な効果がみられたとの報告が出ており[16]，第 1 選択薬として考慮してもよいかもしれない．抗パーキンソン病薬であるプラミペキソールの抗うつ効果もランダム化比較試験により良好な結果がでており，注目されている[17]．

　日本神経学会作成の「パーキンソン病治療ガイドライン 2011」ではパーキンソン病に伴ううつ病の治療薬として，ノルトリプチリン，セルトラリン，フルボキサミン，プラミペキソール，ペルゴリドが推奨されているが，ノルトリプチリンが他の薬剤より推奨レベルが高くなっている[18]．

　パーキンソン病治療薬でモノアミン酸化酵素（monoamine oxidase；MAO）阻害薬であるセレギリンは抗うつ薬との併用禁忌が多く，三環系抗うつ薬，SSRI，SNRI，NaSSA が使用できないため，処方されている場合は身体科主治医との連携が必要となる．

　パーキンソン病患者に対する公的な支援制度は，ある程度の重症度であると難病として特定疾患医療費助成制度の利用，身体障害者手帳や年金の申請が可能である．また 40 歳以上であれば脳卒中同様，介護保険のサービスを受けることができる．

表 3-18　抗 HIV 薬との併用注意もしくは禁忌の向精神薬

抗 HIV 薬	向精神薬	禁忌(×), 注意(△)	抗 HIV 薬	向精神薬	禁忌(×), 注意(△)
ジドブジン (AZT)	フェニトイン	△	インジナビル (IDV)	トリアゾラム	×
				ミダゾラム	×
				アルプラゾラム	×
				ピモジド	×
エファビレンツ (EFV)	トリアゾラム	×		ブロナンセリン	×
	ミダゾラム	×		フェノバルビタール	△
	カルバマゼピン	△		フェニトイン	△
	フェノバルビタール	△		カルバマゼピン	△
	フェニトイン	△	ネルフィナビル (NFV)	トリアゾラム	×
エトラビリン (ETR)	カルバマゼピン	△		ミダゾラム	×
	フェノバルビタール	△		アルプラゾラム	×
	フェニトイン	△		ピモジド	×
	ジアゼパム	△		フェノバルビタール	△
サキナビル (SQV)	トリアゾラム	×		フェニトイン	△
	ミダゾラム	×		カルバマゼピン	△
	トラゾドン	×		トラゾドン	△
	ピモジド	×	アタザナビル (ATV)	ミダゾラム	×
	アルプラゾラム	△		トリアゾラム	×
	クロラゼプ酸	△		ピモジド	×
	ジアゼパム	△		ブロナンセリン	×
	フルラゼパム	△		三環系抗うつ薬	△
リトナビル (RTV)	ピモジド	×		トラゾドン	△
	ブロナンセリン	×	ホスアンプレナビル (FPV)	ピモジド	×
	ジアゼパム	×		トリアゾラム	×
	エスタゾラム	×		ミダゾラム	×
	フルラゼパム	×		三環系抗うつ薬	△
	トリアゾラム	×		ジアゼパム	△
	ミダゾラム	×		フルラゼパム	△
	カルバマゼピン	△		アルプラゾラム	△
	ジスルフィラム	△		フェノバルビタール	△
	シアナミド	△		フェニトイン	△
	トラゾドン	△		カルバマゼピン	△
ロピナビル/ リトナビル (LPV/RTV)	ピモジド	×		パロキセチン	△
	ミダゾラム	×	ダルナビル (DRV)	トリアゾラム	×
	トリアゾラム	×		ミダゾラム	×
	ブロナンセリン	×		ピモジド	×
	トラゾドン	△		カルバマゼピン	△
	カルバマゼピン	△		セルトラリン	△
	フェノバルビタール	△		パロキセチン	△
	フェニトイン	△	マラビロク (MVC)	カルバマゼピン	△
	ジスルフィラム	△		フェノバルビタール	△
	シアナミド	△		フェニトイン	△

3 | ウイルス性脳炎

ウイルス性脳炎を少しでも疑った時点で検査と治療を行わなければならない．抗ウイルス薬はヘルペス脳炎を想定し，アシクロビルまたはビダラビンを使用する．ウイルス性脳炎に占める単純ヘルペスの割合は1～2割といわれており，それ以外の多くのウイルスに対しては対症療法しかないが，起因ウイルスが同定できない初期治療の段階では治療薬の存在する単純ヘルペスを前提に行う．

ウイルス性脳炎急性期は身体治療が主となるが，後遺症としての性格変化や高次機能障害などに伴う抑うつに対しては向精神薬を含めた精神科治療を行っていく．

4 | HIV 脳症

HIV 脳症を含む HIV 関連神経認知障害に随伴する抑うつであれば，まず抗 HIV 薬の多剤併用療法(combination anti-retroviral therapy；cART)を身体科が行う．それ以外の HIV 感染症に伴ううつ病の薬物治療は，SSRI と三環系抗うつ薬が有効である可能性が高い．SNRI と NaSSA は有効である可能性はあるが，現時点で十分なエビデンスがない．

抗うつ薬で抗 HIV 薬との併用禁忌は多くないが，抗うつ薬以外の向精神薬に併用禁忌や併用注意が多い(表3-18)．抗 HIV 薬による治療が行われていなくても，将来身体科医がタイミングを逃さずに治療を開始できるように，少なくとも向精神薬の禁忌薬はあらかじめ処方を避ける．

医療機関以外の社会的サポートとしてはエイズ予防財団をはじめ，さまざまな団体が相談窓口を設けている．経済的支援として障害者年金の受給や障害者手帳(免疫機能障害)の取得で医療費の助成(HIV 治療やその合併症治療に対して)が受けられる場合がある．

● 文献
1) RL Taylor(著)，吉牟田直，高山 巖，吉牟田直孝(訳)：精神症状の背景にあるもの―身体疾患を見逃さないために．p 110，培風館，2001
2) Ayerbe L, Ayis S, Wolfe CD, et al：Natural history, predictors and outcomes of depression after stroke：systematic review and meta-analysis. Br J Psychiatry 202：14-21, 2013
3) Pompili M, Venturini P, Campi S, et al：Do stroke patients have an increased risk of developing suicidal ideation or dying by suicide? An overview of the current literature. CNS Neurosci Ther 18：711-721, 2012
4) 日本脳卒中学会 Stroke Scale 委員会：日本脳卒中学会・脳卒中感情障害(うつ・情動障害)スケール．脳卒中 25：206-214，2003
5) Reijnders JS, Ehrt U, Weber WE, et al：A systematic review of prevalence studies of depression in Parkinson's disease. Mov Disord 23：183-189, 2008
6) Marsh L, McDonald WM, Cummings J, et al：Provisional diagnostic criteria for depression in Parkinson's disease：report of an NINDS/NIMH Work Group. Mov Disord 21：148-158, 2006
7) Caroff SN, Mann SC, Gliatto MF, et al：Psychiatric manifestations of acute viral encephalitis. Psychiatr Ann 31：193-204, 2001

8) 厚生労働省エイズ動向委員会：平成 24 年エイズ発生動向．available from http://api-net.jfap.or.jp/status/2012/12nenpo/h24gaiyo.pdf(2013.11.1 accessed)
9) HRD 共同調査協議会：HIV 感染症治療薬共同使用成績調査 15 年次報告書追補版．available from http://www.nihs.go.jp/mhlw/jouhou/hrd/hrd-15summary.pdf(2013.11.1 accessed)
10) Sherr L, Clucas C, Harding R, et al：HIV and depression-a systematic review of interventions. Psychol Health Med 16：493-527, 2011
11) Gonzalez JS, Batchelder AW, Psaros C, et al：Depression and HIV/AIDS treatment nonadherence：a review and meta-analysis. J Acquir Immune Defic Syndr 58：181-187, 2011
12) 山方里加，石金朋人，中田潤子，他：HIV 感染者の「告知に対する反応」について．精神医学 41：312-314，1999
13) Chollet F, Tardy J, Albucher JF, et al：Fluoxetine for motor recovery after acute ischaemic stroke (FLAME)：a randomised placebo-controlled trial. Lancet Neurol 10：123-130, 2011
14) Hackam, DG, Mrkobrada M：Selective serotonin reuptake inhibitors and brain hemorrhage：a meta-analysis. Neurology 79：1862-1865, 2012
15) 日本脳卒中学会：脳卒中治療ガイドライン 2009．available from http://www.jsts.gr.jp/jss08.html (2013.11.1 accessed)
16) Richard IH, McDermott MP, Kurlan R, et al：A randomized, double-blind, placebo-controlled trial of antidepressants in Parkinson disease. Neurology 78：1229-1236, 2012
17) Barone P, Poewe W, Albrecht S et al：Pramipexole for the treatment of depressive symptoms in patients with Parkinson's disease：a randomised, double-blind, placebo-controlled trial. Lancet Neurol 9：573-580, 2010
18) 日本神経学会：パーキンソン病治療ガイドライン 2011．available from http://www.neurology-jp.org/guidelinem/pdgl/sinkei_pdgl_2011_14.pdf(2013.11.1 accessed)

〔本田 明〕

第 6 章

身体疾患による抑うつ

● はじめに

　Cole と Dendukuri[1]は，50歳以上の患者を対象としたうつ病発症の危険因子に関する前向き研究20編についてメタ解析をしたところ，危険因子として，最近の死別，睡眠障害，身体疾患，うつ病の既往，女性がこの順に挙げられることを報告し，身体疾患がうつ病の重要な危険因子になっていることを指摘した．このように，身体疾患にうつ病ないし抑うつ症状が併発することはよく知られており，表 3-19 のように，いずれも慢性の経過をとる身体疾患に多いことがわかる[2]．さらに Moussavi ら[3]は世界60か国の18歳以上の成人255,404名の健康状態の調査から，糖尿病や狭心症をはじめとする身体疾患は単独よりもうつ病が併存することによって健康スコアが有意に低下することを報告している．

　これらの結果からもわかるように，身体疾患とうつ病は併存することが多く，しかも健康状態がより悪化することから，身体疾患患者ではこうした抑うつ症状を見逃さないようにすることが大切である．そこで，本章では身体疾患に併発するうつ病ない

表 3-19　身体疾患におけるうつ病の併存率（%）

心疾患		アレルギー疾患	18.9～32.5
冠動脈疾患	16～23	がん	20～38
心不全	24～42	HIV	30.3
内分泌疾患		神経疾患	
糖尿病	8.5～27.3	脳卒中	27
甲状腺機能亢進症	31	パーキンソン病	28.6～51
甲状腺機能低下症	56	多発性硬化症	6～57
クッシング症候群	66.6	ハンチントン舞踏病	41
クッシング病	54	てんかん	55
血液透析	6～34	認知症	11
膠原病		慢性疼痛	21～32
慢性関節リウマチ	13～20	慢性疲労	17.2～46.4
全身性エリテマトーデス	20～25		
全身性硬化症	46～50		
神経ベーチェット	30		

〔Rouchell AM, Pouns R, Tierney JG：Depression. In：Wise MG, Rundell JR（eds）：Textbook of consultation liaison psychiatry—Psychiatry in the medically ill. pp 307-338, American Psychiatric Publishing, Washington, 2002 より〕

し抑うつ症状について，糖尿病，心疾患，そしてがんといった代表的な身体疾患を挙げながら概説したい．

糖尿病

1 | 糖尿病とうつ病・抑うつ症状との双方向性

1型，2型を問わず，糖尿病にうつ病・抑うつ症状が併存することは多い．

Aliら[4]は10編の症例対照研究から2型糖尿病がうつ病の併存の危険要因になるかをメタ解析した．その結果，糖尿病患者が非糖尿病者に比べ，うつ病を併存する危険性は高かった．さらに，女性の併存率(23.8%)は男性の併存率(12.8%)より有意に高かった．また，Mezukら[5]も7編の地域住民を対象とした研究から2型糖尿病がうつ病の危険要因になるかをメタ解析し，糖尿病患者は非糖尿病者に比べうつ病が併存する危険性が高いことを報告している．これらは糖尿病があると，食事や運動療法などのさまざまな生活上の制限やセルフケアによるストレス，合併症への不安などを生じることが要因になっていると考えられている[6]．Goldenら[7]は抑うつ症状のない参加者を耐糖能が正常範囲にある群，耐糖能が障害された群，2型糖尿病で未治療の群，2型糖尿病で治療を受けている群に分けて3.1年経過を追い，正常群を基準として他の3群の抑うつ症状(Center for Epidemiologic Studies Depression Scale；CES-D≧16による)出現の危険率を比較した．その結果，それぞれの群のオッズ比は耐糖能が障害された群0.80，2型糖尿病で未治療の群0.73，2型糖尿病で治療を受けている群1.52となり，高血糖や糖尿病自体よりも，その治療が抑うつ症状の要因になっていることを指摘している．

一方，Mezukら[5]は13編の対象がさまざまな研究からうつ病が2型糖尿病の危険要因になるかをメタ解析し，うつ病患者は非うつ病者に比べ2型糖尿病を併存する危険性が高いことを報告した．これはうつ病患者では食生活の乱れや身体活動の減少，治療や通院のコンプライアンスの低下，ホルモン変化によるインスリン抵抗性の増悪，などが要因になっているものと考えられる[6]．Panら[8]は65,381名の女性看護師をMHI-5(Mental Health Index)による抑うつ症状の程度で4群に分け，10年間にわたって追跡し糖尿病発症の相対危険率を糖尿病のない群を基準にして比較したところ，抑うつ症状が重いほど糖尿病の発症リスクが高まることを示した．

いずれにしろ，糖尿病とうつ病ないし抑うつ症状は双方向的な関連があることがわかった．

2 | 糖尿病に与えるうつ病・抑うつ症状の影響

糖尿病にうつ病ないし抑うつ症状が併存すると，カロリー制限や運動負荷の遵守，頻回の血糖値の自己チェックやインスリン自己注射などのセルフケアをはじめとする

治療アドヒアランスの低下，QOL(quality of life)の低下，医療費の増大など，さまざまな悪影響を及ぼす[9]．さらに，これらの背景にはうつ病によって視床下部-下垂体-副腎皮質系(hypothalamic-pituitary-adrenal axis；HPA 系)の機能亢進，自律神経系の異常(交感神経系の亢進ならびに副交感神経系の低下)，炎症〔IL-6(interleukin-6)，TNF-α(tumor necrosis factor-α)などのサイトカイン〕，血糖コントロールの障害(インスリン感受性の低下)などの生理学的な影響が想定されている[10]．

de Groot ら[11]は 1 型および 2 型糖尿病に併存するうつ病ないし抑うつ症状が糖尿病合併症にどのような影響を与えるのかを調べるため，27 編の研究についてメタ解析を行ったところ，うつ病ないし抑うつ症状は糖尿病の合併症全体と有意に相関していることがわかった．また，それぞれの合併症についてみると，網膜症，腎症，神経障害，性機能障害，心筋梗塞や脳卒中などの大血管障害といずれも有意に関連しており，うつ病ないし抑うつ症状の程度が糖尿病合併症の悪化に大きな影響を与えていることがわかった．

Zhang ら[12]はうつ病が糖尿病患者の生存率に与える影響を調べるため，714 名の糖尿病患者を CES-D によって抑うつ症状がなしまたは軽度(0～16)の群と中等度以上(≧16)の群に分け，10 年間経過を追ったところ，558 名が確認でき 276 名が死亡していた．2 群を比較すると抑うつ症状がなしまたは軽い群に比べて中等度以上の群のほうが 54% 死亡率は高かった．また，Egede ら[13]は 10,025 名の参加者を糖尿病もうつ病(CES-D≧16 による)もない群，糖尿病はないがうつ病のある群，糖尿病はあるがうつ病のない群，糖尿病でうつ病のある群の 4 群に分け，8 年経過を追ったところ 1,925 名が死亡していた．どちらもない群を基準として他の 3 群の死亡危険率を比較したところ，うつ病だけある群は危険率 1.20，糖尿病だけある群は 1.88，どちらもある群は 2.50 であった．これより糖尿病にうつ病が合併すると明らかに死亡率が上がることがわかった．

3 | 診断・鑑別診断のポイント

糖尿病患者のうつ病をスクリーニングするために，いくつかのツールが挙げられているが，なかでも Patient Health Questionnair 2(PHQ-2)が最も有用であると米国糖尿病協会は推奨している[14]．実際の診断の際に問題となるのは，患者の訴える身体症状(口渇，頻尿，体重減少，疲労感，全身倦怠感，性欲減退など)が糖尿病の症状やその合併症の症状と重なるため，身体症状からうつ病を診断することが難しいことである．背景にある抑うつ気分や意欲低下を的確にとらえ，食欲低下や睡眠障害なども加えて診断する．

4 | 治療のポイント

治療には，糖尿病患者がもつさまざまな心理的苦痛や否認を理解することが必要で

ある．堀川[15]は糖尿病やその合併症への恐怖，セルフケアの負担，生活パターンを変更することの難しさ，そしてこれらができないことによる自己評価の低下などから，患者はさまざまなレベルの否認を呈し，これが治療の妨げになるため，こうした患者の心理を理解することの重要性を説いている．このような共感的な治療関係を形成したうえで，抗うつ薬による薬物治療を進めていく．抗うつ薬については，三環系抗うつ薬にはインスリン抵抗性を悪化させ，食欲や体重を増加させて血糖値を高める副作用や抗コリン作用などがみられるため，糖尿病に伴ううつ病，抑うつ症状には可能であれば避けるべきで，おもに選択的セロトニン再取込み阻害薬（SSRI）やセロトニン・ノルアドレナリン再取込み阻害薬（SNRI）を用いる．ただし，SSRIやSNRIは特に服薬開始時に嘔気や食欲低下が出現することがあるため，低血糖を起こす危険性のある治療をしている場合は十分注意をする必要がある．また，これらの抗うつ薬がもつチトクロームP450阻害作用が経口血糖降下薬や脂質代謝改善薬に影響を与える可能性もあるので一定の注意は必要ではあるが，現在よく用いられている糖尿病治療薬で臨床上特に問題となるような重大な報告はない．なお，ノルアドレナリン・セロトニン作動性抗うつ薬（NaSSA）であるミルタザピンも食欲増進，体重増加をきたすため避けることが望ましい．モーズレイ処方ガイドライン[16]によれば，抗うつ薬治療開始時，用量変更時，中断後には血糖値およびHbA1cを注意深くモニタリングするべきことが推奨されている．

5 | 臨床ケース

〈症例1：48歳，男性，営業職〉

　3年前に妻と離婚，ひとり暮らし．5年前から健診のたびに肥満と尿糖を指摘されていたが，「身体は別になんでもない」「仕事が忙しくて病院なんか行っていられない」と放置していた．半年前より，口渇ならびに全身倦怠感を自覚し，仕事に影響が出るくらいに消耗して，視力も低下してきたため，健康管理室に相談し紹介で病院の糖尿病外来を受診した．検査の結果，糖尿病で網膜症を合併していることがわかり，教育入院することになった．入院中は規則正しくできていたが，退院するとまた仕事に夢中になり暴飲暴食が目立ち，血糖コントロールがうまくできなくなった．そのうち，気分の落ち込みが目立ち，意欲もなくなって仕事を休むようになった．そのため，同じ病院の精神科を受診．大うつ病と診断されたが，「こんな生活はたまらない」「食事も酒も我慢するなんてできないし，運動も続かない」「もう自分はひとりだから，死んだっていい」などとセルフケアに対するストレスを訴えた．

　この患者のように，糖尿病で血糖コントロールがうまくいかない患者の中には，糖尿病の治療に対するストレスでうつ病になることが多い．また，仕事一筋で来た患者にとって日常の寂しさや虚しさを解消できずに，セルフケアを継続できないこともよく認められる．結局は周囲の支援が大切で，この患者も近所に住む実妹が理解を示し

て，本人のサポートを買って出てくれたことにより，うつ病が治ってからは何とかセルフケアが良好に保たれている．

心疾患（冠動脈疾患・心不全）

1 | 心疾患とうつ病・抑うつ症状

(1) 冠動脈疾患とうつ病・抑うつ症状との双方向性

　Cheok ら[17]は入院中の冠動脈疾患患者 1,455 名について退院後 12 か月間経過を追い，CES-D ないしは Hospital Anxiety and Depression Scale（HADS）を実施したところ，抑うつ症状をもつ患者（CES-D≧16 あるいは HADS≧8）が 46.3％，うつ病に至った患者（CES-D≧27）が 19.4％ いることがわかった．同様に，Thombs ら[18]は急性心筋梗塞後 1 か月以上経過した患者についてうつ病や抑うつ症状の出現頻度を調べた研究をまとめたところ，構造化面接にて大うつ病と診断された患者では 19.8％，BDI（Beck Depression Inventory）≧10 の抑うつ症状をもつ患者では 31.1％，HADS≧8 の抑うつ症状をもつ患者では 15.5％，HADS≧11 の抑うつ症状をもつ患者では 7.3％ であったことを報告している．また，これらのうつ病ないし抑うつ症状の経過について，Hance ら[19]はまず冠動脈疾患患者 200 名を心臓カテーテル検査時ないし冠血管造影検査時に精神科診断面接を行った結果，DSM-Ⅳにより 17％ が大うつ病，17％ が小うつ病と診断された．その後 12 か月間，精神科的には未治療のまま経過を追った（大うつ病，小うつ病とも 8 名が脱落）ところ，大うつ病患者の半数でうつ病が持続ないし再燃していた．また，小うつ病患者の半数は寛解していたが，8％ は再燃し，42％ は大うつ病に発展した．したがって，冠動脈疾患患者に併発するうつ病は，放置するとその半数は持続することがわかった．一般人口でもうつ病は女性に多くみられるが，心筋梗塞後のうつ病（PHQ-9≧10）についても，女性，特に 60 歳より若い女性に多く出現することがわかった[20]．

　一方，Rugulies[21]は 11 編の研究からうつ病ないし抑うつ症状（CES-D などによる）が冠動脈疾患の危険要因になるかをメタ解析し，うつ病患者は非うつ病者に比べ冠動脈疾患を併存する危険性が高いことを報告した．さらに，はっきりとした臨床的うつ病のほうが単なる抑うつ症状よりも冠動脈疾患になる危険性が高いことがわかった．その後 Van der Kooy[22]も 8 編の研究からうつ病ないし抑うつ症状（CES-D などによる）が心筋梗塞の危険要因になるかをメタ解析し，うつ病患者は非うつ病者に比べ心筋梗塞を発症する危険性が高いことを報告している．

　いずれにしろ，冠動脈疾患とうつ病ないし抑うつ症状は双方向的な関連があることがわかった．

(2) 心不全とうつ病・抑うつ症状

　Rutledge ら[23]は 27 編の研究論文をメタ解析したところ，心不全患者におけるうつ

病の有病率はおおよそ21.5%であった．このうち，質問紙を用いて診断した場合は33.6%，診断面接による場合は19.3%と差がみられた．また，慢性心不全の重症度が進むほどうつ病の罹患率が高くなることから，慢性的な疲労感や食欲低下，不眠など慢性心不全による症状，塩分制限などの食事制限や運動制限など慢性心不全の治療のための長期間にわたる生活制限が，うつ病の発症に大きく関与していると考えられる[24]．

2 | 心疾患に与えるうつ病・抑うつ症状の影響

(1) 冠動脈疾患に与えるうつ病・抑うつ症状の影響

Kronishら[25]は急性心筋梗塞または不安定狭心症の発症のために入院し，その後3か月間追跡できた患者492名を対象として，入院時と3か月後にBDIを施行した．抑うつ症状が継続している患者（入院時，3か月後ともにBDI≧10）は2時点ともに抑うつ症状がない患者（入院時，3か月後ともにBDI<10）に比べて，禁煙のアドヒアランスが低い，服薬のアドヒアランスが低い，適度な運動の継続が悪い，心疾患のリハビリテーションへの参加が悪いことがわかり，冠動脈疾患後の抑うつ症状が二次的予防行動に悪影響を与えることがわかった．

また van Melleら[26]は9編の研究について，心筋梗塞後うつ病（BDIや構造化面接などによる）を発症した患者と発症しなかった患者とを比較し，その後の心臓障害に与える影響についてメタ解析をした．その結果，心筋梗塞後のうつ病はその後の心臓障害（心筋梗塞，不安定狭心症，不整脈など）にオッズ比1.95倍の影響を与えることがわかった．同じく van Melleら[26]は6編の研究について，心筋梗塞後うつ病〔BDIやSDS（Zung Self-Rating Depression Scale）などによる〕を発症した患者と発症しなかった患者とを比較し，心臓疾患死亡率に与える影響についてメタ解析をした．その結果，心筋梗塞後のうつ病は心臓疾患死亡率に影響を与えることがわかった．Glassmanら[27]は急性冠症候群後に大うつ病を発症した患者361名を6.7年経過観察したところ，75名が死亡していた．その死亡と関連していた危険要因は，大うつ病の重症度と抗うつ薬治療無効であった．

これらの背景には，糖尿病と同じように，うつ病によってHPA系や自律神経系の活性化，炎症・免疫系の亢進（炎症性サイトカインの増加など）をはじめ，セロトニン系の機能不全（血小板凝集感受性の亢進など），血管の変化（内皮機能不全など）などの生理学的な影響が想定されている[28]．

(2) 心不全に与えるうつ病・抑うつ症状の影響

Rutledgeら[23]は，心不全に新たな抑うつ症状ないしうつ病が出現した患者を追跡した8編の研究をメタ解析し，その後の死亡や関連する新たな心臓障害との関係を調べた．その結果，心不全に新たなうつ病が併存すると併存しない患者に比べて，その後の死亡や関連する新たな心臓障害をきたす危険性は相対比で2.10になることがわかった．

3 | 診断・鑑別診断のポイント

これまでみてきたように，心疾患患者に併発する抑うつ症状やうつ病は早期に診断し，適切な治療をしないと，その後の予後にも大きな問題となってくる．心疾患患者のうつ病をスクリーニングするために，さまざまなツールが挙げられているが，図3-3 のように米国心臓協会は PHQ-2 と PHQ-9 を用いた 2 段階のスクリーニング・プロトコルを推奨している[29]．すなわち，PHQ-2 の 2 項目の質問のうち，どちらか 1 項目でも「はい」の回答が得られたときは PHQ-9 による評価に進むというものである．さらに臨床的診断の際に特に注意をしたいのは，患者に使用されている副腎皮質ステロイドや β 遮断薬・カルシウム拮抗薬などの降圧薬，抗ヒスタミン薬などの薬物によるうつ状態との鑑別である．

[PHQ-2]
この 2 週間，次のような問題に悩まされていますか？
1. 物事に対してほとんど興味がない，または楽しめない．
2. 気分が落ち込む，憂うつになる，または絶望的な気持ちになる．

少なくともどちらかの質問に「はい」と答えたら
↓

[PHQ-9]
この 2 週間，次のような問題にどのくらい頻繁に悩まされていますか？
1. 物事に対してほとんど興味がない，または楽しめない．
2. 気分が落ち込む，憂うつになる，または絶望的な気持ちになる．
3. 寝付きが悪い，途中で目がさめる，または逆に眠りすぎる．
4. 疲れた感じがする，または気力がない．
5. あまり食欲がない，または食べすぎる．
6. 自分はダメな人間だ，人生の敗北者だと気に病む，または自分自身あるいは家族に申し訳がないと感じる．
7. 新聞を読む，またはテレビを見ることなどに集中することが難しい．
8. 他人が気づくくらいに動きや話し方が遅くなる，あるいはこれと反対に，そわそわしたり，落ちつかず，ふだんよりも動き回ることがある．
9. 死んだほうがましだ，あるいは自分を何らかの方法で傷つけようと思ったことがある．

各項目について，全くない 0，数日 1，半分以上 2，ほとんど毎日 3 として合計点が 10 未満なら短期間のわずかな症状，10〜19 なら軽症から中等症，20 以上なら大うつ病と評価する．

図 3-3 米国心臓協会が推奨する冠動脈疾患患者のうつ状態のスクリーニング
(Lichtman JH, Bigger JT Jr, Blumenthal JA, et al：Depression and coronary heart disease：recommendations for screening, referral, and treatment：a science advisory from the American Heart Association Prevention Committee of the Council on Cardiovascular Nursing, Council on Clinical Cardiology, Council on Epidemiology and Prevention, and Interdisciplinary Council on Quality of Care and Outcomes Research：endorsed by the American Psychiatric Association. Circulation 118：1768-1775, 2008 より一部引用)

4 | 治療のポイント

　治療には，心疾患患者がもつ不安をはじめとするさまざまな陰性感情を理解し，うつ病による心疾患への治療に対する評価やセルフケアへの関心の低下などを考慮に入れながら，生活習慣(喫煙，アルコール，食事，運動不足など)を変え，治療アドヒアランスを保っていくことに向けて，患者が孤立しないように家族とともにサポートしていく姿勢が必要である．

　心疾患患者に併存するうつ病の薬物療法について，三環系抗うつ薬はアドレナリンα_1遮断作用により血圧低下，抗コリン作用により頻脈，キニジン様作用により徐脈，心室伝導の延長(PR，QRS，QTc間隔の延長)，心室性不整脈などをきたすため，モーズレイ処方ガイドライン[16]によれば，冠動脈疾患では避けることを推奨している．一方でSSRIについては心血管系の副作用が少なく，また血小板のセロトニン再取込みを減少させ血小板凝集能を低下させることから有用である．Taylorら[30]は心筋梗塞後に臨床面接によってうつ病と診断された1,834名を，抗うつ薬を使用した群446名(このうちSSRIを使用した患者は301名)と使用していない群1,388名に分け，心筋梗塞再発と死亡の危険率を比較検討した．その結果，抗うつ薬の中でもSSRIを使用した群で死亡の危険率と再発の危険率がいずれも有意に下がることがわかった．ただし，冠動脈疾患患者のうつ病を改善しても心血管イベント数や死亡率の改善は認めないという報告[31]もあり，身体的予後を改善するかどうかは結論が出ていない．

　SSRIのうちエスシタロプラムについては，心電図上QTc間隔の延長がみられることがあるといわれているが，その後の多数例の報告からはこれを否定するものもある[32]．したがって，伝導障害を疑われる場合は一定の注意をする必要があろう．SSRIで問題となるのは，肝代謝酵素チトクロームP450酵素(CYP)による薬物相互作用で，フルボキサミンには1A2をはじめ2C9，2C19，3A4に対して強度〜中等度の阻害作用が知られており，またパロキセチンには2D6に対する強い阻害作用が，セルトラリンには2D6に対する弱い阻害作用があり，同じ酵素によって代謝される相手の薬物の血中濃度を上げる危険性がある．一方，エスシタロプラムについてはこれらの相互作用がほとんどない．またSNRIのうちミルナシプランもこれらの相互作用はなく，デュロキセチンは2D6に対して弱い阻害作用がある．さらにNaSSAであるミルタザピンも相互作用がほとんどない．阻害される循環器用薬には1A2ではメキシレチンなどの抗不整脈薬，プロプラノロールなどのβ遮断薬，ワルファリンなどの抗凝血薬があり，2C9/2C19ではβ遮断薬，抗凝血薬がある．また，2D6では抗不整脈薬，β遮断薬，抗凝血薬が，3A4ではリドカインなどの抗不整脈薬，ニフェジピンなどのカルシウム拮抗薬がある．

　一方，治療については患者のもつ不安が病的なものでなければ，それをうまく生かすこともできる．Mykletunら[33]は集団健康調査に参加しHADSを施行した61,349名について，平均4.4年間追跡し，強い不安(HADS不安スコア≧8)や強い抑うつ(HADS抑うつスコア≧8)が冠動脈疾患で死亡する予測因子になるかどうかを調べ

た．結果は，不安はオッズ比 0.76，抑うつはオッズ比 1.23 であり，抑うつが心臓死亡に悪影響を及ぼすのに対して，不安はむしろ防御することがわかった．

5 | 特に鑑別が難しいケースとその対応

〈症例 2：55 歳，女性，主婦〉

夫・長男家族と同居．10 年前から高血圧，脂質異常症の診断で降圧薬などを服用していた．2 か月前に吐き気や冷汗を伴って左前胸部痛が出現したため，かかりつけ医を受診．心筋梗塞の疑いで救急病院循環器内科を紹介され，急性心筋梗塞の診断で緊急入院し，カテーテルによる再灌流療法を受け改善した．その後，盛んに倦怠感を訴えてリハビリテーションが進まず，リハビリテーション中に再び胸痛が出現したため，内科的な精査が実施されたが異常がなく，同じ病院の心療内科を受診．不安・焦燥感が強く，意欲の低下が目立ち，抑うつ気分や集中困難も認められたため，大うつ病と診断された．

この患者は，心筋梗塞の経験をしたことによる強い不安を抱えながら，ストレスフルな療養生活の中でうつ病が発症しており，その後の治療にも大きな支障をきたしていた．このように，セルフケアやリハビリテーションがなかなか進まないことの原因にうつ病を併存している可能性があることは多い．この患者もうつ病を的確に診断し治療するとともに，主治医や心療内科医が家族と連携して患者を支えたことにより，患者はやや不安を抱えながらもそれが返って治療アドヒアランスを保つこととなり，元の生活に復帰した．

がん

1 | がんとうつ病・抑うつ症状との関係

Mitchell ら[34]は，がん患者におけるうつ状態(うつ病・適応障害)の時点有病率について，一般のがん医療・緩和医療に分けてそれぞれ，大うつ病が平均値で 16.3%・16.5%，小うつ病が 19.2%・9.6%，適応障害が 19.4%・15.4% であり，うつ病と適応障害を加えたうつ状態はがん医療で 31.6%・緩和医療で 24.7% であったと報告している．これらうつ状態の要因[35]については，生物学的要因として，若年，うつ病の家族歴・既往，がん以外の身体疾患の併存，薬物(副腎皮質ステロイド・化学療法薬など)，がん関連要因(進行がん・低い身体活動性・疼痛や疲労感などの身体的負荷・膵臓や頭頸部などの腫瘍部位・脳腫瘍や他の腫瘍の脳転移・全脳照射)などが挙げられる．また心理的要因としては，関係性の問題(支援の乏しさを自覚・心配性あるいは回避傾向)，心的態度(楽観的傾向が少ない・否定的感情を表出できない)，自己評価が低いなどが挙げられる．さらに社会的要因としては，乏しい支援，低い社会的機

能，最近の喪失体験，ストレスの多いライフイベント，心的外傷や乱用の既往，物質使用障害などが挙げられる．そして，これらの背景にある生理学的病態としては，HPA系の不規則化(特にコルチゾールとメラトニンの日内変動)やがんの監視機構に影響を与える免疫機能の低下が関係していると考えられている[36]．

一方，うつ病ないし抑うつ症状ががんの発症に影響を与えるかについては，賛否両論があり，結論に至っていない[36]．

2 | がんに与えるうつ病・抑うつ症状の影響

がん患者がうつ状態になることによって受ける影響には，自殺の最大の原因となること[37]や，QOLの全般的低下[38]，患者家族の精神的負担の増大[39]，治療コンプライアンスの低下[40]，入院期間の延長[41]，身体症状の増強[42]などが報告されている．また，Pinquartら[43]は76編の研究をメタ解析し，うつ状態を併存しないがん患者に比べ，臨床診断によるうつ病を併存したがん患者の死亡危険率は1.17倍，また自記式評価尺度による抑うつ症状を併存したがん患者も死亡危険率は1.16倍高いことがわかった．

3 | 診断・鑑別診断のポイント

がん患者のうつ病をスクリーニングするためには，やはりPHQ-2とPHQ-9を用いた2段階のスクリーニング・プロトコルが有用である．しかし，Hollenら[44]は肺がん患者の身体症状について調べ，倦怠感84％，活動性低下81％，食欲低下57％，体重減少54％などがみられたと報告しており，うつ状態にみられる身体症状と重なるところが大きい．このように，一般のうつ病の診断基準に挙げられている身体症状は，精神科一般臨床でみられるうつ病の患者においては重要な診断項目であるが，がんやその治療の副作用によっても出現する症状であり，がん患者のうつ病の診断を難しくしている．そこで，評価項目の中に身体症状を含まないHADSを用いるのも1つの方法である．

鑑別診断としては，低活動型せん妄やスピリチュアリティが挙げられる．低活動型せん妄の症状はうつ状態のそれと共通したところがあり，時に鑑別を難しくしているが，一番のポイントとなるのは，せん妄における認知障害の程度はうつ状態におけるそれよりもはるかに重篤で広汎であり，より急激に出現する[45]ところである．一方，がん患者のスピリチュアリティには無価値感，無能感，無意味感など，うつ状態の症状と重なるものもあり，慎重に対応しなければならない．

4 | 治療のポイント

がん患者のうつ状態の治療については，一般のうつ状態の患者のそれと基本的に変

わりはなく，薬物療法と精神療法が2本の柱となる．がん患者の薬物療法について，秋月ら[46]は以下の4点の特徴を挙げている．すなわち，①がん患者では精神科一般臨床における患者と比較して内因性うつ病が少なく，反応性うつ病が多い，②進行がん患者においては経口摂取不可能な症例が多く，薬物投与経路の評価が必要である，③高齢者が多いことに加え，担がん状態，化学療法，放射線療法などのがん治療のため，さまざまな身体症状を有していることが多く，耐容性のうえで抗うつ薬の副作用に注意が必要である，④終末期症例については限られた予後を考慮する必要がある．特に④については，Lloyd-Williamsら[47]も，終末期がん患者の10％には抗うつ薬が投与されているが，そのうちの76％は死亡2週間前であり，抗うつ薬の効果が出現するには不十分であると指摘している．このように予後1か月に満たない最終末患者のうつ状態に対して，どのように治療していくかは議論の余地のあるところである．

実際の治療にあたっては，うつ状態の重症度によって使用する向精神薬を選択する．比較的軽症例ではアルプラゾラムが有用であるが，オピオイド使用中の患者では眠気，高齢者や全身衰弱者・骨転移患者ではふらつき，全身倦怠感などに注意して用いる．軽症から中等症のうつ状態の患者には，SSRIやSNRIが主体に用いられる．これらはいずれも5-HT$_3$受容体刺激作用により嘔気や嘔吐などの消化器症状をきたすことがあり，抗がん剤使用時の嘔気・嘔吐，食欲低下と重なるので注意する．また，SNRIはα_1受容体刺激作用によりオピオイド使用時の排尿障害を増強するので慎重に用いる．さらに，抗がん剤との相互作用にも一定の注意が必要である．なお，タモキシフェンは，肝臓の薬物代謝酵素であるチトクロームP450（CYP）2D6で代謝されてから活性化するため，パロキセチンがCYP2D6の作用を阻害すると，タモキシフェンの代謝を妨げ，効果を減弱するという報告から乳がん患者の死亡率を上げる危険性が指摘されたが[48]，メタ解析では否定されている[49]．SSRIやSNRIで効果がない場合や重症のうつ状態の患者には，NaSSAであるミルタザピンや三環系抗うつ薬（特に抗コリン作用や心毒性が比較的少ないアモキサピンやノルトリプチリン）を適宜用いる．その際は，抗ヒスタミン作用がオピオイド使用時の眠気を増強したり，三環系抗うつ薬では抗コリン作用がオピオイド使用時の口渇・便秘・排尿障害・眠気・せん妄を助長したりするので注意する．精神刺激薬であるペモリンは即効性があるため，予後が限られ早期の効果発現が望まれる患者やオピオイドによる眠気や倦怠感を有する患者に有用である．先にも述べたように，がん患者では経口投与が困難なこともあり，その場合はクロミプラミンの点滴静注が主体となる．また，わが国においてはスルピリドも筋注で（保険適用外ではあるが点滴静注でも）用いられるが，特に高齢者で長期に使用すると錐体外路症状が出現する可能性がある．

がん患者に対する精神療法について明智ら[50]は，支持的精神療法を基本的な治療技法として，心理的防衛機制としての否認を原則的に尊重し，治療者の逆転移に十分な注意を払いながらアプローチすることの重要性を指摘している．適応障害や軽症の大うつ病では，精神療法だけで対応できる場合も多い．

5 | 特に鑑別が難しいケースとその対応

〈症例3：74歳，男性〉

　妻と長女夫婦の4人暮らし．前立腺癌のため総合病院泌尿器科外来で通院治療を受けていたが，新たに腰痛が出現したため精査を受け，第二腰椎転移と診断された．腰痛は次第に強くなり，歩行に支障をきたすようになった．このため，夜も眠れず日常生活も1人でできず，疼痛コントロールを目的に入院した．疼痛に対してモルヒネを増量していたが，あまり改善はみられなかった．入院当初より食欲は低下していたが，さらに全身の倦怠感を訴え，よく読んでいた新聞も見出しだけ拾い読みするようになった．また楽しみにしていたラジオも聴かなくなり，臥床していることが目立つようになってきた．そのため，泌尿器科主治医からうつ状態を疑われて，緩和ケアチームにコンサルテーションがなされた．

　この患者はモルヒネの増量とともに出現した低活動型せん妄が疑われたが，意識障害をはじめ認知障害はなく，精神症状から大うつ病と診断してSSRIを使用し治療を開始した．また要因となっている疼痛の緩和が進んだこともあって，うつ状態は軽減し退院して外来通院することになった．

● 文献

1) Cole MG, Dendukuri N：Risk factors for depression among elderly community subjects：a systematic review and meta-analysis. Am J Psychiatry 160：1147-1156, 2003
2) Rouchell AM, Pouns R, Tierney JG：Depression. In：Wise MG, Rundell JR (eds)：Textbook of consultation liaison psychiatry—Psychiatry in the medically ill. pp 307-338, American Psychiatric Publishing, Washington, 2002
3) Moussavi S, Chatterji S, Verdes E, et al：Depression, chronic diseases, and decrements in health：results from the World Health Surveys. Lancet 370：851-858, 2007
4) Ali S, Stone MA, Peters JL, et al：The prevalence of co-morbid depression in adults with Type 2 diabetes：a systematic review and meta-analysis. Diabet Med 23：1165-1173, 2006
5) Mezuk B, Eaton WW, Albrecht S, et al：Depression and type 2 diabetes over the lifespan：a meta-analysis. Diabetes Care 31：2383-2390, 2008
6) 岡崎由希子，門脇 孝：概論─糖尿病とうつ─内科医の観点から．上島国利（編）：糖尿病とうつ─双方向からのパスウェイ，pp 6-8, 医薬ジャーナル社，2009
7) Golden SH, Lazo M, Carnethon M, et al：Examining a bidirectional association between depressive symptoms and diabetes. JAMA 299：2751-2759, 2008
8) Pan A, Lucas M, Sun Q, et al：Bidirectional association between depression and type 2 diabetes mellitus in women. Arch Intern Med 170：1884-1891, 2010
9) Egede LE, Ellis C：Diabetes and depression：global perspectives. Diabetes Res Clin Pract 87：302-312, 2010
10) Lustman PJ, Clouse RE：Section Ⅲ：Practical considerations in the management of depression in diabetes. Diabetes Spectrum 17：160-166, 2004
11) de Groot M, Anderson R, Freedland KE, et al：Association of depression and diabetes complications：a meta-analysis. Psychosom Med 63：619-630, 2001
12) Zhang X, Norris SL, Gregg EW, et al：Depressive symptoms and mortality among persons with and without diabetes. Am J Epidemiol 161：652-660, 2005
13) Egede LE, Nietert PJ, Zheng D：Depression and all-cause and coronary heart disease mortality among adults with and without diabetes. Diabetes Care 28：1339-1345, 2005

14) Lipman R, Sherr D：Depression screening in diabetes self-management education and support：acknowledging the elephant in the room. SelfCare 4：75-82, 2013
15) 堀川直史：糖尿病とうつ―治療の実際―リエゾン精神医学の現場から．上島国利（編）：糖尿病とうつ―双方向からのパスウェイ，pp 87-93，医薬ジャーナル社，2009
16) Taylor D, Paton C, Kapur S：The Maudsley prescribing guidelines in psychiatry, 11th edition. Wiley-Blackwell, West Sussex, 2012
17) Cheok F, Schrader G, Banham D, et al：Identification, course, and treatment of depression after admission for a cardiac condition：rationale and patient characteristics for the Identifying Depression As a Comorbid Condition（IDACC）project. Am Heart J 146：978-984, 2003
18) Thombs BD, Bass EB, Ford DE, et al：Prevalence of depression in survivors of acute myocardial infarction. J Gen Intern Med 21：30-38, 2006
19) Hance M, Carney RM, Freedland KE, et al：Depression in patients with coronary heart disease. A 12-month follow-up. Gen Hosp Psychiatry 18：61-65, 1996
20) Mallik S, Spertus JA, Reid KJ, et al：Depressive symptoms after acute myocardial infarction：evidence for highest rates in younger women. Arch Intern Med 166：876-883, 2006
21) Rugulies R：Depression as a predictor for coronary heart disease. a review and meta-analysis. Am J Prev Med 23：51-61, 2002
22) Van der Kooy K, van Hout H, Marwijk H, et al：Depression and the risk for cardiovascular diseases：systematic review and meta analysis. Int J Geriatr Psychiatry 22：613-626, 2007
23) Rutledge T, Reis VA, Linke SE, et al：Depression in heart failure a meta-analytic review of prevalence, intervention effects, and associations with clinical outcomes. J Am Coll Cardiol 48：1527-1537, 2006
24) 加藤真帆人，平山篤志：慢性心不全患者に合併するうつ病の疫学とその機序．Depression Journal 1：20-21, 2013
25) Kronish IM, Rieckmann N, Halm EA, et al：Persistent depression affects adherence to secondary prevention behaviors after acute coronary syndromes. J Gen Intern Med 21：1178-1183, 2006
26) van Melle JP, de Jonge P, Spijkerman TA, et al：Prognostic association of depression following myocardial infarction with mortality and cardiovascular events：a meta-analysis. Psychosom Med 66：814-822, 2004
27) Glassman AH, Bigger JT Jr, Gaffney M：Psychiatric characteristics associated with long-term mortality among 361 patients having an acute coronary syndrome and major depression：seven-year follow-up of SADHART participants. Arch Gen Psychiatry 66：1022-1029, 2009
28) Sher Y, Lolak S, Maldonado JR：The impact of depression in heart disease. Curr Psychiatry Rep 12：255-264, 2010
29) Lichtman JH, Bigger JT Jr, Blumenthal JA, et al：Depression and coronary heart disease：recommendations for screening, referral, and treatment：a science advisory from the American Heart Association Prevention Committee of the Council on Cardiovascular Nursing, Council on Clinical Cardiology, Council on Epidemiology and Prevention, and Interdisciplinary Council on Quality of Care and Outcomes Research：endorsed by the American Psychiatric Association. Circulation 118：1768-1775, 2008
30) Taylor CB, Youngblood ME, Catellier D, et al：Effects of antidepressant medication on morbidity and mortality in depressed patients after myocardial infarction. Arch Gen Psychiatry 62：792-798, 2005
31) Joynt KE, O'Connor CM：Lessons from SADHART, ENRICHD, and other trials. Psychosom Med 67：S63-S66, 2005
32) Thase ME, Larsen KG, Reines E, et al：The cardiovascular safety profile of escitalopram. Eur Neuropsychopharmacol 23：1391-1400, 2013
33) Mykletun A, Bjerkeset O, Dewey M, et al：Anxiety, depression, and cause-specific mortality：the HUNT study. Psychosom Med 69：323-331, 2007
34) Mitchell AJ, Chan M, Bhatti H, et al：Prevalence of depression, anxiety, and adjustment disorder in oncological, haematological, and palliative-care settings：a meta-analysis of 94 interview-based studies. Lancet Oncol 12：160-174, 2011
35) Miller K, Massie MJ：Depressive disorders. In：Holland JC, Breitbart WS, Jacobsen PB（eds）：Psycho-Oncology, 2nd ed. pp 311-318, Oxford University Press, New York, 2010

36) Spiegel D, Giese-Davis J：Depression and cancer：mechanisms and disease progression. Biol Psychiatry 54：269-282, 2003
37) Henriksson MM, Isometsä ET, Hietanen PS, et al：Mental disorders in cancer suicides. J Affect Disord 36：11-20, 1995
38) Grassi L, Indelli M, Marzola M, et al：Depressive symptoms and quality of life in home-care-assisted cancer patients. J Pain Symptom Manage 12：300-307, 1996
39) Cassileth BR, Lusk EJ, Strouse TB, et al：A psychological analysis of cancer patients and their next-of-kin. Cancer 55：72-76, 1985
40) Colleoni M, Mandala M, Peruzzotti G, et al：Depression and degree of acceptance of adjuvant cytotoxic drugs. Lancet 356：1326-1327, 2000
41) Prieto JM, Blanch J, Atala J, et al：Psychiatric morbidity and impact on hospital length of stay among hematologic cancer patients receiving stem-cell transplantation. J Clin Oncol 20：1907-1917, 2002
42) Lloyd-Williams M, Dennis M, Taylor F：A prospective study to determine the association between physical symptoms and depression in patients with advanced cancer. Palliat Med 18：558-563, 2004
43) Pinquart M, Duberstein PR：Depression and cancer mortality：a meta-analysis. Psychol Med 40：1797-1810, 2010
44) Hollen PJ, Gralla RJ, Kris MG, et al：Quality of life assessment in individuals with lung cancer：testing the Lung Cancer Symptom Scale(LCSS). Eur J Cancer 29A(suppl 1)：S51-S58, 1993
45) Breitbart W, Strout D：Delirium in the terminally ill. Clin Geriatr Med 16：357-372, 2000
46) 秋月伸哉，岡村優子，清水 研，他：がん患者のうつ病―薬物療法．Depression Frontier 2：21-25, 2004
47) Lloyd-Williams M, Friedman T, Rudd N：A survey of antidepressant prescribing in the terminally ill. Palliat Med 13：243-248, 1999
48) Kelly CM, Juurlink DN, Gomes T, et al：Selective serotonin reuptake inhibitors and breast cancer mortality on women receiving tamoxifen：a population based cohort study. BMJ 340：c683, 2010
49) Cronin-Fenton DP, Lash TL：Clinical epidemiology and pharmacology of CYP2D6 inhibition related to breast cancer outcomes. Expert Rev Clin Pharmacol 4：363-377, 2011
50) 明智龍男，鈴木志麻子，谷口幸司，他：進行・終末期がん患者の不安，抑うつに対する精神療法の state of the art―系統的レビューによる検討．精神科治療学 18：571-577, 2003

（松島英介）

第7章

薬剤性精神障害

はじめに―薬剤性精神障害の重要性

　一般治療薬の副作用として，さまざまな精神症状が高い頻度で生じる．こうした薬剤性精神障害は，適切な診断と対応・治療によって原則として回復可能である．反対に，これを見逃したときには，身体的にもより重篤な状態に至る危険性が強い．薬剤性精神障害の診断と対応・治療は重要な臨床的課題である．

　本章の主なテーマはうつ病と薬剤性精神障害の鑑別であり，特に薬剤性うつ病が問題になる．しかし，以下に述べるように，薬剤性精神障害には症状の混合と移行があり，薬剤性うつ病を取り出して対象にした研究，特に無作為化比較対照試験（randomized controlled trial；RCT）やその他の比較対照試験，大規模な研究などは意外に少ない．したがって，薬剤性うつ病についての所見が比較的明確な場合にはそれを記載するが，それ以外の場合には薬剤性精神障害全体について記載することをはじめにお断りしておきたい．

薬剤性うつ病の症状と経過の特徴

　薬剤性うつ病の症状と経過の特徴として，以下の3点を挙げることができる（表3-20）．第1の特徴は，症状が典型的ではない場合が多いことである．抑うつ気分や悲哀感が比較的軽度で，苛立ちあるいは精神運動制止が主な症状になることがまれではなく，軽度の認知機能低下を伴う場合も多い[1]．なお，薬剤性うつ病の系統的レビュー[1]には，薬剤性うつ病がDSM-Ⅲ，DSM-Ⅲ-R，DSM-Ⅳなどの大うつ病の診断基準を満たすことはないと記載されている．これは，このレビューが主にRCTを検討の対象としたことから生じた，おそらくやや極端な結果であろう．なぜならば，

表3-20　薬剤性うつ病の症状と経過の特徴

1. 症状が典型的ではない場合が多い．他の症状との混合が多い．
2. 抑うつ症状の強度が変動しやすく，過敏情動衰弱状態，幻覚妄想状態，せん妄などとの症状交代も生じる．
3. 抑うつ症状の経過は原則として薬剤使用の経過に一致する．

症例報告やオープントライアルには多くの大うつ病基準に達する症例が記載されているし，臨床的な経験でも大うつ病基準に達する薬剤性うつ病をみることはさほどまれではないからである．

第2の特徴は，抑うつ症状の強度が変動しやすく，さらに過敏情動衰弱状態，幻覚妄想状態，せん妄などとの症状交代が生じ得ることである[1]．

以上の2つの特徴は，薬剤性うつ病が感情性通過症候群であることから考えて当然であろう．すなわち，感情性通過症候群は幻覚妄想性通過症候群，健忘性通過症候群，意識障害などと流動的に移行し，症状が混在することもまれではない．

第3の特徴は，症状の経過が原則として薬剤使用の経過に一致することである．また，大多数の薬剤性うつ病は可逆性であり，薬剤を中止すれば消失する．しかし，インターフェロン（interferon；IFN）α使用中に生じたうつ病がIFN治療終了後も数か月以上続くことがあるように[2~4]，どのくらいの期間待てば抑うつ症状が消失するのかはよく知られていない．なお，薬剤性精神障害全体については，一部の抗悪性腫瘍薬による白質脳症の多くは不可逆性であり，IFNαについても軽度の認知機能障害が治療終了後長期間遷延する危険性が指摘されている[4]．

薬剤性精神障害の危険因子

薬剤性うつ病全体に共通の危険因子は知られていない．薬剤によるせん妄については，危険因子として，高齢，認知症などの慢性脳疾患の先行，重篤な身体疾患，薬物依存の既往歴や現病歴，多剤併用などが挙げられている[5]．症状の混合と移行からみて，これらはせん妄ばかりではなく，薬剤性精神障害全体にある程度共通の危険因子と考えることが可能であろう．特に多剤併用は，医師があらかじめ注意し，避けることができるという意味で重要である．

診断・鑑別診断のポイント

1 薬剤性精神障害の診断

薬剤性精神障害を診断するための第一歩は，その可能性を疑うことである．そのうえで，使用されているすべての薬剤をリストアップし，精神症状の経過と薬剤使用の経過の関係をみる．このときには，ある薬剤の変更によって他の薬剤の代謝が変化し，そのために薬剤性精神障害が起こる可能性も念頭におくべきである．

一部の薬剤については血中濃度を測定することができるので，薬剤性精神障害を疑ったときにはその測定を行う．しかし，血中濃度が治療域にあっても精神症状を引き起こし得る薬剤が多く，この方法は診断の補助手段とみるべきであろう．

可能な場合には，疑わしい薬剤の中止や他の薬剤への変更を試みる．その後の症状の変化をみることによって初めて薬剤性精神障害と診断されることもまれではない．

2 | うつ病と薬剤性うつ病を症状によって鑑別できるか

薬剤性うつ病には前述のような症状と経過の特徴がある．これは薬剤性うつ病を疑う重要な手がかりになる．しかし，こうした症状の特徴によってうつ病と薬剤性うつ病を鑑別することは避けるべきであろう．薬剤性うつ病の診断は，前項の薬剤性精神障害の診断の手順に従い，正確に行うべきである．

● 薬剤性うつ病の主要な原因薬剤

精神障害の原因となり得る薬剤は非常に多い（表 3-21）[1, 6〜9]．特に重要なものは，①精神障害の頻度が高い薬剤，および②精神障害の頻度はさほど高くないが比較的頻繁に処方されている薬剤である．この中で，薬剤性うつ病の原因になり得ると思われる薬剤は，①に含まれる副腎皮質ステロイド，IFN 製剤，インターロイキン-2，GnRH 誘導体製剤（gonadotropin-releasing hormone agonists，性腺刺激ホルモン放出ホルモンアゴニスト）などであろう．そのほかにレセルピン（アポプロン®）による薬剤性うつ病がよく知られているが，現在ではレセルピンが処方される機会は非常に

表 3-21 薬剤性精神障害の原因となり得る主な薬剤

①精神障害の発病頻度が高い薬剤
- 副腎皮質ステロイド◎
- インターフェロン製剤◎
- インターロイキン-2 製剤◎
- 抗パーキンソン薬
- オピオイド
- GnRH 誘導体製剤◎
- 抗コリン薬
- ジギタリス製剤○（ジギタリス中毒の際に抑うつ症状が生じた）
- リドカイン
- レセルピン◎

②発病頻度はさほど高くないが比較的頻繁に処方されている薬剤
- β遮断薬◎（RCT ではうつ病との関係なし）
- ACE 阻害薬◎（非無作為化比較対照試験ではうつ病との関係なし）
- カルシウム拮抗薬◎（非無作為化比較対照試験ではうつ病との関係なし）
- クロニジン◎（非無作為化比較対照試験ではうつ病との関係なし）
- メチルドパ◎（非無作為化比較対照試験ではうつ病との関係なし）
- 制吐剤として使用される D_2 受容体遮断薬
- H_1 受容体遮断薬
- H_2 受容体遮断薬◎（RCT ではうつ病との関係なし）
- 非ステロイド系消炎鎮痛薬
- 一部の抗生物質，抗菌薬，抗結核薬，抗ウイルス薬
- 抗悪性腫瘍薬
- タモキシフェン（抗エストロゲン薬）◎（RCT ではうつ病との関係なし）

◎：RCT，非無作為化比較対照試験，大規模なオープンスタディなどから，薬剤性うつ病の原因になり得ると思われる薬剤．
○：薬剤性うつ病を引き起こしたという複数の症例報告，ケースシリーズなどがある薬剤．
〔文献 1），6〜9）などに基づいて作成〕

少ない.

　そのほかに，②の比較的頻繁に処方されている薬剤の中に，薬剤性うつ病が生じたという症例報告やケースシリーズのある薬剤がある．β遮断薬，ACE（angiotensin converting enzyme）阻害薬，カルシウム拮抗薬，クロニジン（カタプレス®），メチルドパ（アルドメット®），H₂受容体遮断薬，抗悪性腫瘍薬のうち抗エストロゲン薬のタモキシフェン（ノルバデックス®）などである[1]．これらはRCTやその他の比較対照試験では薬剤性うつ病との関係が否定されている[1]．しかし，これらの試験はいずれも小規模であり，うつ病の頻度が低いことも考え合わせると，薬剤性うつ病の原因薬剤として確実に否定されたとはいえないであろう．

　特にβ遮断薬の中でプロプラノロール（インデラル®）は，他のβ遮断薬との比較研究から，薬剤性うつ病の原因になり得る可能性が指摘されている[10,11]．また，タモキシフェンも薬剤性うつ病の原因となる可能性が高いと思われるが，このときにはパロキセチンを処方しないことが重要な注意点となる．パロキセチンによってCYP2D6が阻害され，タモキシフェンの効果が減弱して，患者の生命的予後が不良になることが報告されている[12]．

特殊なケースとその対応

　この症例は筆者らがIFNα治療を受けるC型肝炎患者全員の定期的診療（リエゾンモデルの診療．原則として，IFN治療開始前，開始数日後，2週後，その後は4週に1回の診察を，半年間のIFN治療期間と治療終了の3か月後まで継続した）を行っていたときの患者である．治療終了後も精神症状が半年以上持続する場合があること，および過敏情動衰弱状態の重要性を指摘するため呈示する．

〈症例：50代，男性〉
　小児期の予防注射によって罹患したと推定されるC型肝炎のためIFN治療を受けることになった．会社を自営．活発で，勝気な性格である．治療前の面接では肝炎とIFN治療に関する心配を述べたが，通常の範囲内と判断した．治療開始時の感冒様症状に引き続く形で，易疲労，軽度の易怒性，軽度の注意・集中力の低下と回想困難などが生じた．自宅車庫で，発車するときに，ギアをバックにしてしまい，車を後壁に衝突させたこともある．これらに対しては，IFN治療中に多くの患者にみられる過敏情動衰弱状態で，回復可能なことであることを説明した．
　治療開始3か月頃（この時点で，HCV-RNAはすでに陰性化していた），以上の症状に加えて，特定の内容のない抑うつ気分，すべてに対する意欲と興味・関心の低下，浅眠，食欲不振と体重減少などが生じ，仕事も普段の半分程度しかできない状態になった．診断をIFNによる薬剤性うつ病に変更し，パロキセチンを処方した．40mg/日まで増量し，治療開始4～5か月後には，これらの抑うつ症状の強度は発病時の半分程度に軽減した．6か月で治療を終了．

その後約 2 か月で抑うつ症状はおおむね消失した．しかし，過敏情動衰弱状態の症状はその後も持続し，患者は，治療をやめれば精神症状はなくなると聞いていたのにと言い，この症状が治らないのではないかと強く心配した．このときも，このような場合が比較的まれだがあり得ること，回復することを説明．その後，この状態は治療終了から約 7 か月後にようやく消失．その後，パロキセチンも漸減，中止した．

治療のポイント

　薬剤性精神障害の対応・治療では，原因と思われる薬剤を減量または中止することが基本である．しかし，実際にはこのような処方の変更は難しいことが多く，そのときには向精神薬による対症療法が試みられる．

　向精神薬は症状に見合う薬剤が選択される．このときに注意すべきことは，意識レベルを下げ，認知機能を低下させる危険性のある薬剤をできるだけ避けることであろう．薬剤性うつ病の場合には，以下に述べるように，選択的セロトニン再取込み阻害薬(SSRI)が用いられることが多い[1]．

　また，高齢者や全身状態不良の患者も多いため，向精神薬を少量から開始し，副作用に注意しながら慎重に増量することもとりわけ重要になる．同じ理由で，できるだけ単剤処方を心がけることも忘れてはならない注意点である．

　患者と家族への説明も重要である．薬剤の副作用による精神症状であること，症状は可逆性であり，対症療法も可能であることをはっきりと述べる．特に重症身体疾患の場合，患者や家族は身体疾患に加えて，これとは無関係の精神障害にも罹患したと考えてさらに落胆することがまれではない．これに対する十分な配慮は精神療法的に大きな意味がある．また，薬剤性精神障害の頻度が高い薬剤を使用するときには，あらかじめその可能性を説明することも重要である．

主要な薬剤性精神障害

1｜副腎皮質ステロイド

(1) 精神障害の頻度と種類

　副腎皮質ステロイドによる精神障害の頻度は使用量によって異なる．Boston Collaborative Drug Surveillance Program というプロジェクトの調査結果[13]が現在もしばしば引用されるが，これによると精神障害の頻度は，プレドニゾロン換算量 40 mg/日以下 1.3%，41〜80 mg/日 4.6%，81 mg/日以上では 18.4% となる．このときの症状は，うつ状態 28〜41%，躁状態 28〜35%，躁うつ混合状態 8〜12%，精神病状態 10〜11%，せん妄 10〜13% などであり，さまざまな症状が生じるが気分の変化が最も多い[14,15]．そのほかに，軽度の認知機能低下が加わることがあり[15]，まれにステロ

イドを中止したのちも認知機能低下が改善しないことがある（ステロイド認知症）[15].

なお，ステロイドパルス療法のときの精神障害については詳しく知られていないが，躁状態の急激な発病がみられることがある[15].ステロイドの隔日使用についても，精神症状の発症頻度が低下するという報告と，ステロイドの使用日のみに気分の強い動揺が生じるという報告の両方がある[15].

(2) 経過

ステロイドの使用開始から精神障害が発病するまでの期間の中間値は10日前後であるが，4割が最初の1週以内，6割が2週以内，9割が6週以内に生じる[15].一方，ステロイドの急激な減量や中止に伴い，離脱症状として精神症状が生じることもある．多くはうつ状態だが，躁状態やせん妄もみられる[15].

(3) 危険因子

ステロイドによる精神障害の危険因子の中で，最も重要なものは上記にも示したように高用量の使用である．そのほかに，他の因子を標準化しても，女性に約2倍の頻度で生じる[1]．これに対し，年齢，精神障害の既往歴や現病歴などは危険因子ではないといわれている[1].

ステロイドは主に肝臓のCYP3A4によって代謝されるため，これを阻害する薬剤との併用でステロイドの血中濃度が上昇し，精神障害発病のリスクが高まる可能性がある[1]．高齢者，肝障害，慢性腎不全の患者においても同様のことが考えられる．

(4) 向精神薬による対症療法

ステロイドによる精神障害の治療はステロイドの減量や中止が基本である．しかし，実際にはこのような処方の変更が難しく，向精神薬による対症療法を行うことが多い．このうち，ステロイドによるうつ病には，SSRIを用いることが多い[1]．炭酸リチウムも有効であり，炭酸リチウムによる予防も可能である[1]．そのほかに，ラモトリギン，オランザピンも効果があったという症例報告がある[1]．なお，3環系抗うつ薬は症状をむしろ悪化させるといわれている[16].

2 インターフェロン（IFN）製剤

IFNは，ウイルス性肝炎，一部の悪性腫瘍，多発性硬化症などの治療に用いられている．精神障害はIFN治療の最も重要な副作用の1つである．

(1) 精神障害の頻度と種類

C型肝炎の患者がIFNαによる治療（1千万単位/日以下の使用量で6か月間治療）を受けたときに生じる精神障害の大多数はうつ病である．躁状態，幻覚妄想状態，せん妄などもみられるが，頻度は低い．これらの精神障害はIFN治療を受けるC型肝

炎患者の 10〜30% に生じる[4]．そのほかに，過敏情動衰弱状態や軽度の認知機能低下もみられ，これらの頻度は 50% を超える[2]．

(2) 経過

この場合，うつ病は治療開始から 4〜8 週以内に生じやすいといわれるが[4]，治療期間中どの時期にも発病する可能性がある[2]．治療終了後または IFN 中止後は 4〜8 週以内に症状が消失することが多いが[3,4]，比較的軽度の抑うつ症状，過敏情動衰弱状態，認知機能低下などが数か月持続することもある[2]．

(3) 危険因子

IFNα の種類によってうつ状態の発症頻度や強度に著しい差異はないことが知られている．危険因子として，高用量，高齢，重篤な身体疾患の合併，脳器質病変の存在，精神疾患の既往歴や現病歴の存在，治療開始前の強い不安，神経症的または抑うつ親和的性格傾向などが挙げられることが多い[3]．しかし，高用量と高齢は明らかに危険因子であると思われるが，その他の因子については一定の結論は得られていない．

(4) 向精神薬による対症療法

IFNα によるうつ病には主に SSRI が用いられ，有効であったという複数の症例報告がある[1]．さらに，パロキセチンの事前処方によってうつ病の発病が予防されたという RCT[17]の結果も発表されている．

(5) IFNβ

IFNβ については，多発性硬化症に使用したときにうつ病の増加はみられないことが知られている[1]．

3 インターロイキン-2

インターロイキン-2(セロイク®)は腎がん，血管肉腫などに使用される．インターロイキン-2 をその他の悪性腫瘍治療薬に併用した群と併用しなかった群を比較した小規模な RCT がある[18]．この RCT によると，DSM-Ⅲ-R の何らかのうつ病性障害と診断された患者は，インターロイキン-2 併用群では 9 人中 3 人(33%)，非併用群では 8 人中 1 人(13%)であった．また，うつ病と診断された患者には軽度の認知機能低下も認められた．

4 GnRH 誘導体製剤

GnRH 誘導体製剤は性腺刺激ホルモン放出ホルモンアゴニストであり，一時的に性

ホルモンが増加するが，数週以内に脳下垂体の性腺刺激ホルモン放出ホルモン受容体のダウンレギュレーションが生じて，黄体化ホルモン(luteinizing hormone；LH)，卵胞刺激ホルモン(follicle-stimulating hormone；FSH)が低下し，すべての性ホルモン(特に問題になるものはエストロゲンとアンドロゲンである)の分泌が減少する．日本で発売されているGnRH誘導体製剤は，ゴセレリン(ゾラデックス®)，ナファレリン(ナサニール®)，ブセレリン(スプレキュア®)，リュープロレリン(リュープリン®)，などであり，子宮内膜症〔ゴセレリン(少量)，ブセレリン，リュープロレリン〕，子宮筋腫(ナファレリン，ブセレリン)，前立腺癌と閉経前乳癌(ゴセレリン，リュープロレリン)，などに用いられている．

GnRH誘導体製剤については，比較的規模の大きなRCT[19,20]があり，自記式心理検査で抑うつ症状のスコアが有意に上昇したことが報告されている．しかし，このときの薬剤性うつ病の頻度はよくわかっていない．たとえば，抑うつ症状スコアは上昇したが，大うつ病基準に達する患者はいなかったという報告[20]がある一方，子宮内膜症で半年間治療を受けた患者16人中12人(75%)に薬剤性うつ病が生じ，このうち2人はそのために治療を中断したという報告[21]もある．

おわりに

新しい薬剤が次々に開発されている．また，ある薬剤についてそれによる精神症状が知られていなかったとしても，新たに薬剤性精神障害が発見される可能性も高い．問題発見的な姿勢で患者に接し，文献や副作用情報に目を通して古い知識を改め，新しい知識を得るように心がけることは，われわれ臨床医に要請される基本的な姿勢である．

●文献

1) Patten SB, Barbui C：Drug-induced depression：a systematic review to inform clinical practice. Psychother Psychosom 73：207-215, 2004
2) Horikawa N, Yamazaki T, Izumi N, et al：Incidence and clinical course of major depression in patients with chronic hepatitis type C undergoing interferon-alpha therapy：a prospective study. Gen Hosp Psychiatry 25：34-38, 2003
3) 細田眞司, 河野通盛, 熊田博光：慢性肝炎に対するインターフェロン治療に伴う精神症状. 精神神経学雑誌 105：768-786, 2003
4) Raison CL, Demetrashvili M, Capuron L, et al：Neuropsychiatric adverse effects of interferon-alpha：recognition and management. CNS Drugs 19：105-123, 2005
5) American Psychiatric Association：Practice guideline for the treatment of patients with delirium. Am J Psychiatry 156(5 suppl)：1-20, 1999
6) 秋山一文：医薬品による精神障害. 三好功峰, 黒田重利(編)：臨床精神医学講座第10巻器質・症状性精神障害, pp 487-510, 中山書店, 1997
7) 堀川直史. 薬剤性精神障害. 野村総一郎, 保坂 隆(編)：総合病院精神医学マニュアル, pp 57-70, 医学書院, 1999
8) 精神科治療学編集委員会(編)：症状性(器質性)精神障害の治療ガイドライン(精神科治療学21巻増刊). 星和書店, 2006
9) 寺尾 岳, 中野英樹, 奥野丈夫：医薬原性精神障害. 黒澤 尚, 山脇成人(編)：臨床精神医学講座

第17巻リエゾン精神医学・精神科救急医療，pp 112-121，中山書店，1998
10) Conant J, Engler R, Janowsky D, et al：Central nervous system side effects of beta-adrenergic blocking agents with high and low lipid solubility. J Cardiovasc Pharmacol 13：656-661, 1989
11) Head A, Kendall MJ, Ferner R, et al：Acute effects of beta blockade and exercise on mood and anxiety. Br J Sports Med 30：238-242, 1996
12) Kelly CM, Juurlink DN, Gomes T, et al：Selective serotonin reuptake inhibitors and breast cancer mortality in women receiving tamoxifen：a population based cohort study. BMJ 340：c693, 2010
13) Boston Collaborative Drug Surveillance Program：Psychiatric side effects of nonpsychiatric drugs. Semin Psychiatry 3：406-420, 1971
14) Lewis DA, Smith RE：Steroid-induced psychiatric syndromes. A report of 14 cases and a review of the literature. J Affect Disord 5：319-332, 1983
15) Sirois F：Steroid psychosis：a review. Gen Hosp Psychiatry 25：27-33, 2003
16) Hall RC, Popkin MK, Kirkpatrick B：Tricyclic exacerbation of steroid psychosis. J Nerv Ment Dis 166：738-742, 1978
17) Musselman DL, Lawson DH, Gumnick JF, et al：Paroxetine for the prevention of depression induced by high-dose interferon alfa. N Engl J Med 344：961-966, 2001
18) Walker LG, Walker MB, Heys SD, et al：The psychological and psychiatric effects of rIL-2 therapy：a controlled clinical trial. Psychooncology 6：290-301, 1997
19) Bloch M, Azem F, Aharonov I, et al：GnRH-agonist induced depressive and anxiety symptoms during in vitro fertilization-embryo transfer cycles. Fertil Steril 95：307-309, 2011
20) Toren P, Dor J, Mester R, et al：Depression in women treated with a gonadotropin-releasing hormone agonist. Biol Psychiatry 39：378-382, 1996
21) Warnock JK, Bundren JC：Anxiety and mood disorders associated with gonadotropin-releasing hormone agonist therapy. Psychopharmacol Bull 33：311-316, 1997

〔堀川直史〕

第8章 アルコール・薬物依存

はじめに

　アルコール・薬物依存の基本的病態は，物質使用に対するコントロールの喪失である．患者は強い使用欲求に襲われると，結果的に社会的活動や心身の状態に何らかの障害や危険が生じるまで，アルコールや薬物を繰り返し使用してしまう．そして生活上の障害に直面してもなお，使用量を減らしたり，使用を控えたりすることができない．

　発症の過程としては，アルコールや薬物に対する脳の感受性の高さや，物質乱用に至りやすい衝動的な性格といった遺伝負因を背景に，アルコールや薬物を入手しやすい環境因子が加わり，物質乱用に至ると推測されている[1]．アルコールや薬物の使用は，腹側被蓋野から側坐核に至るいわゆる中脳辺縁系のドパミン経路を介して報酬効果を生み出し，さらなる使用欲求を生じさせる．こうして使用を繰り返しているうちに，やがて耐性が形成されて報酬効果（正の強化）は減少し，代わって離脱症状の苦痛を回避すること（負の強化）が主たる動機となって，使用を制御することが一層困難となっていく[2]．

　周囲の助言や勧告に反抗し，アルコールや薬物の乱用を何度も繰り返してしまう依存症患者の臨床像は，全般的な活動性の低下や悲哀感の訴えを伴う抑うつ状態とは一見すると無縁なように思われるかもしれない．実際には，彼らは物質乱用という嗜癖的な行動の陰に，人知れず抑うつ状態を隠しており，それに気づくことは自殺のリスクを減らし，患者を回復へと支援していくうえで臨床上きわめて重要である．

　依存症患者が抱える抑うつ状態と依存症を併発していないうつ病とをどのようにして見分け，依存症患者が語らない，あるいは語ることができない悲しみに対して診療場面でどのように治療的にかかわっていくかが本章のテーマである．

診断・鑑別診断のポイント

1 | アルコール・薬物依存とうつ病の関係

(1) 物質誘発性うつ病と原発性うつ病

アルコール・薬物依存とうつ病との密接な関連は海外の大規模疫学研究で確認されている．1,500人近い非精神病性のうつ病患者を対象とした海外の研究では，28％に物質使用障害の併存が認められ，併存していない群と比べて単身男性の割合が統計学的に有意に高く，またうつ病の発症年齢が低く，自殺企図歴のある者の割合も有意に高かったという[3]．

うつ病とアルコール・薬物依存との関係は，うつ状態の発症時期によって，アルコールや薬物の中毒または離脱症状の最中，またはその1か月以内にうつ状態を呈する「物質・医薬品誘発性抑うつ障害」(DSM-5[4])と，それ以外の「原発性(アルコール・薬物依存とは独立した)」うつ病に大別される．43,000人以上の地域住民に対して面接調査した米国の研究では，過去1年間に物質使用障害に罹患した者のうち，うつ病を併存していた者は15.15％で，そのうち物質誘発性のうつ病を併存していた者はわずか0.65％に過ぎず，残りの大半(14.5％)はアルコール・薬物の中毒や離脱症状だけでは説明のつかない原発性のうつ病であった[5]．さらに，原発性うつ病の併存率は物質使用障害の内訳によっても異なり，アルコール依存では20.48％だが，薬物依存では39.99％と高率を示していた．

地域調査ではなく，医療機関を受診した物質使用障害患者を対象とする最近のノルウェーの調査では，純粋に物質誘発性だけのうつ病患者は全体の24％を占め，残る76％は原発性のうつ病か，原発性のものと物質誘発性のものとの混合例であった[6]．このように，医療機関受診者では物質誘発例の割合が増加するものの，全体としては原発性のうつ病併存例が大半を占めており，アルコール・薬物依存の患者にとって，単に急性中毒あるいは離脱症状の治療を受けるだけでは抑うつ状態の改善につながりにくいことが示唆される．

(2) うつ病先行型と後発型

アルコール・薬物の急性中毒や離脱では説明のつかない原発性のうつ病は，アルコール・薬物依存の発症前から存在している場合(先行型)と，発症後に続発する場合(後発型)の2通りがありうる．3,000人近いアルコール依存患者を対象としたSchuckitら[7]の研究によれば，男性患者ではアルコール依存発症後に生じたうつ病が占める割合が，アルコール依存に先行したうつ病の2倍に達したのに対し，女性患者では後発型と先行型うつ病の割合がほぼ同数であった．つまり，男性では長期アルコール使用の結果として生物学的な変化がもたらされ，さらに心理社会的にも多くの問題を抱えるようになってうつ病を併発するケースが多く，女性の場合は先にうつ病を発症し，抑うつ状態や不眠を改善しようとしてアルコール依存に陥るケースが相対

的に多いことが推測される．

　うつ病発症の時期は性差だけでなく，アルコール・薬物依存患者の自殺行動とも密接な関係がある．うつ病を併存した602人のアルコール・薬物依存患者を対象とする自殺研究によれば，全体の34.1%に自殺企図の既往が認められ，物質依存にうつ病が先行する場合は希死念慮が重症化するオッズ比が高く，断酒断薬後にうつ病が発症した場合は自殺企図の回数（平均値）が先行型と比べて統計学的に有意に高かった[8]．この研究結果から，うつ病先行型では，もともと希死念慮を抱えていた患者がアルコール・薬物の使用によって徐々に抑うつ状態を悪化させていった過程が推測され，他方，断酒断薬後にうつ病が発症した例では，アルコールや薬物の薬理効果によってかろうじて生きづらさを緩和していた患者が，断酒断薬によって有効な対処手段を失い，人生の苦痛を回避する「最終手段」として自殺企図を選択しやすいことが示唆される．

2 鑑別のための問診のポイントと解釈

　上述した疫学データから類推するならば，我々が一般の精神科外来で10人「うつ病」患者を診察すれば，そのうち約3人はアルコールや薬物の問題を抱えている可能性がある．アルコール・薬物依存を併発するうつ病患者は自殺のリスクがより高くなるため，非併発群と鑑別することは治療上重要なポイントとなる．

(1) 初診時スクリーニング

　鑑別の第一歩は当然のことながらアルコールや薬物の使用を疑うところから始まる．初診時にはどのような精神症状を主訴としていようとも，原則として全例にアルコールや向精神薬を含む薬物の過去の使用歴および現在の使用状況を確認することが望ましい．物質使用歴について問診する際には，医師は守秘義務を負っていることを事前に伝え，たとえ違法薬物を最近使用したと告白されても警察に通報はせず，まず依存症の可能性を慎重に評価する．アルコール・薬物の使用歴が確認された場合，簡易的な問診項目としては，①アルコール・薬物の使用開始年齢，②その後の使用頻度・使用量の変化，そして③アルコール・薬物使用との関連が疑われる生活上のトラブルの有無，の3点を確認する．

　通常「生活上のトラブル」とみなされるものは，家庭内や学校・職場での適応上の問題や心身の健康状態悪化，非行・犯罪行為などを指す．年を追うごとに徐々に使用頻度や量が増加し，アルコール・薬物によって何らかの生活上の問題が生じているにもかかわらず，その使用をやめたり減らしたりすることができないこと（コントロール喪失）が病歴上認められれば，依存症の可能性が高い．

　問診で依存症が疑われる場合，日本語版の自記式評価尺度を用いて確認してもよい．アルコール依存症の場合はAlcohol Use Disorders Identification Test（AUDIT）[9]が，薬物依存症にはDrug Abuse Screening Test（DAST-20）[10]が一般に用いられて

いる．AUDITでは12点以上で問題飲酒，15点以上でアルコール依存を，DAST-20では6点以上で薬物依存症を疑う．

(2) 生育歴と病歴の確認

　残念ながら，アルコール・薬物依存患者は問診の段階で自らの物質使用歴を隠したり，使用量や頻度，あるいは生活上のトラブルを過少申告したりすることが少なくない．その主たる理由は，正直に話したら「警察に通報されるのではないか」「診察や投薬を拒否されるのではないか」「ただちに断酒断薬を迫られたり，強制入院させられたりするのではないか」などといった患者側の不安や恐れにある．したがって，たとえ初診時のスクリーニングで確認されなくても，依存患者に特徴的な生育歴や現病歴があれば，併存の可能性を一度は疑ってみるほうがよい．

a アルコール・薬物依存の併存を疑う生育歴

　アルコール・薬物依存患者の生育歴の特徴は，一言でいえば「心理的孤立」にある[11]．丁寧に生育歴の聴取を重ねていくと，自らの素直な感情を周囲に表出したり，周囲から適切な共感を得たりすることが困難な環境が，年単位で続いていた例が患者には多い．身体的[12]，性的[13]，心理的虐待[14]や養育放棄[12]などは，そのような環境の最もわかりやすい例であり，アルコール・薬物依存の発症要因としてよく知られている．特に，近親者自身が加害者であるがために，幼少期の患者にとってほかに助けを求めることが事実上不可能であったり，近親者に被害を訴えても「あなたが悪い」「あなたが誘惑した」「そんな話は聞きたくない」などと非難や拒絶を受けたりしたケースでは心理的孤立は必発である．虐待の内容には性差も認められ，女性のアルコール・薬物依存患者では性的虐待歴が，男性のアルコール・薬物依存患者では身体的虐待歴が多い[15]．

　虐待や養育放棄などといった明白な生きづらさだけでなく，幼少期の患者に慢性的な緊張感や不安感を与え，患者を周囲から孤立しやすくする生育歴上のさまざまな逆境の累積（暗黙の生きづらさ）も，アルコール・薬物依存のリスク要因となる．たとえば家庭内精神障害者の存在や両親間の暴力の目撃，両親や同胞の物質乱用，両親の別居・離婚，逮捕歴のある家族の存在などは違法薬物への依存のリスクを高めることが報告されており，特にそれら生育歴上の逆境の数が増えるほど，薬物依存発症のオッズ比も増えるという[16]．アルコールについても，身体的・性的虐待歴のほか，両親の不和や離婚，家庭内精神障害者の存在，両親や同胞の物質乱用の計5項目が，14歳以下の低年齢から飲酒が始まるリスク要因として挙げられている[17]．そのほか，4～9歳時点での児童相談所・養護施設の利用歴，5～10歳時の家族内不和・緊張状態の存在も，成人後のアルコール・薬物依存発症の危険因子となる[18]．

　上述したさまざまな生育歴における逆境は，幼少期の患者にとって周囲から共感や安心感を獲得することを困難にするものばかりであり，やがて患者は安心の供給源として他者に期待しなくなっていく．アルコール・薬物の使用が慢性化し，やがてコントロールを喪失していく過程には，安心の供給源として「人」との交流に期待しなくな

る代わりに，アルコールや薬物といった「物」の薬理効果に期待するようになる信頼対象のシフト（信頼障害）が存在している[19]．

Chaplinら[20]が10～16歳の男女とその親を対象に行った実験では，冷淡であいまいな態度をとる親をもつ子どものほうが，親子の対話実験後に強い怒り反応がみられ，特にアルコール使用歴のある子どもで実験後の血圧，脈拍，コルチゾール反応が高かったという．この興味深い実験結果は，家族内コミュニケーションで安心を得ることを期待できない子どものほうがアルコールを使用しやすい可能性を示している．

もっとも，易怒的な遺伝素因をもつ子が親の冷淡な反応を誘発し，結果的にアルコール使用をもたらす，という逆の説明も不可能ではない．しかしHillら[21]の研究によれば，14～15歳時にいくら衝動的な行動特性を示していても，家庭の養育機能が保たれている群では，27歳時にアルコール依存を発症するリスクは高くならなかったという．つまり生物学的な素因よりも，長期的な信頼障害の過程のほうがアルコール依存の発症に大きな影響を与えていることが示唆される．

b アルコール・薬物依存の併存を疑う現病歴

さまざまな逆境を累積的に抱えた子どもたちは，当然のことながら，早期にさまざまな精神症状を呈するようになる．虐待を生き延びてきた子どもに発症しやすい精神障害の1つが解離性障害であり，特に一過性の健忘と複数の人格交代を伴う解離性同一性障害の場合，その1/3に多剤薬物依存の併存がみられる[22]．解離性同一性障害では88%にうつ状態も認め，人格交代を起こすことで，しばしば双極性障害の急速交代型との鑑別が困難となる．そのため，詳細な生育歴・病歴の聴取が不可欠である．

抑うつ状態の若年発症もアルコール・薬物依存の併存を疑わせる病歴上の特徴の1つである[3]．6歳の時点ですでに重度のうつ状態を呈していた子どもは，全くうつ状態のなかった子どもと比べて成人後のアルコール依存発症リスクは2倍になるという[23]．さらに小学6年から中学3年にかけて，親からみてうつ病と行為障害が悪化傾向にあった子どもは，高校3年時点でアルコール・薬物の問題が起こりやすいと報告されている[24]．

心的外傷後ストレス障害（post traumatic stress disorder；PTSD）[25]や不安障害[26]も，その後のアルコールまたは薬物使用障害の発症リスクを高めることが知られており，うつ状態に強度の不安やトラウマ関連症状も併存している場合，患者が症状の苦痛を緩和する目的でアルコールや薬物を使用していないか確認が必要である．

うつ病にアルコール・薬物依存が併存すると自殺企図の数も増えることが報告されており[3]，過去の自殺企図歴は必ず確認しなければならない．自殺企図のみならず，非致死性の自傷行為を繰り返している（特に思春期から中年期の女性）患者は，境界性パーソナリティ障害（borderline personality disorder；BPD）を疑うべきである．BPDのアルコール・薬物依存の併存率は57.4%[27]ときわめて高く，ほぼ必発といってもよいため，孤独耐性の低さや慢性的な空虚感など，一連の抑うつ状態に類似した症状を呈する自殺企図・自傷例には注意を要する．

女性うつ病患者の場合，摂食障害の併存も除外しておく必要がある．摂食障害の

37%にうつ病が，25%にアルコール・薬物乱用が併存することが知られており[28]，肥満恐怖に加えて過食嘔吐を呈する患者には，必ず下剤や利尿剤の過剰摂取についても質問し，乱用歴があるならアルコール・薬物の問題も併存している可能性を疑う．

特に鑑別が難しいケースとその対応

いずれの症例も自験例であるが，個人情報に配慮し，内容は大幅に改変している．

〈症例1：20代，女性〉
主訴：憂うつ，不安，食欲がない，死にたくなる
現病歴：上記主訴で10代後半から精神科通院歴あり．不安障害や気分障害として薬物療法を受けてきたが病状は改善しなかった．
問診結果：生育歴を詳細に聴取すると，同居していた祖父に酒乱傾向があり，祖母への暴力を幼少期から頻回に目撃していた．また気分が頻繁に変わる実母から繰り返し理由なく罵倒され，そのたびに小学生の頃から一過性に記憶が飛んだり，手首を自傷したりしていた．現病歴を再確認すると高校から不眠に対して隠れて過量飲酒するようになり，医療機関にかかるようになってからは処方薬も合わせて乱用．交際相手からは頻回の暴力を受け，不眠，不安，希死念慮が辛いときは物質乱用と自傷行為で対処していた．成人後も短時間記憶が飛ぶことは続いていた．
診断：特定不能の解離性障害，多剤（アルコール・向精神薬）依存症

解説

幼少期より祖父の暴力を目撃し，未治療の解離性障害が疑われる実母からは予測不能な暴言を受け続けており，心理的虐待の被害者である可能性が高い．小学生のような低年齢から自傷行為がみられる場合には，まず何らかの虐待の存在を疑う必要がある．そして虐待被害の証言が得られた場合には，解離症状の有無も確認したほうがよい．患者は解離性障害に関する知識も病識ももっていないほうが普通であり，援助者のほうから質問しなければ情報は得られない．幼少期からの慢性的な生きづらさに加えて，本症例のように自傷行為や解離性健忘といった精神症状が低年齢から認められ，その後も抑うつ気分や不安が遷延している場合，アルコールや薬物の乱用も強く疑うべきである．パートナーからの暴力も女性のアルコール乱用を悪化させる因子の1つとして知られており[29]，問診の際には先に本人だけ診察室に入ってもらうなど，配慮が必要である．

〈症例2：40代，男性〉
主訴：眠れない，意欲が出ない
現病歴：上記主訴で30代から精神科通院歴あり．不眠症やうつ病と診断され，複数の医療機関で薬物療法を受けてきたが病状は改善しなかった．
問診結果：実父に酒乱傾向があり，幼少期から母への暴力を目撃し，自らも殴られ

ていた．小学生の頃から抜毛癖があった．高校の時，父が家を出て両親は離婚．以降仕事が多忙な母の代わりに愚痴 1 つこぼさず，黙々と弟の世話や家事を負担していた．20 代前半，就職後から晩酌するようになった．30 代で転勤を契機に独居を始めたが，横暴な上司に対するストレスから不眠と意欲低下が悪化．周囲に心を開くことができる人がおらず，症状が辛いときは密かにアルコールと処方薬の過量摂取で対処していた．数年後，病状が改善しないため退職して実家に戻ったが飲酒は止まらず，酩酊時に「自分は働けず母に迷惑をかけている」と手首自傷することもあった．

診断：うつ病，アルコール依存症

解説

　一見すると職場のストレスを契機に発症した典型的なうつ病の病像であるが，最初の症例と同様，薬物療法に反応の乏しい抑うつ状態が遷延している本症例においても，詳細な生育歴，現病歴の確認は欠かせない．幼少期から両親間の暴力を目撃してきた（心理的虐待）だけでなく，実父から直接暴力（身体的虐待）も受け，当時は慢性的な心理的孤立状態にあったと推測される．実父に対する怒りや慢性的な不安緊張状態を緩和するため，患者は小学生の頃，抜毛という嗜癖的な行動をとっており，これも成人後のアルコール・薬物依存の発症を強く疑わせる臨床情報である．転勤後は母親や友人たちから離れて独居となり，ますます心理的孤立傾向が強まっていたところに実父の暴力的態度を彷彿とさせる上司とたまたま出会い，かつて父親に抱いていたものと同様の強い怒りが噴出すると同時に抑圧された結果，抑うつ状態を発症している．もともと幼少期より安心して頼れる他者が存在せず，我慢と過剰適応で対処してきたため，成人後も苦しい状況下で周囲に頼ることなく，アルコールという「物」に頼って単独で問題解決を図る嗜癖的行動パターンに陥っている．アルコールによる酩酊は，症例が潜在的に抱えてきた実父に対する怒りと，実父の暴力から母を守ることができなかった幼少期の罪悪感を誘発することで，自傷行為の引き金となっている点にも注意すべきである．

● 治療のポイント

1 | 問診

　アルコール・薬物依存の併存が確認された場合，治療は問診の時点からすでに始まっている．アルコール・薬物に対する依存とは，他者に対する警戒心の裏返しにほかならず，援助者の対応次第で患者の不信感は容易に再燃してしまう．援助者の言葉遣いや態度，約束事などに対する著しい過敏さと，不信感が強まったときの衝動性，易怒性が物質依存患者でしばしばみられる特徴であり，精神医療の従事者側を萎縮させ，依存患者全般に対する忌避感情の温床となっている．

　患者の人柄を熟知するまでは，援助者は相手がどのような病状であれ，たとえアル

コール・薬物をやめられていなくても，絶対に頭ごなしの説教はせず，まずは礼儀と受容的態度でもって患者に接する必要がある．患者の過敏さ，不信感の根底には「どうせ自分の気持ちはわかってもらえないんだろう」という諦めと絶望感があり，実際にそのような絶望感が生み出されるだけの心理的孤立に満ちた生育歴が多くの症例に存在している．

　したがって治療の第一歩は，生育歴を丹念にたどりながら，患者の生きづらさがどこから始まっているのか同定するとともに，「当時そのような状況だったのなら，きっとあなたは〇〇な気持ちをずっと抱えていたのではありませんか？」などと問いかけて，当時の状況だけでなく，その状況に付随していたはずの患者本人の感情を同定することにある．さらに，当時は素直な感情を表出しても周囲に受け止めてもらえなかった心理的孤立状態にあったことを指摘し，表出できない感情を抑え込むために，幼少期には爪かみや抜毛，自傷行為や非行などが，思春期以降はアルコールや薬物が必要であった可能性について，仮説を提示してみるとよい．このように，生育歴から生きづらさを同定し，生きづらさから当時の苦痛に満ちた感情を同定し，「感情をなんとか自己流で制御しようとする試み」としてさまざまな問題行動や物質依存を解釈する一連の面接は，患者に「わかってもらえた」という安心感を生み出し，強固な治療同盟を構築するうえで有用である．

2 | 対処行動の習得

　物質依存を伴う抑うつ状態の重症度は心理的孤立の程度と比例する．そのため治療同盟を確立するだけで，抑うつ気分が軽減する症例も少なくない．ただし継続的な断酒断薬を治療同盟の構築だけで実現することはきわめて困難であり，まずは援助者への信頼感を梃子にして，患者が日常場面で抱えている負の感情や物質乱用の問題について正直に援助者に語る練習を重ねてもらう必要がある．生命の危機や他害の恐れが切迫していない限り，援助者は患者に対して性急な断酒断薬の要求はせず，どのような状況や感情のときにアルコールや薬物を使うことが多いのか，機能分析[30]を行っていく．物質乱用の引き金を同定したら，引き金に対する他の適切な対処行動（アルコール・薬物の使用ではなく散歩や音楽，入浴など）について患者と話し合い，すぐに断酒断薬が成功しなくてもよいので，粘り強く試行錯誤と対処行動の改良を続けていけばよい．

3 | 薬物療法

　抑うつ気分や不眠・不安など，精神症状に対する薬物療法も，断酒断薬の完全な実現を待たずに早期に提供することが望ましい[31]．依存性の高いバルビツール系やベンゾジアゼピン系は極力使用を回避し，抗うつ薬や気分安定剤，抗てんかん薬，少量の抗精神病薬の投与を優先する．依存性や過量服薬時の安全性に配慮した薬物療法を提

供することは，患者が単独で有害なアルコール・薬物を使用する行動パターンから，援助者を頼りながら少しでも害の少ない対処行動を取る行動パターンへと移行していくための中間段階として重要な役割を果たしている．

4 自助グループへの参加

徐々にアルコール・薬物以外の対処行動に慣れてきたものの，なかなか断酒断薬を長期維持できず，患者自身，これまでのやり方に限界を感じるようになった頃が，各種自助グループ（断酒会・AA・NAなど）や回復リハビリ施設（マック・ダルクなど）の勧め時である．社会的な孤立の程度に応じて，介護ヘルパーや訪問看護，デイケアや作業所など，さまざまな精神保健福祉サービスへとつなげることも検討する．

最終的に患者が自分の困っていることを正直に援助者に伝え，薄く広く，適切な他者から援助を受けるパターンを習得した頃には，もはやアルコール・薬物は必要なくなり，孤立の解消とともに併存する抑うつ状態も改善していくものである．

● 文献

1) Ruiz P, Strain E：Lowinson and Ruiz's Substance Abuse―A comprehensive textbook, 5th ed. pp 36-106, Lippincott Williams & Wilkins, Philadelphia, 2011
2) Koob GF：Dynamics of neuronal circuits in addiction：reward, antireward, and emotional memory. Pharmacopsychiatry 42（Suppl 1）：S32-S41, 2009
3) Davis LL, Rush JA, Wisniewski SR, et al：Substance use disorder comorbidity in major depressive disorder：an exploratory analysis of the Sequenced Treatment Alternatives to Relieve Depression cohort. Compr Psychiatry 46：81-89, 2005
4) American Psychiatric Association：Diagnostic and statistical manual of mental disorders, 5th ed：DSM-5. American Psychiatric Publishing, Washington, 2013
5) Grant BF, Stinson FS, Dawson DA, et al：Prevalence and co-occurrence of substance use disorders and independent mood and anxiety disorders：results from the National Epidemiologic Survey on Alcohol and Related Conditions. Arch Gen Psychiatry 61：807-816, 2004
6) Langås AM, Malt UF, Opjordsmoen S：Independent versus substance-induced major depressive disorders in first-admission patients with substance use disorders：An exploratory study. J Affect Disord 144：279-283, 2013
7) Schuckit MA, Tipp JE, Bergman M, et al：Comparison of induced and independent major depressive disorders in 2,945 alcoholics. Am J Psychiatry 154：948-957, 1997
8) Aharonovich E, Liu X, Nunes E, et al：Suicide attempts in substance abusers：effects of major depression in relation to substance use disorders. Am J Psychiatry 159：1600-1602, 2002
9) 廣 尚典：WHO/AUDIT 日本版問題飲酒指標．千葉テストセンター，2000
10) 鈴木健二，村上 優，杠 岳文，他：高校生における違法性薬物乱用の調査研究．日本アルコール・薬物医学会誌 34：465-474, 1999
11) 小林桜児：アルコール・薬物依存症の治療―解離という観点から．和田 清（編）：依存と嗜癖―どう理解し，どう対処するか，pp 79-89, 医学書院，2013
12) Chaffin M, Kelleher K, Hollenberg J：Onset of physical abuse and neglect：psychiatric, substance abuse, and social risk factors from prospective community data. Child Abuse Negl 20：191-203, 1996
13) Kendler KS, Bulik CM, Silberg J, et al：Childhood sexual abuse and adult psychiatric and substance use disorders in women：an epidemiological and cotwin control analysis. Arch Gen Psychiatry 57：953-959, 2000
14) Schäfer I, Langeland W, Hissbach J, et al：Childhood trauma and dissociation in patients in alcohol

dependence, drug dependence, or both—A multi-center study. Drug Alcohol Depend 109：84-89, 2010
15) Danielson CK, Amstadter AB, Dangelmaier RE, et al：Trauma-related risk factors for substance abuse among male versus female young adults. Addict Behav 34：395-399, 2009
16) Dube SR, Felitti VJ, Dong M, et al：Chilhood abuse, neglect, and household dysfunction and the risk of illicit drug use：the adverse childhood experiences study. Pediatrics 111：564-572, 2003
17) Rothman EF, Edwards EM, Heeren T, et al：Adverse childhood experiences predict earlier age of drinking onset：results from a representative US sample of current or former drinkers. Pediatrics 122：298-304, 2008
18) Arteaga I, Chen C-C, Reynolds AJ：Childhood predictors of adult substance abuse. Child Youth Serv Rev 32：1108-1120, 2010
19) 小林桜児：いわゆる「パーソナリティ障害」症例におけるアルコール・薬物問題をどのように認識し，対応するか—Khantzianの「自己治療仮説」と「信頼障害」という観点から．精神医学 54：1097-1102，2012
20) Chaplin TM, Sinha R, Simmons JA, et al：Parent-adolescent conflict interactions and adolescent alcohol use. Addict Behav 37：605-612, 2012
21) Hill KG, Hawkins JD, Bailey JA, et al：Person-environment interaction in the prediction of alcohol abuse and alcohol dependence in adulthood. Drug Alcohol Depend 110：62-69, 2010
22) Putnam FW：Diagnosis and treatment of multiple personality disorder. pp 58-70, Guilford Press, New York, 1989
23) Crum RM, Green KM, Storr CL, et al：Depressed mood in childhood and subsequent alcohol use through adolescence and young adulthood. Arch Gen Psychiatry 65：702-712, 2008
24) McCarty CA, Wymbs BT, Mason WA, et al：Early adolescent growth in depression and conduct problem symptoms as predictors of later substance use impairment. J Abnorm Child Psychol 41：1041-1051, 2013
25) Chilcoat HD, Breslau N：Posttraumatic stress disorder and drug disorders：testing causal pathways. Arch Gen Psychiatry 55：913-917, 1998
26) Wolitzky-Taylor K, Bobova L, Zinbarg RE, et al：Longitudinal investigation of the impact of anxiety and mood disorders in adolescence on subsequent substance use disorder onset and vice versa. Addict Behav 37：982-985, 2012
27) Trull TJ, Sher KJ, Minks-Brown C, et al：Borderline personality disorder and substance use disorders：a review and integration. Clin Psychol Rev 20：235-253, 2000
28) Milos GF, Baur V, Muehlebach S, et al：Axis-I comorbidity is linked to prospective instability of diagnoses within eating disorders. BMC Psychiatry 13：295, 2013
29) Martino SC, Collins RL, Ellickson PL：Cross-lagged relationships between substance use and intimate partner violence among a sample of young adult women. J Stud Alcohol 66：139-148, 2005
30) パウル・エンメルカンプ，エレン・ヴェーデル（著），小林桜児，松本俊彦（訳）：アルコール・薬物依存臨床ガイド—エビデンスにもとづく理論と治療．金剛出版，pp 68-69, 2010
31) Davis L, Uezato A, Newell JM, et al：Major depression and comorbid substance use disorders. Curr Opin Psychiatry 21：14-18, 2008

（小林桜児）

第9章

精神病後抑うつ

はじめに

　精神病後抑うつ（postpsychotic depression）という名称はMcGlashanらの研究[1]と総説[2]によって定着したと考えられるが，先立つSternらの論文[3]のタイトルにもなっているように現象を素朴に記述したにすぎず，またその概念自体，必ずしも新しいものではない．Kohlerら[4]によれば，統合失調症と抑うつ症状との関連についてはKahlbaum，Kraepelin，Bleulerから言及があるが，急性精神病後の抑うつの指摘は，1920年にMayer-Gross[5]が急性精神病状態からの回復後の「絶望」について指摘しているのが嚆矢である[2,4,6]．その後，1951年のEissler[7]の「無言の時期」を除けば，以後の報告[3,8~15]はおおむね1960年代後半からとなり，「抑うつ神経衰弱」[13]，「精神病後退行」[15]などいくつか名称はあるものの，同様のものと考えられている[1]．

　日本においては，精神病後抑うつとほぼ同様の概念として，中井[16]の寛解過程論を踏まえつつ，Heinrich[17]に従って「寛解後疲弊病相」の名称を用いた永田[6]の論考によって，こうした概念が臨床医の常識として定着したと考えられる．

　しかしながら，DSM-Ⅳでは，付録の「今後の検討の対象となる基準案」に「統合失調症の精神病後うつ病性障害」として掲載され，「統合失調症の残遺期に重畳し，また，そのときのみに起こる大うつ病エピソード」[18]という定義が与えられているにとどまり，DSM-5[19]になると，この病名は消失してしまった．ICD-10では，統合失調症後抑うつの項があり，「統合失調症性疾患のあとに生ずる抑うつ性のエピソードであり，遷延することもある」[20]と記されている．

　その名称についていえば，「退行」や「疲弊」はすでにこの現象のメカニズムを想定しているわけであり，比較的無理論的な言い方としては精神病後抑うつが妥当といえるかもしれない．しかしながら，「退行」や「疲弊」ならば，それは厳密には「うつ」ではなく，翻って，急性精神病後に生ずる抑うつ様の症状が，うつの一形態として存在するのかどうかも，現状のところ完全にコンセンサスが得られているわけではない．

診断・鑑別診断のポイント

1 | 精神病後抑うつはうつなのか

　本章はうつ病性障害との鑑別に主眼をおくことを求められているわけだが，精神病後抑うつとうつ病との鑑別が問題になることは臨床的にはほとんどないといってよいだろう．精神病後抑うつでは統合失調症の幻覚妄想状態が先行して生じているわけであるから，これを単独のうつ病性障害と考えることはまずないからである．強いていえば，先行する統合失調症症状が軽微だったり潜行性だったりして観察者に気づかれないまま，精神病後抑うつが生ずるという事態を想定することはできるが，Chintalapudi ら[21]によれば，精神病後抑うつを呈する症例は，精神病症状の期間が長く，入院が頻回であるというように，軽症例はむしろ少ない可能性が高い．

　ただし，精神病後抑うつにおける「うつ」がどのようなものであるのかは，問題を孕んでいる．

　McGlashan らは精神病後抑うつを「派手な精神病症状からの回復に引き続いて起こる，抑うつ感情および/または静穏ではあっても重度のひきこもりによって示される相性の現象」[2]と定義している．統合失調症の陽性症状の活発な状態から回復する際に一過性に生じるものであるというのはいいのだが，それが抑うつ感情を特徴にするものなのか，ひきこもりを特徴とするのか，両極端がありうるかのような書きぶりである．抑うつ感情を伴わず，ひきこもり（あるいは社会からの撤退）を主とするのであれば，これは抑うつというよりも統合失調症の陰性症状を思わせるものである．

　McGlashan らは先行研究[3,8,9,11~15]の記載をもとに次のように病像を描写する．「患者はしばしば，沈み込んだうつの病像[3]や，広範囲にわたる悲しみを示す[15]．全く孤立無援で[8,15]，現在の時間からはみだし，未来に希望がないと感じている[3,14]．自分自身のことを幼く出来の悪い子どものように考える一方で，周囲の人々を完全に力強い人間ととらえる[8]．患者は彼自身の問題に対処する能力がないと訴え[8,9]，何をやっても失敗ばかりだと考える[11]．顕著な無力感，自信欠如[8]や，社会で，あるいは仕事でやっていけないという思い[11]は，すべて，重度な自己イメージの低下を示している」[2]．ただ，病像はさまざまで，一見して抑うつ的にみえても，質問すると，何も感じないなどといった無感動を示すことがある[15]．

　この記述をみると，うつ病の病態とさほど違わないようにも思われるが，自責的に自分の無能力をとらえるより，他者一般との比較の中で無力感を感じているところが特徴である．永田は寛解後疲弊病相について，明らかにうつ病に連なる病態とは一線を画すものと考えており，「急性期症状消褪直後に，ある一群の患者では，一見したところ欠陥分裂病様，あるいは，人格水準低下を思わせる行動がみられることがある」[6]と記している．関根[22]も同様の状態を「一過性残遺状態」と称して報告している．また永田[6]は寛解後疲弊病相にみられる症状を，睡眠過剰，作業能力の低下，対人関係の障害，「何かが欠けている」という内省，「負い目」の体験と列挙している．「（他者

に対して）どう振る舞っていいかわからない」とか「何かが欠けている」といった訴えは，自然な自明性の喪失[23]といってよく，これはうつ病では認められ難いであろう．

McGlashanら[2]は，精神病後抑うつの思考障害については，困惑状態[8]と集中困難[3,9]，気晴らし程度のことにも多大な労力を要する[15]，思考と会話の緩慢[8]，空っぽだといった虚無感[8,15]，罪責感や無価値感[9,13,15]などを挙げており，永田[6]が詳細に記述した2症例にもみられる所見である．これがうつ病の精神運動制止とどう違うのかといえば，Janzarik[24]がうつ病の病態を力動の縮小（dynamische Restriktion）と述べたように，うつ病の意欲低下は，一見，気力の枯渇のようにみえて，意欲はただ制限（Restriktion）された状態にあり，強い緊張を孕んでいるのに対して，精神病後抑うつでは「疲弊」という表現が適切な弛緩した印象がある．その点では，やはりうつ病よりも陰性症状を思わせる状態ということができよう．

「派手な精神病症状からの回復に引き続いて起こる」[2]という概念規定からは，精神病後抑うつには幻覚妄想状態が伴わないのが範例的といえるが，実際の症例では幻覚・妄想が若干残存していることもあるし，よく問診して初めて幻覚・妄想の存在が明らかになることもある．この場合，精神病後抑うつは統合失調感情障害の範疇でとらえられる可能性が高まる．

他方，薬物の影響も無視しがたいことがしばしばあり，過鎮静にすぎないのではないかという議論もある[2,4]．もっともこれは精神病後抑うつの鑑別診断と考えたほうがよいかもしれない．その場合は，慎重に抗精神病薬の減量を図ればよいのである．ただし，その鑑別は容易ではなく，精神病後抑うつへの三環系抗うつ薬の有効性を説くSiris[25]は，一見，精神病後抑うつのようにみえても三環系抗うつ薬が無効なものは，錐体外路症状由来の無動症（akinesia）であるとしている．

2｜精神病後抑うつの臨床的意義

精神病後抑うつは，いったいどのような機序で生ずるのだろうか．まず，統合失調症急性期の症状の中に抑うつ症状がみられるのは珍しいことではなく，単に統合失調症の一症状かもしれない．McGlashanら[1]の研究では，退院時にうつ状態（すなわち精神病後抑うつ）を認めた群も認めない群も，入院時にすでにかなり抑うつを呈している．ということは薬物療法により精神病症状は消褪したが，最初から存在していた抑うつ症状，あるいは陰性症状が残存しているだけなのが精神病後抑うつであるとも解釈できる．他方，Oosthuizenら[26]は，その治療反応性などから急性期の抑うつ症状と精神病後のそれとは異なったものであると推測している．

力動的解釈では，精神病から回復した患者が，現実に直面したり，精神病を自己の人生の汚点ととらえたりして，抑うつ的となる[3]．これはいわゆる「目覚め現象」[27]ともかかわっているだろう．Birchwoodら[28]は，精神病後抑うつを呈した症例は，自律性と社会的役割を失ったという思い，精神疾患として差別されている屈辱感と社会的地位を失ったという思い，病気に支配されているという思いをより体験しているとし

ている．他方，Chintalapudi ら[21]は精神病後抑うつを呈した症例は，核家族の出身者が多く，うつ病の既往が多く，病前の社会適応がよいとしている．

永田[6]は寛解後抑うつを情動面の病理現象としてとらえるのは一面的であり，自我のエネルギー水準の問題でとらえるのもあまりに曖昧であるとし，この状態が中井[16]のいう寛解前期の遷延化であるとしている．寛解前期において患者は消耗感，集中困難を自覚し，言語活動は低下する[16]．患者はしばしば「繭に包まれた感じ」，すなわち内的外的事象からの軽度の離隔感を保護的なものとして感じ，対人関係を煩わしく感じる一方で，1人でいるときには一種の余裕感を自覚する[16]．他方，周囲からは心的諸機能の水準低下，欠陥状態の始まりとみられやすい[16]．精神病急性期において心的エネルギーを一時的に消耗し，疲弊の状態にあるが，活動性を回復していく寛解後期に移る前段階が寛解前期であり，この段階が遷延したものとして，永田[6]は寛解後疲弊病相と形容した．付記しておくなら，McGlashan ら[2]は「統合失調症における精神病後抑うつ」と記しており，他の論者もおおむね統合失調症に特異的な現象と考えているが，「疲弊」に焦点を当てるかぎり，他の病態の急性精神病状態後についても同様の観点が成り立つ可能性がある．

加藤[29]は Kraepelin 以前の精神医学の考え方に立ち返りつつ，統合失調症にも単に気分を中核にしたのではない病相性があるとして，これを高揚病相と低迷病相と呼んだ．統合失調症急性期は，誇大的であるにしろ被害的であるにしろ日常を超えた事態に遭遇した高揚気分，それに対処する観念や行動の増大などからして，1つの高揚病相に位置づけられるが，それに引き続く精神病後抑うつは低迷病相であり，この観点からは寛解時低迷状態[30]と記述される．ここで想定されているのは，人間に限らず動物にもあるような生理的な生命力動の変動である．すなわち精神病後抑うつは急性精神病状態の疲れを癒すための目的にかなった状態とみることができる[30]．印象として，精神病後抑うつを呈しやすいのは従来いうところの妄想型であり，高揚病相といってよい激しい幻覚妄想状態に対して高力価の抗精神病薬を使用して症状を抑え込んだような場合に，低迷病相としての精神病後抑うつが起こりやすい．

この「相性の現象」[2]がどのくらい持続するかについて，McGlashan ら[2]は数週～1年以上と述べているが，Roth は3～16週[13]，Kayton は1～7か月[15]と報告している．他方，日本の研究では，関根[22]の17例は3～24か月に分布しており，永田[6]の22症例では0.5～4.6年に分布し，しかもそのうち12例は2年以上の持続であり，はるかに長い状態を視野に入れているのがわかる．

McGlashan ら[1]は，精神病後抑うつの患者は，徐々に回復して，おおむね病前の適応状態に戻ると述べ，精神病後抑うつというある種の喪を経ることでよい回復が得られるとする Roth[13]の見解，うまく経過した精神病後抑うつは，充実していて，比較的長続きする予後を生み出すという Kayton[15]の見解を紹介しているが，精神病後抑うつの予後改善効果は検証を要するとしている[2]．より新しい Kohler らの総説[4]では，抑うつの再発が多い[31]，急性精神病後の抑うつと不安は ADL の低下と密接にかかわる[32]といった研究が挙げられており，治療困難，予後不良の症候群とみなす論調

が強い．これは対象としている精神病後抑うつの内実に違いがある可能性が指摘できる．英語圏の，特に最近の研究は，精神病後抑うつの定義として，DSM-IVの大うつ病エピソードを満たすという規定を採用し，横断的な病像ではよりうつ病的な病像をとらえていると考えられる．大うつ病エピソードを満たさず，より陰性症状類似の病態も精神病後抑うつ(その場合，寛解後疲弊病相に用語を改めてもよいのだが)に含めて考えるべきかもしれないのである．

臨床ケース

持続が短くうつ状態も軽度ならば，その精神病後抑うつは臨床的関心ももたれずに終わってしまうかもしれない．そうした軽微な精神病後抑うつは少なからず存在するのではないかと思われるが，うつ様と陰性症状様の症状が一定期間持続したのちに，著明な改善を認めるような症例が範例的であろう．

〈症例1：25歳，女性〉

高校卒業後，3か月くらいで職を転々とし，その頃から被害関係念慮，幻聴が出現．翌年には独語・空笑，考想察知，妄想気分，させられ体験などが生じ，4か月の入院治療がなされた．回復過程でおどけ[33]がみられた後，絶望的となって自殺企図がなされた．

退院後は，根気がなく，読書しても頭に入らない．味噌汁のような簡単な料理も本を見ながら秤で計量しないと作れず，ひとの2～3倍時間がかかる．家族とどう接していいかわからず困る．不安で母と一緒に就寝し，昼間も母にまとわりつき，母の乳房に触れているときが一番幸せという．常識が欠けている，基礎がない，居場所がない，他人と落差を感じてしまうなどと訴える．このような状態が約4年続き，徐々に回復に向かった．この間，治療者は「このままで治るのか」という家族の不安の解消に努めつつ，患者に対するいわゆる「働きかけ」はせず，受容的な接触に終始した．

〔永田の症例[6]より作成〕

解説

一見，抑うつとみえなくはないが，McGlashanら[2]が記述しているような，思考や行動の遅さと，自己イメージの低下がみられ，それが自然な自明性の喪失の特徴ももっている点でうつ病とは異なることがわかる．当然，永田の症例なので疲弊という観点からとらえられている．

〈症例2：25歳，男性〉

大学卒業後，資格取得のために専門学校に入学した頃から，理屈っぽく多弁，妙に活動的となり，やがて奇妙な行動，緊張病性の興奮へと進展した．このため4か月の入院治療がなされた．

退院後2～4か月頃，自然に笑うことができない，感情がない，生きている幽霊

だ，誰とも会いたくない，自分がない，などと訴える．ときどき家業を手伝うが，「とにかくエネルギーを使い果たしてしまった感じだ．全身に力が入らない」．7か月頃，無感動，廃人，計算力もにぶり，判断力もないと訴える．次第に仕事を増やしていくが，「頭は空っぽな感じ，自分には未来がない，過去ばかり悔いている」と悲観する．10か月には孤立感とともに，忘れっぽさを訴えるが，他方，気持ちの余裕や判断力が出てきたという．退院後1年4か月で治療終結．以後，結婚し，子どもをもち，12年後も再発はない． 〔関根の症例[22]より作成〕

解説

関根[22]はこの症例のように自分の心身の不全感を敏感すぎるほど感じて苦しむ臨床類型を「過敏内省型」，逆に無頓着な類型を「情意鈍麻型」と称している．両者は排他的ではなく，同一症例で移行することもある．本症例はうつ病像ともかぶるところはあるが，自己イメージの低下と疲弊感が特徴である．横断的には不全感の訴えは強いが予後がよい症例で，急性期は高揚病相[29]というとらえ方が妥当で，それに継起して低迷病相[29]としての精神病後抑うつが疲弊の回復段階として機能し，良好な回復をみせたとみることができる．

〈症例3：35歳，女性〉

26歳で結婚，2子をもうけた．35歳，一過性に幻覚妄想状態を呈し数か月の治療．38歳，注察妄想や幻聴，作為体験，自殺企図を呈し，3か月半の入院治療がなされた．入院費のことを心配し，入院1か月半後，病室で縊首し救命された．薬物療法を強め，病的体験は消失した．表情は乏しく，最小限の日常生活動作のみであとはほとんどベッドに臥床して過ごしていた．「家に帰っても子どもたちに何もしてやれない」などと述べることもあるが，気がかりについて聞くと「何も気にならない」という返事が多く，一見すると無関心な態度という印象が強かった．

退院後も洗濯など多少の家事をするものの，表情乏しく，ボーッとしていることが多かった．退院3年後，徐々に活動性は回復した．現在，退院後13年となるが，若干，鈍な印象を残すものの，主婦としての日常を難なくこなしてる．

〔自験例[34]より作成〕

解説

精神病後抑うつに伴って希死念慮・自殺企図のみられることはある[2]が，本症例の自殺企図は統合失調症急性期の症状である．2回目の自殺企図後，精神病後抑うつの状態に陥ると，希死念慮はすっかり消えてしまった．その後は，うつろな表情で言葉も少なく，ほとんど臥床して過ごしており，語弊があるが「抜け殻」という印象であった．関根のいう情意鈍麻型に相当する．意欲なく，低活動性である点において，抑うつ的ではあっても，感情性の要素をほとんど欠き，陰性症状の印象が強い．しかも，それが年余にわたって持続した末に良好な寛解に至っている．

治療のポイント

　そもそも統合失調症自体が異種的な症候群であるから，精神病後抑うつもさまざまな病態が含まれている可能性が高く，また個々の症例についていえば，それぞれが複合的な病態であると考えるべきであろう．よって，治療はそれぞれの病態を些細に観察し，どのような要素が前景となっているか見極めることが第一歩といえる．

　前述のように激しい急性期症状のあとに抑うつが生ずることが多いことからして，この段階では一般的に抗精神病薬の薬用量が多い傾向にあるといってよい．まずは過鎮静や無動症を排除するために，抗精神病薬の減量の試みが必要である．そのうえで精神病後抑うつに対して積極的に薬物療法を行うかどうか判断することになる．内因性うつ病に近い症状については抗うつ薬は有効かもしれない．樋口[35]は精神病後抑うつに対してプラセボ対照試験を行った6つの研究を紹介しており，その4つで抗精神病薬に抗うつ薬（トラゾドン，アミトリプチリン，イミプラミン）の付加がまさり，あとの2つでは抗うつ薬（マプロチリン，ノルトリプチリン）とプラセボに有意差はなかった．しかしながら，Kohlerらの総説[4]でもJeczmienらの総説[36]でも，イミプラミンを有用とするSirisらの研究[25,37~39]以外は触れられていない．Kojoら[40]は後方視的な研究だが，精神病後抑うつは明らかなうつ状態の症例と発動性の低下としかいえない症例とがあるが，いずれも抗うつ薬の治療で短期に改善していると述べている．他方，Dollfusら[41]はオランザピンもリスペリドンも有効であったとして，非定型抗精神病薬を推奨している．

　こうした研究の多くは操作的診断でうつ病エピソードを満たす状態を標的にしており，永田[6]や関根[22]の想定する症例を広く含んでいない可能性が高い．精神病後抑うつが長期に及ぶのは，うつ様の状態が遷延化あるいは慢性化しているのか，単にその患者にとっては疲弊から回復するためにそれだけの時間が生理的に必要なのかは判定困難である．中井[16]はもちろん，Roth[13]やKayton[15]も，病的体験が消褪したばかりのこの時期に患者に行動を促すことの無益と危険について言及しており，薬物療法により抑うつ症状を改善し得たとして，そこで患者に行動を促す「働きかけ」をすべきかは慎重になるべきである．

　永田[6]は，患者にとって「完全に遂行できる行為である」と治療者が判断するレベルからさらに「数歩」後方に彼らの「実体」があると考え，その回復のレベルを見誤らなかった場合にかぎり「働きかけ」が有効性をもちうると述べる．さらに加藤は，精神病後抑うつは社会状況から撤退する内閉相にあたり，「この時期にはリクリエーションを含めた他者との関わりを促さず，静かに見守る必要がある」[30]とする．精神病後抑うつの出現は「急性期状態に区切りを付け，これに対する締めくくりの効果をもつというポジティブな認識のもとに，このうつ状態を低迷病相として首尾よく終わらせることが必須である」[42]．また，最近の入院期間の短縮への圧力は，陽性症状の消失とともに早期の退院を促すことになり，精神病後抑うつを臨床家の視野から隠してしまい，そこで知らず知らず無理な社会復帰への「働きかけ」がなされれば，再発や病状の

慢性化につながる恐れがある．また，永田[6]も述べるように，この時期には自殺の危険には常に留意しなければならないのだが，その危険をさらに押し上げる可能性もある．

　つまり，症状の消失にばかり目を奪われるのではなく，効率と速度を追い求める現代社会から患者を守ることも治療者の役割かも知れない．

●謝辞：加藤　敏教授，阿部隆明教授をはじめ教室の先生方からは貴重なご意見をいただきました．ここに記して深謝いたします．

● 文献

1) McGlashan TH, Carpenter WT Jr：An investigation of the postpsychotic depressive syndrome. Am J Psychiatry 133：14-19, 1976
2) McGlashan TH, Carpenter WT Jr：Postpsychotic depression in schizophrenia. Arch Gen Psychiatry 33：231-239, 1976
3) Stern MJ, Pillsbury JA, Sonnenberg SM：Postpsychotic depression in schizophrenics. Compr Psychiatry 13：591-598, 1972
4) Kohler CG, Lallart EA：Postpsychotic depression in schizophrenia patients. Curr Psychiatry Rep 4：273-278, 2002
5) Mayer-Gross W：Über die Stellungnahme auf abgelaufenen akuten Psychose. Z Gesamte Neurol Psychiatr 60：160-212, 1920
6) 永田俊彦：精神分裂病の急性期症状消褪直後の寛解後疲弊病相について．精神医学 23：123-131, 1981
7) Eissler KR：Remarks on the psychoanalysis of schizophrenia. Int J Psychoanal 32：139-156, 1951
8) Sachar EJ, Mason JW, Kolmer HS Jr, et al：Psychoendocrine aspects of acute schizophrenic reactions. Psychosom Med 25：510-537, 1963
9) Wildroe HJ：Depression following acute schizophrenic psychosis. J Hillside Hosp 15：114-122, 1966
10) Steinberg HR, Green R, Durell J：Depression occurring during the course of recovery from schizophrenic symptoms. Am J Psychiatry 124：699-702, 1967
11) Sachar EJ, Kanter SS, Buie D, et al：Psychoendocrinology of ego disintegration. Am J Psychiatry 126：1067-1078, 1970
12) Hoedemaker FS：Psychotic episodes and postpsychotic depression in young adults. Am J Psychiatry 127：606-610, 1970
13) Roth S：The seemingly ubiquitous depression following acute schizophrenic episodes, a neglected area of clinical discussion. Am J Psychiatry 127：51-58, 1970
14) Sonnenberg SM, Miller JB：Depression in resolving schizophrenia. Psychotherapy 7：111-117, 1970
15) Kayton L：Good outcome in young adult schizophrenia. Arch Gen Psychiatry 29：103-110, 1973
16) 中井久夫：中井久夫著作集—精神医学の経験，1巻分裂病．pp 115-180，岩崎学術出版社，1984
17) Heinrich K：Zur Bedeutig des postremissiven Erschöpfung-Symdromes für die Rehabilitation Schizophrener. Nervenarzt 38：487-491, 1967
18) American Psychiatric Association：Diagnostic and statistical manual of mental Disorders, 4th ed：DSM-Ⅳ-TR. American Psychiatric Publishing, Washington, 2000
19) American Psychiatric Association：Diagnostic and statistical manual of mental disorders, 5th ed：DSM-5. American Psychiatric Publishing, Washington, 2013
20) World Health Organization：The ICD-10 classification of mental and behavioural disorders：clinical descriptions and diagnostic guidelines. World Health Organization, 1992〔融　道男，中根允文，小見山実（監訳）：ICD-10 精神および行動の障害—臨床記述と診断ガイドライン．医学書院，1993〕
21) Chintalapudi M, Kulhara P, Avasthi A：Post-psychotic depression in schizophrenia. Eur Arch Psychiatry Clin Neurosci 243：103-108, 1993

22) 関根義夫：臨床精神医学の経験から．pp 33-61，創造出版，2001
23) Blankenburg W：Der Verlust der natülichen Selbstverständlichkeit. Ein Beitrag zur psychopathologie symptomarmer Schizophrenien. Ferdinat Enke Verlag, Stuttgart, 1971〔木村 敏，岡本 進，島 弘嗣（訳）：自明性の喪失―分裂病の現象学．みすず書房，1978〕
24) Janzarik W：Strukturdynamische Grundlagen der Psychiatrie. Ferdinand Enke, Stuttgart, 1988〔岩井一正，古城慶子，西村勝治（訳）：精神医学の構造力動的基礎．学樹書院，1996〕
25) Siris SG：Akinesia and postpsychotic depression：a difficult differential diagnosis. J Clin Psychiatry 48：240-243, 1987
26) Oosthuizen P, Emsley R, Niehaus D, et al：The relationships between depression and remission in first-episode psychosis. World Psychiatry 5：172-176, 2006
27) 藤井康男，早馬 俊，稲垣 中，他：Risperidone による分裂病治療―従来の抗精神病薬からの切り替えと経過追跡．臨床精神薬理 1：527-541，1998
28) Birchwood M, Iqbal Z, Upthegrove R：Psychological pathways to depression in schizophrenia：studies in acute psychosis, post psychotic depression and auditory hallucinations. Eur Arch Psychiatry Clin Neurosci 255：202-212, 2005
29) 加藤 敏：分裂病の構造力動論―統合的治療にむけて．pp 175-203，金剛出版，1999
30) 加藤 敏：統合失調症の語りと傾聴―EBM から NBM へ．pp 107-135，金剛出版，2005
31) Green MF, Nuechterlein KH, Ventura J, et al：The temporal relationship between depressive and psychotic symptoms in recent-onset schizophrenia. Am J Psychiatry 147：179-182, 1990
32) Huppert JD, Weiss KA, Lim R, et al：Quality of life in schizophrenia：contributions of anxiety and depression. Schizophr Res 51：171-180, 2001
33) 大森健一，高江洲義英，入江 茂：精神分裂病と「おどけ」と「おびえ」―分裂病寛解過程にみられた特徴的対人関係の一様式．宮本忠雄，中根 晃，小見山実，他（編）：精神病理学の展望 1―分裂病の世界，pp 74-104，岩﨑学術出版，1995
34) 小林聡幸：精神病後抑うつの典型例．精神科治療学 27：913-917，2012
35) 樋口輝彦：Postpsychotic depression. 佐藤光源（編）：シリーズ精神科症例集 2―精神分裂病Ⅱ―おもに病因・病態論の立場から，pp 269-283，中山書店，1994
36) Jeczmien P, Levkovitz Y, Weizman A, et al：Post-psychotic depression in schizophrenia. Isr Med Assoc J 3：589-592, 2001
37) Siris SG, Morgan V, Fagerstrom R, et al：Adjunctive imipramine in the treatment of postpsychotic depression. A controlled trial. Arch Gen Psychiatry 44：533-539, 1987
38) Siris SG, Adan F, Cohen M, et al：Postpsychotic depression and negative symptoms：an investigation of syndromal overlap. Am J Psychiatry 145：1532-1537, 1988
39) Siris S, Pollack S, Bermanzohn P, et al：Adjunctive imipramine for a broader group of post-psychotic depressions in schizophrenia. Schizophr Res 44：187-192, 2000
40) Kojo K, Sakamoto K, Ishigooka J：Comparison of symptoms, medications, and outcomes between postpsychotic and monopolar/bipolar depression in a long-term follow-up study. J Tokyo Wom Med Univ 83：29-37, 2013
41) Dollfus S, Olivier V, Chabot B, et al：Olanzapine versus risperidone in the treatment of post-psychotic depression in schizophrenic patients. Schizophr Res 78：157-159, 2005
42) 加藤 敏：統合失調症の語りと傾聴―EBM から NBM へ．pp 137-168，金剛出版，2005

（小林聡幸）

第10章

摂食障害

はじめに

　神経性無食欲症(anorexia nervosa；AN)，神経性大食症(bulimia nervosa；BN)を典型とする摂食障害は，心身ともに多彩な症状を呈する．DSMの診断基準[1,2]にも，自己評価が体重や体型の影響を受けることが挙げられているように，自己評価や自己像の問題は，病理の中心にある．治療においても，低い自己評価，自己嫌悪，劣等感は必ず取り上げられるものである．海外でBNの治療のスタンダードとされている認知行動療法では，これらの感情をどう扱うかが治療の中心といっても過言ではない．自己に対するこれらの否定的なイメージは，気分の低下を伴いやすい．

　このように，摂食障害患者は，ほとんどの場合抑うつ気分を伴っているが，これが大うつ病の診断を満たす場合もある．ある横断面での併存診断としての大うつ病は，ANの1.5～6割，BNの4～7割にみられるとされる[3]．生涯診断としては，ANもBNも4～8割にうつ病がみられるなど，摂食障害と大うつ病は関連が深いものである[3,4]．AN，BN患者の第1級親族には，それぞれ1～2割，1～3割にうつ病がみられ，一般人口より高い割合であることから，うつ病との生物学的親和性も指摘されている[5,6]．うつ病と摂食障害との関係について，Bulik[5]は，①うつ病は摂食障害の結果である，②摂食障害はうつ病の結果である，③摂食障害はうつ病の特殊な不全型である，④原因は同じだが，あるものはうつ病という表現型，あるものは摂食障害という表現型に発展する，⑤それぞれ別疾患だが，病因に若干共通部分がある，という5つのモデルが考えられることを指摘し，さまざまなエビデンスを検討したうえで，5つめのモデルが最も現実に近いだろうとしている．

　このように，うつ病と摂食障害は関連が深いため，「摂食障害かうつ病か」と検討した結果が「摂食障害とうつ病が併存している」という結論になる場合もある．併存といっても，それぞれの病理の始まりの時期が異なるなど，2つの異なるものが，狭義の意味で同時期に「併存」したと考えられる場合もあるが，摂食障害に由来する抑うつ気分が，ある時期「うつ病の診断基準を満たすレベルに達する」という場合もある．逆の現象として，過食過眠がみられる季節性(冬季)うつ病の患者の25.5%には「摂食障害の診断を満たす時期がある」という報告[7]もある．元々ある程度の体型への懸念をもっていたものが，うつの時期にその懸念が非常に強まった結果，両方の診断基準を

満たす状態になったという場合である.

治療面でも,うつ病と摂食障害には重なりが大きい.特に,BNでは,抗うつ薬には過食嘔吐の頻度を減らす効果があるというエビデンスがある[8,9].これは,抑うつ気分の改善を介さない直接の効果といわれている.結局,大うつ病であっても,大うつ病とBNの併存例であっても,大うつ病でないBNであっても,薬物療法の第1選択は抗うつ薬ということになる.このように,治療面での差が少ないため,日常臨床においては,ややもすると,抑うつ症状の評価があいまいなまま抗うつ薬が開始されがちである.しかし,生活指導や精神療法を行ううえでは,摂食障害の抑うつ気分がどのようなレベルにあるか,大うつ病の可能性はないのかなどについて評価することは非常に重要である.以下に,摂食障害と大うつ病の抑うつ症状の違いと,さまざまな臨床像について検討する.

診断・鑑別診断のポイント

1 | 摂食障害の診断

ANには多彩な症状があるが,DSM-Ⅳ-TRのANの定義には,4つの項目がある(表3-22).A項目は,期待される体重の85%以下の体重減少,小児においては成長の停滞,B項目は肥満恐怖,C項目は,自分の身体の重さまたは体型を感じる感じ方の障害で,この中に自己評価に対する体重や体型の過剰な影響,または現在の低体重の重大さの否認がある.D項目は3か月以上の無月経である.B項目とC項目が心理的な項目だが,特にC項目中の「自己評価に対する体重や体型の過剰な影響」が気分に影響する.低体重の深刻さの否認は,病初期には,「やせて自信がついた」「集中力が上がって何でもできる感じ」などの万能感を伴うこともあり,慢性期になると,低体重の深刻さを否認しながら抑うつ的なことが多い.DSM-5への改訂に伴い,体重に関する数値の基準と,無月経の項目が削除されたが,心理面のB項目C項目については大きな変化はない.

BNについては,DSM-Ⅳ-TR(表3-23)とDSM-5の診断項目AとBは全く同一である.A項目は,むちゃ食いエピソードの繰り返しであり,この中に,(1)短時間に大量の食物を食べる,(2)エピソードの間は食べることを制御できないという感覚があるという項目がある.B項目は,体重増加を防ぐための不適切な代償行動であり,自己誘発性嘔吐,下剤,利尿剤乱用などが挙がっている.また,絶食,過剰な運動など,嘔吐のような「即効性」はなく比較的時間のかかる体重制御法も挙げられている.C項目の頻度については,DSM-5への改訂で,3か月以上,週2回以上から週1回となった.D項目は,自己評価がANのC項目と同じく,体型および体重の影響を過剰に受けているという心理である.E項目は,DSM-Ⅳ-TRもDSM-5も同様で,ANの診断を満たす場合はANを優先するという項目である.

BNの診断項目中,気分との関係では,Aの(2)のむちゃ食い中の無力感が重要で

表 3-22　神経性無食欲症の診断基準（DSM-Ⅳ-TR）

A. 年齢と身長に対する正常体重の最低限，またはそれ以上を維持することの拒否（例：期待される体重の 85% 以下の体重が続くような体重減少；または成長期間中に期待される体重増加がなく，期待される体重の 85% 以下になる）
B. 体重が不足している場合でも，体重が増えること，または肥満することに対する強い恐怖
C. 自分の体重または体型の感じ方の障害，自己評価に対する体重や体型の過剰な影響，または現在の低体重の重大さの否認
D. 初潮後の女性の場合は，無月経，すなわち月経周期が連続して少なくとも 3 回欠如する（エストロゲンなどのホルモン投与後にのみ月経が起きている場合，その女性は無月経とみなされる）．

〔American Psychiatric Association：Diagnostic and Statistical Manual of Mental Disorders, 4th ed：DSM-Ⅳ-TR. American Psychiatric Publishing, Washington, 2000/高橋三郎，大野　裕，染矢俊幸（訳）：DSM-Ⅳ-TR 精神疾患の診断・統計マニュアル．医学書院，2004〕

表 3-23　神経性大食症の診断基準（DSM-Ⅳ-TR）

A. むちゃ食いのエピソードの繰り返し，むちゃ食いのエピソードは以下の 2 つによって特徴づけられる．
　(1) 他とはっきり区別される時間帯に（例：1 日の何時でも 2 時間以内），ほとんどの人が同じような時間に同じような環境で食べる量よりも明らかに多い食物を食べること
　(2) そのエピソードの期間では，食べることを制御できないという感覚（例：食べるのをやめることができない，または，何を，またはどれほど多く，食べているかを制御できないという感じ）
B. 体重の増加を防ぐために不適切な代償行動を繰り返す，例えば，自己誘発性嘔吐；下剤，利尿剤，浣腸，またはその他の薬剤の誤った使用；絶食；または過剰な運動
C. むちゃ食いおよび不適切な代償行動はともに，平均して，少なくとも 3 カ月間にわたって週 2 回起こっている．
D. 自己評価は，体型および体重の影響を過剰に受けている．
E. 障害は，神経性無食欲症のエピソード期間中にのみ起こるものではない．

〔American Psychiatric Association：Diagnostic and Statistical Manual of Mental Disorders, 4th ed：DSM-Ⅳ-TR. American Psychiatric Publishing, Washington, 2000/高橋三郎，大野　裕，染矢俊幸（訳）：DSM-Ⅳ-TR 精神疾患の診断・統計マニュアル．医学書院，2004〕

ある．無力感が強いと，自己嫌悪が過食を引き起こし，この後嘔吐が起き，さらに自己嫌悪が強まりまた過食をするという悪循環を止めることができない．むちゃ食い行為の間だけでなく，生活全般に無力感が強まると，大うつ病の診断基準を満たす状態となることが多い．

　D 項目については，AN 以上に，過食や嘔吐に伴う体重変化が著しいため，気分の変動も激しい．この部分は AN，BN 共通の心理であり，認知行動療法の中で中心的に扱う部分のため，認知行動療法では，AN か BN かという診断区分にはこだわらない「超診断的（transdiagnostic）」な立場もある[10]．これは，気分にも影響する重要な症状だが，この項目については，DSM では量的な基準は設けられておらず，「過剰な影響」というのがどの程度のものかは面接者の判断に委ねられている．

2 | うつ病との相違点

(1) 体型と気分の関連

ANの診断基準のC項目，BNのD項目からわかるように，摂食障害患者の自己評価は，体重の影響を大きく受ける．特にBNでは，過食に伴い，自己評価の著しい低下がみられる．このような体重に連動した気分の変動は，摂食障害の範疇である．体重の変動がないのに，朝から気分低下がみられ，この状態が長く続く場合は，摂食障害だけでは説明できず，大うつ病の可能性を考える．

摂食障害は，体型を気にし，「ダイエットが高じて」発症する疾患と考えられていることが多いが，発症の時点では，やせ願望がはっきりしないことは珍しくない．「部活が忙しくて時間もなく，疲れ過ぎて食べられなくなってやせた」「食べると腹痛があって食べられなくなりやせた」というような発症も多い．特に，思春期症例で，学校でのストレスが背景にあり，元々やせ願望はなかったという場合は，ANなのかうつ病の範疇なのか判断に迷う場合もある．古典的な症例にはやせ願望の記述がなく，ANの診断にやせ願望は必要ないという立場もある[11]．診断上は，発症時の動機よりも，いったん体重が低下した後，体重を少しでも増やすことに強い抵抗を示せば，ANと考えたほうがよい．「体重を戻さなければと思っている」というような発言がみられる場合，この発言通り，本人が食べる努力がみられればうつ病あるいは一過性の適応障害の可能性が強く，このような発言があっても，本人が摂取量を増やさず体重増加が全くみられない場合は，ANとして対応したほうがよい．

(2) 食への態度

大うつ病においても，食に関する症状は重要な症状であり，体重変動もみられる．典型的な大うつ病においては，食欲が低下し，食物を口にしても「砂を嚙む感じ」などの違和感や食に関する興味の消失が特徴的である．周囲の勧め，あるいは自らの義務感から食べようと努力はするが食べられず，体重が低下するという経過をたどる．ANは，神経性「無食欲症」という病名ではあるが，食欲が消失するケースばかりではなく，食へ強い興味関心を持ち続けている場合が多い．料理番組ばかり見たり，料理をして家族に強制的に食べさせるなどの行動もみられるが，これらは大うつ病ではみられない．

(3) 睡眠

BNの場合は，夜間に過食や自発性嘔吐があり，明け方に寝始めて昼まで寝てしまうというようなパターンが多い．大うつ病では，早朝覚醒が多い．覚醒後は気分が悪く，食欲も低下していることが多い．季節性うつ病の場合などでは，食欲不振ではなく，過食過眠がみられることがあるが，BNとは異なり，体型に対する強い懸念や罪悪感を感じながら，日頃禁じている食物を一気に食べるというような食べ方はみられず，激しい代償行動もみられない．

AN では睡眠時間が短縮する．浅眠となり，健康時に比べて 2～3 時間早く起きるという場合もある．起床時の気分は，病初期は爽快だが，慢性例では爽快感はない．起床直後から活動性が高く運動をしたりする点は，大うつ病とは異なっている．

(4) 活動性

大うつ病では，活動性が低下する．摂食障害の場合，AN では，ほとんどの場合，過活動である．体重が減ってきたのに活動性が上がり，しかも疲労感を訴えなければ AN の可能性が高い．BN ももともと活動性は高いことが多く，中等度の症状までは，過密なスケジュールをこなしながら夜中に過食嘔吐が出ているというようなケースが多い．重症になると活動性が低下し，過食の食物を買いに行く以外は家で引きこもっているという場合もある．このようなケースは，無気力などの症状からも大うつ病の範疇となることが多い．

3 | 特殊なうつ：慢性 AN の抑うつ

AN は，体重減少が始まった初期には，万能感や高揚感がみられ，「面白いほど体重が減る」，「頭が冴えて何でもできそうな感じ」などの発言が聞かれる．しかし，低体重が長期化すると，抑うつ感がみられることが多くなる．何年も低体重が続いている場合は，抑うつ感がみられる日のほうが多くなり，気分変調症または大うつ病の特徴があてはまる状況となる．このようなケースでは，うつ病に典型的な悲哀感よりも，対人不信，孤独感，厭世感などが強い．過活動や運動強迫を伴うことも多いが，「自分は休んではいけない人」といった，自己処罰を求めるような感情を訴えることも多い．「自分の行動が人に迷惑をかけてしまったのではないか」という「加害念慮」のような訴えがみられることもある．大うつ病にみられる，「自分は会社に迷惑をかけてしまった」といった，妄想的訴えにも類似するが，確信というよりは，「念慮」的な場合が多い．「我慢すればするほどよい」というような傾向も強く，この心理は，摂食障害質問紙(Eating Disorder Inventory-2；EDI-2)[12]の禁欲主義(Asceticism)サブスケールにもなっている．中世の修道女に報告されている拒食の病理[13]にも共通する部分であろう．

海外では，重症遷延性摂食障害(severe and enduring eating disorders；SEED)という病名も提唱されている[14]．操作的な診断基準が定まった診断名ではないが，臨床的には重要な概念である．長期に続いた低栄養状態と，これに伴う社会的孤立，経済的困難などを含めた概念であるが，この中で，抑うつ症状や強迫症状は中心的な症状とされている．

海外では，慢性の AN で，「自分はもう治らない」という本人の希望で，ホスピスで死亡したケースがある．この症例に対し，精神科医の立場からは，「回復しない」という判断は併存する抑うつによるものであること，1 人の医師が抱える状況では医師のほうも影響を受けるため，多職種で連携して抑うつ症状の治療にも取り組むべきであるという意見が出されている[15, 16]．

4 | 診断がさらに重なる場合のうつ：境界性パーソナリティ障害と摂食障害

摂食障害にはさまざまなパーソナリティ障害が併存するが，最も重要なのは境界性パーソナリティ障害である．trait か state かという議論があるように，思春期以降，境界性パーソナリティ障害があって，ある時期に摂食障害がみられる場合，つまり境界性パーソナリティ障害が元来の性格傾向（trait）としてみられる場合と，摂食障害の時期に限って，対人関係が不安定になったり，さまざまな衝動行為がみられるなど，過食という状況に連動した境界性パーソナリティ障害の状態（state）を示す場合とがある．いずれの場合も気分は低下するが，もともと境界性パーソナリティ障害がある場合は，自己像は不安定で，悲哀感というよりは，アンヘドニア，すなわち，何をしても楽しくないというような症状が強い．薬物療法には反応しにくい症状である．

● 特に鑑別が難しいケースとその対応

〈症例1：中学1年生，女性〉

生来健康．子どもの頃から完全癖の傾向がみられた．小学校では，学校のバレー部に所属して熱心に練習していた．小柄で体力はなかったが，クラブの練習がない日もランニングするなど，努力を重ねていた．中学でもバレー部に所属したが，他の小学校から体格がよく技術の高い生徒が多数入部し，劣等感を感じた．顧問の指導も厳しく，試合にほとんど出してもらえないため，焦りを感じた．夏休みの合宿で孤立感を感じ，食欲がなくなった．帰宅後も食事量が減った状態が続き，練習にも行かなくなった．「自分はダメな子」と泣いていることもあった．体重が3 kgほど減った頃，身体が急に軽くなり運動能力が高まったように感じられたのでランニングを再開した．徐々にランニング時間が延び，入学時に比較して6 kgの体重減少がみられたため，心配した母親に伴われて受診した．本人は，体調はよくなっているので体重を増やす必要はないと主張し，治療には拒否的であった．

解説

合宿の後の反応に抑うつ的なものがあるのは間違いない．睡眠には大きな問題がなく，この時点で診断を付けるとすれば，抑うつを主体とする適応障害ということになるだろう．その後の受診時点では，食事量の低下，過活動，低体重の深刻さの否認などがみられ，ANという診断である．ただし，病初期に抑うつ感がみられていたことから，うつへの親和性はあり，現在の一過性の気分の高揚の時期が過ぎ，経過が長引いた場合に，抑うつ感が再びみられる可能性がある．このように，思春期ケースの学校ストレスに反応した発症では，「ダイエットが高じて」というイメージとは異なる発症が多いので，注意が必要である．

〈症例2：高校1年生，女性〉

　4人兄弟の第4子．中学生の頃から朝なかなか起きられず，小児科医からは，低血圧症だが心身症的な要素もあるのではないかという説明を受けていた．束縛を嫌って部活に所属せず，マイペースな生活ぶりであった．宿題や学校の準備などを姉たちに頼りきりなのを見かねた両親が，高校からは自立させようと考え，全寮制の高校を勧めた．本人は不本意ながら入学した．入学後，友達ができず，教室でも寮でも孤立傾向であった．徐々に朝起きられない日が増え，起きた後の気分も非常に悪く，同じ敷地内の学校に行くのも困難になった．ベッドで泣いていたり，お菓子を食べていたりするため，「環境の変化による過食症では」という学校からの連絡で親が帰宅させた．帰宅後も無気力や恥ずかしさが強く，引きこもりがちであった．睡眠は浅く，悪夢が多かった．スナック菓子を一気に食べることも多いため，「過食症」の治療を本人も希望して母親とともに受診した．

解説

　受診時，本人も母親も「慣れない寮生活による過食症」という理解であった．しかし，体型については，聞かれれば「太ってしまって嫌だ」と答えるが，常に体型を気にしたり体重を量ったりしている様子はなかった．また，恥ずかしさなどの否定的感情は，寮から早々に帰ってきてしまったことに関連し，体型には連動していなかった．無気力や集中力のなさはほぼ一日中みられたが，午前中のほうが強く，午後はテレビを見るなど若干気力が回復する傾向がみられた．嘔吐など代償行動もみられなかった．これらの点から，本症例の診断は大うつ病と判断し，抗うつ薬を投与したところ，よく反応し，午前中の抑うつ気分は徐々にみられなくなり睡眠も改善した．これととともにスナック菓子の「過食」もみられなくなっている．

〈症例3：30代後半，女性，アルバイト〉

　高校2年時，進路に悩んで発症．この後，4回の入院経験がある．体重増加に対する強い抵抗感は続いており，仕事や家庭内の葛藤があるときは相談に来るが，自分のルールに縛られた生活をなかなか変えられずにいる．本人は，20年間同じ食事を続けているので体重が減るはずはないと主張するが，体重は徐々に低下傾向にある．おそらくは腸の吸収機能の低下のためと思われるが，これに合わせて食事を改善することはできていない．仕事が多忙になるなど一時的にストレスが増える時期に食事量が低下し，これに伴って，強い不安と「私のせいで正社員に迷惑をかけた」といった自責感や加害念慮が生じるというエピソードが数回ある．「加害感」には根拠がある場合とない場合がある．ストレスが去り，少し栄養状態が改善すれば，この症状はやわらぎ，「頭に栄養が行かず考え過ぎてしまった」と冷静に言えるようになる．これに伴い，抑うつ気分も改善するが完全に消失する時期はない．

解説

　典型的な慢性ANの症例である．前述のSEEDにもあてはまる．睡眠は浅眠となり睡眠時間も短縮している．ストレス下で一過性にみられる自責感や加害感は大うつ病との類似性もある．しかし，人に迷惑をかけたという加害の意識は必ずしも訂正不能ではない．本症例のような慢性AN症例が希死念慮をもつこともしばしばあるが，「何をしても自分が悪いと感じられて苦しいから死んだほうがよい」という訴えが多い．周囲に具体的にこのような迷惑をかけたから死にたいというような，大うつ病にみられる訴えはあまり多くない．いずれにせよ，この状態を抗うつ薬だけで改善させるのは無理がある．困難ではあるが，栄養改善を行いながらの治療が望ましい．

〈症例4：30代後半，女性〉

　短大卒業後，販売業についたが，接客のストレスと，祖母の介護をめぐって両親の不仲が深刻化したことが契機で過食嘔吐が始まり，精神科を受診．その時は，大うつ病の診断基準を満たすほど抑うつ症状は強くなかった．睡眠導入薬や抗うつ薬の使用により生活リズムが整い，過食嘔吐も軽快したので，通院は中断した．その後結婚し，30歳で出産．妊娠中は特に問題はなかった．「マタニティーブルー」が長かった気がするが，自然に解消したという．その後約2年はパートの仕事をしながら元気だったが，子どもに発達障害が指摘され，相談に通っているうちに疲労感を感じるようになった．職場で責任ある仕事を任され，また，子どもを普通学級に入学させたいと，家での課題指導にも時間をかけていたところ，集中困難，浅眠，早朝覚醒などがみられるようになった．食欲はあまりないが，時々やけ食い的に大量の食事を食べることがあり，過食症の再発が心配で受診した．

解説

　このケースにはBNの既往があり，ストレス解消の方法としてむちゃ食いが用いられているのは間違いないが，2回目の受診時の診断は，早朝覚醒や集中困難などの症状から大うつ病だと思われる．実際，抗うつ薬の投与で，抑うつ症状は軽快した．時に「やけ食い」がみられる傾向は残っているため，BN，大うつ病両方の再発の可能性を考えて経過を観察する必要がある．

● 治療のポイント

　摂食障害とうつ病とは非常に近い関係にある．食の問題と気分低下の両方がみられるケースは少なくなく，「閾値下」まで含めれば併存率は高い．特に，主な診断が過食症の場合，閾値下も含めれば，気分の問題がないものは少ないといえる．これに比較すると，大うつ病の時期に摂食障害関連症状が出る率は高くはないが，症例2のようなむちゃ食い行為を伴う病像もある．また，抑うつ症状と摂食障害の併存例で，過食を恥ずかしく思っているケースでは，過食のことを長く語らず，治療が進んでから

「実は食の問題が」という話が出る場合もあることには注意しておく必要がある．これらをふまえ，本人や家族の自己診断が「過食症」「うつ病」であっても，他の症状がみられる可能性を念頭におき，病理の全体像をつかむのがまず治療のポイントである．自己診断が「過食症」の場合，食の話題が中心になりがちだが，睡眠のパターンや気分の日内変動などについて詳しく聞くことが重要だと言えるだろう．

　BN については，薬物療法としては抗うつ薬，特に選択的セロトニン再取込み阻害剤(selective serotonin reuptake inhibitor；SSRI)が第 1 選択である．NICE(National Institute for Health and Care Excellence，英国国立医療技術評価機構)ガイドラインでは，薬物療法は，初期治療として，認知行動療法の簡易版であるセルフヘルプ的対応の代替として，あるいは追加治療として試してみてもよいという位置付けである[8,9]．また，薬物療法の長期の効果は不明であることを説明してから使い始めること，また，効果が出るときはすぐ効果が現れることを本人に説明すべきとしている[8,9]．海外では，薬物で効果がなければ，認知行動療法など心理的治療が実施されるが，日本では，薬物療法のみが継続されることが少なくない．エビデンスに従うならば，治療のスタート時点で抑うつ状態の評価を行い，大うつ病の併存のない BN ならば，抗うつ薬だけの治療を続けるのではなく，生活指導や心理的相談に重点をおくべきであろう．

　AN の抑うつ症状については，薬物療法のエビデンスは少ない．NICE ガイドラインでは，極端な低栄養状態の抑うつなどの精神症状は，体重増加と共に改善する可能性もあるので，薬物療法の開始は慎重に行うことを勧めている[8,9]．症例 3 の例が示すように，必ずしも大幅な体重増加がなくても，栄養状態の変化により精神症状は変化する．

　近年，摂食障害，特に過食症をもちながら出産する女性が増えている[17,18]．過食嘔吐症状は，妊娠中は症状が軽減することが多いが，半数以上では産後に悪化がみられる．また，これと同時に産後のうつ病もみられることがある．重症例には薬物療法を勧めるが，授乳期は薬物療法を望まない症例も多い．軽症の場合は，生活リズムの正常化，育児や家事の援助，ストレス軽減の援助など，家族への指導も含めたきめ細かい対応が必要である[17]．

　摂食障害患者は，精神科医療機関だけでなく，学生相談室，自治体の女性相談，育児相談機関などさまざまな場所に相談に行っている．このような場では，本人の自己診断が「過食症」「摂食障害」の場合，併存するうつ病が見逃される場合もある．関連職種への啓発も重要だといえるだろう．

● 文献

1) American Psychiatric Association：Diagnostic and Statistical Manual of Mental Disorders, 4th ed：DSM-Ⅳ-TR. American Psychiatric Publishing, Washington, 2000〔髙橋三郎，大野　裕，染矢俊幸(訳)：DSM-Ⅳ-TR 精神疾患の診断・統計マニュアル．医学書院，2003〕
2) American Psychiatric Association：Diagnostic and Statistical Manual of Mental Disorders, 5th ed：DSM-5. American Psychiatric Publishing, Washington, 2013

3) 切池信夫：摂食障害とうつ病．臨床精神医学 29：997-1002, 2000
4) Halmi, K：Current concepts and definitions. In：Szmukler G, Dare C, Treasure J (eds)：Handbook of eating disorders：Theory, treatment and research. pp 29-42, Wiley, Chichester, 1995
5) Bulik CM：Anxiety, depression, and eating disorders. In：Fairburn CG, Brownell KD (eds)：Eating disorders and obesity, 2nd ed：a comprehensive handbook. pp 193-198, The Guilford Press, New York, 2002
6) Kendler KS, Walters EE, Neale MC, et al：The structure of the genetic and environmental risk factors for six major psychiatric disorders in women. Phobia, generalized anxiety disorder, panic disorder, bulimia, major depression and alcoholism. Arch Gen Psychiatry 52：374-383, 1995
7) Gruber NP, Dilsaver SC：Bulimia and anorexia nervosa in winter depression：lifetime rates in a clinical sample. J Psychiatry Neurosci 21：9-12, 1996
8) National Collaborating Centre for Mental Health：Eating Disorders；National Clinical Practice Guideline CG9. available from http://www.nice.org.uk/nicemedia/live/10932/29220/29220.pdf (2013.10.29 accessed)
9) 西園マーハ文：摂食障害治療最前線：NICE ガイドラインを実践に活かす．中山書店，2013
10) Fairburn CG：Cognitive behavior therapy and eating disorders. The Guilford Press, New York, 2008〔切池信夫(監訳)：摂食障害の認知行動療法．医学書院，2010〕
11) Hsu LK, Lee S：Is weight phobia always necessary for a diagnosis of anorexia nervosa? Am J Psychiatry 150：1466-1471, 1993
12) Garner DM：Eating Disorder Inventory-2：Professional Manual. Psychological Assessment Resources, Odessa, 1991
13) Brumberg JJ：Fasting girls. Harvard University Press, Cambridge, 1988
14) Robinson P：Severe and enduring eating disorder(SEED). Wiley-Blackwell, Chichester, 2009
15) 西園マーハ文：摂食障害患者にホスピス治療はあり得るか？―慢性神経性食欲不振症例の治療計画．精神科治療学 15：569-574, 2000
16) Williams CJ, Pieri L, Sims A：Does palliative care have a role in treatment of anorexia nervosa? We should strive to keep patients alive. BMJ 317：195-196, 1998
17) 西園マーハ文：産後メンタルヘルス援助の考え方と実践―地域で支える子育てのスタート．岩崎学術出版社，2011
18) 西園マーハ文：摂食障害と妊娠出産．精神科治療学 28：573-577, 2013

（西園マーハ文）

第11章

PMDD，更年期障害

はじめに―女性を診たら月経を思う

1 | 月経前不快気分障害の診断カテゴリーの独立

　DSM-Ⅳ-TR では「今後の研究のための基準案」にとどめられていた月経前不快気分障害（premenstrual dysphoric disorder；PMDD）が DSM-5 では正式な診断カテゴリーを付与された．年齢と性差から多くを知り得るのは医学全般にいえることで，むろん精神科も例外ではない[1]．臨床家がうつ病診療の場面で年齢と性差をこれまで以上に強く意識し，経験知を蓄積，継承していくことを DSM-5 は強く促している．

　具体的には女性の抑うつを診る場合，表 3-24 のような着眼点があるだろう．ここで挙げた 6 点は押さえておきたいポイントである．DSM-5 における診断基準については後述する．

　原因論を排し，あくまでも横断的症状ベースで作成される DSM に「月経」という原因論が持ち込まれることに，「DSM としての一貫性がない」とある種の違和感を感じる臨床家もあろうが，たとえば心的外傷を前提とした PTSD があるように，唯一の例外ではないことは付言しておく．

2 | 総称としての更年期障害

　更年期障害という切り口では DSM-5 への掲載はない．45〜55 歳の生殖不能期への移行期（すなわち更年期）に生じる多種多様な症候群である．さまざまな自律神経症

表 3-24　生殖可能年齢の女性の抑うつを診る着眼点

(1) 月経周期の有無
(2) 月経は正順か不順か
(3) 月経発来は何歳か（閉経は何歳か）
(4) 性交渉の経験（何歳からか），セックスパートナーの有無
(5) 妊娠，出産，および人工妊娠中絶経験の有無
(6) 月経周期と精神症状・自律神経症状（頭痛，腰痛，倦怠感，発熱，性欲，食欲，睡眠，腸管運動）に関連はあるか，それはいつから始まったか

状，精神症状を呈するが，その原因は内分泌学的変化に強く関連があると思われるもの，ライフサイクルの中での心理・社会的な変化に基づくと推測されるもの，あるいはその両者が複合的に影響していると考えられるものがある．

しかし病因と臨床像を一対にすることはきわめて困難であり，かつあまり意味がない．むしろ，神経内分泌学的視点も，心理・社会的な視点ももちながら，多角的に更年期の女性を診る必要がある．「更年期障害」という用語にはスティグマが比較的少なく，したがって患者も自然と理解し受け入れやすいので，診断学的にはともかく実臨床上は自律神経失調症や神経衰弱のような「便利な」用語である．

3 | 男性には想像することが難しい

筆者は海外留学中，日本人以外の女性の同僚から「今日は月経前症候群（premenstrual syndrome；PMS）が辛いから早退する」と平然と言われるまで，いかに月経が女性にとって精神的・身体的苦痛を伴うものなのか，ほとんど理解していなかった．「イライラして考えがまとまらない．PMSだ」と苦しそうな表情を浮かべて仕事を中断して帰宅する，「PMSで今日はダメ．絶対無理．後よろしく！」という電話を一本くれただけで，貴重な試薬とマウスが行動実験を待っているというのに，ラボに朝から出て来ない，そんな女性研究者は日本にはいないだろう．だが留学先にはいた．多くの国から留学生が集まるラボであったから，筆者の同僚が特別変わっていた，ということもなさそうである．もちろん出身国，宗教，またパーソナリティーによって程度の差はあったが，日本ではこのような経験をしたことがなかった．PMSをあまり隠さない彼女たちにも，それを理解し，公私両面でカバーしようとする男性たちにも大変驚かされた．

日本人女性の忍耐強さは驚異的である．月経痛，頭痛すら表に出すことはない．公の場では表情ひとつ変えないのだ．実際はこれほど苦しいものだということは，男性の精神科医は知っておくべきだろう．帰国後，医学部で性差医学の講義を一単位担当しているが，このような話をすると「よくぞ言ってくれました！」というアンケートを女子学生からたくさんいただいている．

更年期障害という用語は世間一般に浸透しており，PMDDよりは患者の意思によって秘されることが少ないかもしれない．しかし更年期を迎える年齢は個人差が大きいため，自覚症状が自身の更年期障害によるものであることに気がつかない患者はいるかもしれない．40歳後半のうつ病を診たら，医師の側から「閉経に向けた体の変化が始まっている可能性」に気づく必要がある．前述のように，生殖機能の衰え（外因），心理・社会的な役割の変化（心因），あるいは大うつ病性障害（内因）のどれか，と決めつけるのではなく，内因○%，外因○%，心因○%ととらえるようにしたい．

4 | 男性が女性の気持ちを理解できない理由

　男性と女性では脳の構造・機能が異なっている．たとえば性的二形核と呼ばれる特定の脳部位では体積と神経細胞のシナプスの密度が異なる．脳の構造が解剖学的に異なるうえに，神経内分泌の異なる修飾が加わる．女性の血中エストロゲン濃度の一生を通じたダイナミックな変化に比べて，初老期からの男性のテストステロン濃度の低下は緩徐である．このため，男性と女性は，全く異なった感情，認知，行動をとる．ほ乳類，たとえばマウス，ラットでは詳しく調べられており，半世紀近い実験医学の歴史がある．

　2013年現在，毎月1つくらいの頻度で精神疾患の原因遺伝子候補が報告されている．その根拠の1つは多くの場合，該当する遺伝子を破壊した遺伝子改変マウスの異常行動のデータである．大きく飛躍して「…病のモデル動物の作成に成功した」と主張することもある．しかし，ほぼ例外なくそうした論文には決定的な弱点がある．雄マウスしか実験に用いないのである．雄雌の言及すらない論文も多い．雌マウスを避ける研究者たちの気持ちはよく理解できる．マウスは4日周期で性周期がまわっている．後述するPMDDの診断基準にあるような精神症状が4日ごとに出現すると仮定すれば，実験系としては非常に厄介だ．方法論として大変困難であり，かつその解釈も非常に難しい．

　しかし多くの精神疾患には性差があることは揺るぎない事実である．うつ病もアルツハイマー病も女性に多い．そもそも人口の半分は女性である．女性を無視したモデルマウスを精神疾患モデルマウスと呼ぶことには筆者には強い抵抗感がある．逆にいえば，そのマウスで行動の性差をも検討していれば，非常に優れた業績と考えられる．

　脳の性差研究，特に行動神経内分泌学を例に挙げた（興味がある読者は拙文をご参照いただきたい[2]）．男性が女性になりきって，女性が体験する病苦を同じように感じ取ろうとしても，それは不可能だということをわざわざ指摘しておきたかったためである．男性には子宮も卵巣も乳房もない．出産も月経も経験することができない．そして脳の構造が異なっており，全く別の神経内分泌系制御を受ける．解剖学の知識，あるいはプロスタグランジンなどといった生化学的な知識を通して「痛み」，「月経痛」の想像はできても，月経の本当の困苦に思いを馳せることは容易でない．そこで「共感」はできなくとも「想像」する努力を惜しまないことが重要になってくる．外国人女性研究者が日々，女性特有のつらさを包み隠さず聞かせてくれた（聞かされた？）留学中の経験は，筆者の想像力を高めてくれた．

　なお，自分の体には起こりえない症状だからこそ，（想像への努力を十分に踏まえたうえで）クールに対応できるかもしれない．女性が女性医師の診察を希望する場合もあるが，むしろ男性医師の診察を望むこともある．男性医師のほうが話しやすい，という理由からだ．クールに淡々と話を聞いてもらいたい，という場合もあるので，男性が女性の抑うつを診るうえで，圧倒的に不利という結論にはならない．

5 | 女性がPMSを訴えやすい環境整備を，男性は理解を，女性は主張を

　筆者が留学していたラボでは，PMSは実験を中断して帰宅したり数日休んだりする完璧かつ正当な理由であり，男性もそれを当然のこととして受け入れていた．私のラボは超福祉大国にあり研究所といえども労働監督署の厳しい監視の下にあったことや，センター長がスウェーデン生まれのスウェーデン人であり，またボスがカナダ生まれのスウェーデン永住権をもつ女性であった（一般に男女平等の意識は高い）こと，また生理学者が集まる生殖内分泌学のラボなのでその特殊性など，一般的な日本の職場や学校との文化の違いは考慮する必要がある．しかし日本の女性は，一般に月経に伴う苦痛を自ら公言することはほとんどないのではないか．何もないように平然と装うことが美徳とされているように思えてならない．その忍耐に関して，日本人男性はあまりにも無知で無頓着である．

　PMSがあまりにひどければ早退や出勤停止を推奨したほうが，むしろ生産性は高まる可能性がある．通常とは異なる体の異変に気づいてもらい，必要があれば婦人科外来の受診を促す必要もあろう．PMSないしPMDDと考えていても，実際には妊娠初期や，婦人科疾患（子宮外妊娠，卵巣腫瘍，性感染症など）である可能性もあるからである．

　女性の社会進出やそのための環境整備の必要性が指摘されて久しい．具体策として，ライフサイクルの変化，出産，育児などへの支援に加え，PMSやPMDDによる病気療養休暇を積極的に勧めることを提案したい．こうした社会変革は小学校から開始する性教育で詳しく教えるべきものである．くどいようだが，男性の深い理解と女性からの発信がかみ合ってこそ，実りある施策となるだろう．

6 | うつ病診療の個別化―年齢と性を意識せよ

　現代のうつ病論は混沌としていて，果たして方法論として解明に向け正しい方向に進んでいるのか，との筆者の懸念は他章ですでに述べた（「抑うつの精神医学的意味」の章参照）．うつ病全体を語ることも大切だが，まずは1つひとつの抑うつを掘り下げ，深く深くどこまでも掘り下げていく．切り口として年齢と性は着眼点（要素）の1つである．

　しかし，年齢，性，という境界条件の中ですら研究がほとんど深化していない．

　実際，現在までのところ，特定の年齢，および性に対象を絞って行われた研究の中で，うつ病の治療論に具体的に結びつきそうなものは限られている．わずかに，中年の男性には三環系抗うつ薬が有効であるとする有名な論文がある[3]が，意外なほどこの切り口の研究は注目されてこなかった．

　PMDD，閉経後の抑うつについても同様で，ここ10年画期的な治療法の開発や発見がない．ホルモン補充療法（hormone replacement therapy；HRT）や選択的セロトニン再取込み阻害薬（SSRI）の有効性に関する研究は治療の項で紹介するが，診断の

さらなる細分化，治療法の確立など，課題は山積みである．逆にだからこそ，今後の研究の発展が大いに期待される分野である．DSM-5におけるPMDDの採用が1つのきっかけとなり，診察室でも病棟でも月経について詳しく問診する習慣が根付くことが，まずは第一歩であろう．

診断・鑑別診断のポイント

1 | PMDDの診断

PMDDについては，DSM-5診断基準をそのまま引用したい（表3-25）．特に男性医師は，生殖可能年齢の女性は健常人も含めて，2週間ごとにこのような症状を，多かれ少なかれ，軽快増悪を繰り返しながら生活していることを，改めてかみしめる必要があろう．

表3-25　PMDDの診断基準（DSM-5）

A. ほとんどの月経周期において，月経開始前最終週に少なくとも5つの症状が認められ，月経開始数日以内に軽快し始め，月経終了後の週には最小限になるか消失する．
B. 以下の症状のうち，1つまたはそれ以上が存在する．
　(1) 著しい感情の不安定性（例：気分変動；突然悲しくなる，または涙もろくなる，または拒絶に対する敏感さの亢進）
　(2) 著しいいらだたしさ，怒り，または対人関係の摩擦の増加
　(3) 著しい抑うつ気分，絶望感，または自己批判的思考
　(4) 著しい不安，緊張，および/または"高ぶっている"とか"いらだっている"という感覚
C. さらに，以下の症状のうち1つ（またはそれ以上）が存在し，上記基準Bの症状と合わせると，症状は5つ以上になる．
　(1) 通常の活動（例：仕事，学校，友人，趣味）における興味の減退
　(2) 集中困難の自覚
　(3) 倦怠感，易疲労性，または気力の著しい欠如
　(4) 食欲の著しい変化，過食，または特定の食物への渇望
　(5) 過眠または不眠
　(6) 圧倒される，または制御不能という感じ
　(7) 他の身体症状，例えば，乳房の圧痛または腫脹，関節痛または筋肉痛，"膨らんでいる"感覚，体重増加
　注：基準A〜Cの症状は，先行する1年間のほとんどの月経周期で満たされていなければならない．
D. 症状は，臨床的に意味のある苦痛をもたらしたり，仕事，学校，通常の社会活動または他者との関係を妨げたりする（例：社会活動の回避；仕事，学校，または家庭における生産性や能率の低下）．
E. この障害は，他の障害，例えばうつ病，パニック症，持続性抑うつ障害（気分変調症），またはパーソナリティ障害の単なる症状の増悪ではない（これらの障害はいずれも併存する可能性はあるが）．
F. 基準Aは，2回以上の症状周期にわたり，前方視的に行われる毎日の評価により確認される（注：診断は，この確認に先立ち，暫定的に下されてもよい）．
G. 症状は，物質（例：乱用薬物，医薬品，その他の治療）や，他の医学的疾患（例：甲状腺機能亢進症）の生理学的作用によるものではない．

〔日本精神神経学会（日本語版用語監修），高橋三郎，大野　裕（監訳）：DSM-5精神疾患の診断・統計マニュアル．pp 171-172，医学書院，2014より転載〕

2 | 女性ホルモンが心身に及ぼす生理的影響の体系的理解の試み

女性ホルモンのバランス異常が原因となる精神症状は抑うつに限らず，多岐に及ぶ．1つひとつ丸暗記して反射的に答えられるようにしておく暗記力・記憶力は，医師の貴重な臨床能力である．一方，丸暗記と並行して，それらを体系的に理屈（たとえそれが仮説の域をでない暫定的なものであっても）を通して理解しておくことは記憶を助けるだけでなく，発展的な思考のためにも有用である．

そのためには最近のエストロゲン受容体研究のトレンドがその一助となるかもしれない．あくまでも仮説であること，女性ホルモンはエストロゲンだけではないこと，また支持する研究データは十分とはいえないことをお断りしたうえで，以下に自説をご紹介したい．

エストロゲンシグナル伝達の最近の理解は，one ligand, two receptors システムをとること，2つの受容体はそれぞれ estrogen receptor(ER)α，ERβ と命名されていること，そして ERα と ERβ はエストロゲンというリガンドを受け止めたあと，正反対に翻訳した情報を伝達する，というものである（表3-26）．これをエストロゲン受容体の陰と陽仮説[5]という．

ERα と ERβ は同じリガンドを共有しながら，正反対の生理作用を有していることについては，アドレナリン受容体 α と β の関係が best analogy である．細胞や組織のエストロゲン情報への応答は ERα と ERβ の発現の割合から導かれる総和によって決まり，この陰と陽の関係が崩れると障害をきたすと仮説されている．これは性腺系悪性腫瘍増殖促進作用（ERα）と増殖抑制分化促進作用（ERβ）やインスリン分泌など糖代謝系，呼吸器系，脂肪組織，筋肉，消化管への影響（大腸癌研究など）まで，全身の組織におよぶ広大な作業仮説である．

脳に限っても ERα は攻撃性を増し[6,7]ERβ は鎮静効果[8,9]がある．ERα は認知記憶を低下させ ERβ は向上させる[10]．ERβ は食欲抑制作用があるが ERα は食欲に関与しない（日本からの有名な仕事である[11]）など脳の広範囲な機能全般にわたって支持するデータがある．不安と抑うつに注目してみよう．ERα の刺激は不安促進的[12~14]であり，ERβ の刺激は抗不安[12,14~20]，抗うつ作用[21~25]をもつという行動実験が多数存在する．

ERβ の発見が1996年と遅かったことや ERβ のよい抗体がなかなかできなかったことで研究は他の核内受容体に比べて遅れた，比較的新しい分野である．ERα，ERβ それぞれのノックアウトマウスを用いた行動解析，また ERα，ERβ 特異的リガンドを用いた薬理学的行動実験により理解が進んだ．局面はいかに優れた ERβ 選択性リ

表 3-26 エストロゲンシグナル伝達の理解

(1) エストロゲンシグナル伝達は one ligand, two receptors システムをとる．
(2) 2つの受容体はそれぞれ ERα, ERβ と命名されている．
(3) ERα と β は同じリガンドを受け止めたあと，正反対に翻訳した情報を伝達．

表 3-27　Yin-yan of ERβ and ERα

ERα（生殖に関係）	ERβ
不安惹起	抗不安，抗うつ作用
学習に関係なし	学習と記憶を高める
攻撃性が強まる	鎮静作用
食欲に関係なし	食欲抑制作用あり
	抗けいれん作用を仲介
ApoE 増加	ApoE 減少
	食物由来エストロジェン結合
細胞増殖促進	分化促進，癌化抑制

(Sugiyama N, Barros RP, Warner M, et al：ERbeta：recent understanding of estrogen signaling. Trends Endocrinol Metab 21：545-552, 2010 を元に筆者作成)

表 3-28　PMDD や PMS を疑う際に確認しておくべきポイント

(1) 性ホルモン産生腫瘍のような器質疾患を背景とした器質精神病がないか
(2) 低用量ピルなどの使用を申告していない可能性はないか
(3) 婦人科系腫瘍の治療のために抗エストロゲン製剤を使用していないか
(4) 何か別の腹腔内手術の折に卵巣を摘出した既往がないか
(5) 妊娠していないか

ガンドを作成できるか，という創薬の可能性に移っている．表 3-27 に上記をやや単純化してまとめた．

特に鑑別が難しいケースとその対応

　PMDD や更年期障害に関しては，「特に鑑別が難しいケースとその対応」という主題ではなく，「抑うつを呈する女性患者を診るときに，月経周期や卵巣機能を意識すべきか，どうか」という主題に置き換えるべきである．答えは「意識すべき」であろう．

　あえて鑑別診断として挙げておくとすれば，表 3-28 に挙げた実に基本的な鑑別（しかし精神科では軽視されやすい鑑別）が重要であろう．

　精神科の敷居が低くなった現在，妊娠初期の女性が妊娠に気づかずに「抑うつ」を主訴に来院しないとも限らない．ここでうつ病と誤診してしまうことは，蟯虫による肛門周囲の瘙痒感のために授業中じっと座っていられない子どもを注意欠陥多動障害と誤診するレベルの重大な誤診である．

　症例を 1 例提示する．プライバシーに配慮し，主旨を損なわない範囲で修正を加えた．

〈症例：80歳，女性〉

主訴：赤ちゃんが死んでしまったので悲しい

既往歴：特記事項なし

合併症：痔核（容易に肛門外に脱出し，しばしば用手的還納が困難．時に出血を伴う）

家族背景：90歳の姉が唯一の血縁者．アルツハイマー病で特別養護老人ホームに入所中．

現病歴：30歳頃幻覚妄想状態で発症した妄想型統合失調症．以後精神科病院に長期入院中．古いカルテによれば入院当初は被害妄想に基づく精神運動興奮が激しく暴力行為も頻回であり，入院初期は電気けいれん療法も行われた．現在はクロルプロマジン600 mgの内服で穏やかに過ごしているが，妄想に支配され現実検討能力が欠如しており，理解と見守りを必要とする．グループホームや老人保健施設への入所が試みられた時期もあったがそのたびに病勢増悪し再入院．結局精神科病院の保護的環境のもと長期入院が続いている．

妄想は奇異なものが多いが，時に「もっともらしい」妄想を語ることがある．「作業療法士の○○さんがたまにはお散歩行きましょうか，というので，今から行ってきます」という言葉をベテランの師長もうっかり鵜呑みにしてしまい，確認を怠った結果，消灯時間になっても帰らず職員総出で探しに行くこともあった．

高齢だが，食事，入浴，排泄などADLはすべて自立．プライドが高く介助や介入に拒否的であった．また男性看護師のかかわりをきっかけに恋愛妄想に至ることがあり，注意を必要とした．1か月に1回の定期採血では血算生化学に異常なし．地元市町村が行った肺がん，胃がん，大腸がん検診などでも異常はなかった．痔核は代々の主治医によって申し送られてきており，肛門外科に半年に一度の定期受診を受け，また非常勤の外科医の診察もしばしばお願いしていた．排便時の出血は医師，看護師で共有していたが，貧血などはみられず，対症療法が行われてきた．

X年10月上旬「先生，生理が始まってね．困るね」と笑いながら述べた．次第に訴えは頻回になり，看護師や他の医師にも月経発来を報告するようになった．当初痔核の出血を「生理（月経）」と考え妄想的に解釈しているのだと，スタッフ全員が考えた．

10月中旬「赤ちゃんが死んじゃった」と泣いている，と看護師より報告あり．80歳という年齢から月経も妊娠も考えられず妄想と考えたが，その後も抑うつ状態が続き，泣いている姿をしばしば見かけた．次第に食事量が減り自室で口数少なく過ごすようになった．念のために行った採血でも異常はなかった．痔核からの出血の量と頻度が多いことが，月経や流産という妄想を強固なものにしていると考え，痔核の外科的治療の可能性について相談することを目的に，定期受診している肛門科を急遽受診とした．同時に，統合失調症ではあるが，普段のマイペースで朗らかな性格とは明らかに異なる表出にスタッフも違和感を覚え，主治医は抗うつ薬の併用や第2世代抗精神病薬への変薬などを考慮した．

10年近く通院している肛門科からの連絡は「肛門ではなく腟からの出血です」というものだった．同日婦人科クリニックに紹介受診となったが，エコー上巨大な腫瘤を認めその日のうちに総合病院婦人科に入院．X年10月下旬，単純子宮全摘術と両側付属器摘出術が行われた．

　診断：子宮肉腫，肉腫からの出血および腫瘍分娩

　経過：術前の造影CTや手術中行われた迅速病理診断ではリンパ節転移を認めず，1週間の入院で退院となった．「子宮がないから赤ちゃんはもう産めないね」といつもの笑顔が戻った．X年12月の術後診察，および造影CTでも転移を疑う所見なし．X+1年3月お腹がはる，と訴えあり．婦人科受診を早めてもらい，緊急受診．癌性腹膜炎による腹水貯留と判明．4月下旬死亡．

解説

　子宮肉腫はまれな疾患である．婦人科の教科書によれば，閉経後発症例の一部には悪性度の高いものがある，とある．手術後再発してから死亡するまでの急速な経緯から，原発巣自体もおそらく悪性度が高く進行が非常に早かったと考えられる．本症例は痔核からの出血が日常的にあったこと，ADLが自立しており，入浴介助やおむつ交換時などに看護師が行う観察の機会がなかったこと，また普段から妄想の訴えが多く，血液検査上も大きな異常がなかったことなどから，「痔核からの出血を妄想的に解釈している」とまずは考えたことはやむを得なかった．

　しかし普段とは異質の「抑うつ」を手がかりとして，何かがおかしい，と身体的検索（この場合外科受診）を進めた結果，子宮肉腫の発見に至った．入院環境であったので看護師の鋭い観察もあり比較的早期に介入できたが，たとえば外来通院の症例であれば，発見はもっと遅れたかも知れない．残念ながら根治には至らなかったが，この症例は，患者の訴えをつぶさに聞き，必要な身体診察を怠らず，常に予断をもたずに診療にあたる，という一番大切な臨床医学の基本姿勢を，私たち医師看護師に再認識させた．

治療のポイント

1 更年期障害

(1) ホルモン補充療法（HRT）

　更年期におけるHRTの是非に関しては現在もcontroversialな議論が続いているが，臨床家の中には婦人科系腫瘍の発症率増加，冠動脈疾患の増加，血栓症の懸念[26]をもつものもある．実際，近年米国においてはHRTの施行が劇的に減少する傾向にあるという[27]．HRTは女性ホルモンの使用に精通した婦人科医によって，慎重なモニターのもとで行われることが基本と筆者は考える．

(2) 選択的セロトニン再取込み阻害薬（SSRI）

更年期の自律神経症状に少量の SSRI が有効である可能性がある．最近 7.5 mg のパロキセチン（paroxetine mesylate）が閉経後女性の血管運動症状（ホットフラッシュと寝汗）の治療薬として米国食品医薬局（Food and Drug Administration；FDA）により承認された[27]．

2 │ PMDD

PMDD に対する SSRI の効果については一定の評価がある[28]．PMDD の治療薬として FDA の承認を受けている SSRI としては fluoxetine，セルトラリン，パロキセチン CR の 3 剤がある．わが国で PMDD が適用となっている SSRI はない．

本書の編さん主旨から治療論の詳細には細かく触れない．山田らによる PMDD の薬物療法治療ガイドラインがある[29]．

3 │ ERβ 選択的アゴニスト創薬への期待

エストロゲン受容体の陰と陽仮説に立てば，ERβ 選択的作動薬は抗不安，抗うつ作用をもち，衝動性を押さえ，食行動を正常化させるばかりでなく，婦人科系腫瘍発生のリスクがない，理想的なエストロゲン受容体修飾薬になる可能性がある．具体的な創薬の動きが活発であり期待したい[30]．

● 文献

1) 笠原 嘉：予診・初診・初期治療，改訂版．診療新社，1997
2) 杉山暢宏：性差からみた気分障害―多文化間精神医学から行動神経内分泌学まで．臨床精神医学 40：169-180, 2011
3) Joyce PR, Mulder RT, Luty SE, et al：A differential response to nortriptyline and fluoxetine in melancholic depression：the importance of age and gender. Acta Psychiatr Scand 108：20-23, 2003
4) American Psychiatric Association：Diagnostic and Statistical Manual of Mental Disorders, 5th ed：DSM-5. American Psychiatric Publishing, washington, 2013
5) Sugiyama N, Barros RP, Warner M, et al：ERbeta：recent understanding of estrogen signaling. Trends Endocrinol Metab 21：545-552, 2010
6) Ogawa S, Lubahn DB, Korach KS, et al：Behavioral effects of estrogen receptor gene disruption in male mice. Proc Natl Acad Sci U S A 94：1476-1481, 1997
7) Ogawa S, Washburn TF, Taylor J, et al：Modifications of testosterone-dependent behaviors by estrogen receptor-alpha gene disruption in male mice. Endocrinology 139：5058-5069, 1998
8) Nomura M, Durbàk L, Chan J, et al：Genotype/age interactions on aggressive behavior in gonadally intact estrogen receptor beta knockout（betaERKO）male mice. Horm Behav 41：288-296, 2002
9) Ogawa S, Chan J, Chester AE, et al：Survival of reproductive behaviors in estrogen receptor beta gene-deficient（betaERKO）male and female mice. Proc Natl Acad Sci U S A 96：12887-12892, 1999
10) Liu F, Day M, Muñiz LC, et al：Activation of estrogen receptor-beta regulates hippocampal synaptic plasticity and improves memory. Nat Neurosci 11：334-343, 2008
11) Liang YQ, Akishita M, Kim S, et al：Estrogen receptor beta is involved in the anorectic action of

estrogen. Int J Obes Relat Metab Disord 26：1103-1109, 2002
12) Lund TD, Rovis T, Chung WC, et al：Novel actions of estrogen receptor-beta on anxiety-related behaviors. Endocrinology 146：797-807, 2005
13) Morgan MA, Pfaff DW：Effects of estrogen on activity and fear-related behaviors in mice. Horm Behav 40：472-482, 2001
14) Toufexis DJ, Myers KM, Bowser ME, et al：Estrogen disrupts the inhibition of fear in female rats, possibly through the antagonistic effects of estrogen receptor alpha(ERalpha) and ERbeta. J Neurosci 27：9729-9735, 2007
15) Frye CA, Koonce CJ, Edinger KL, et al：Androgens with activity at estrogen receptor beta have anxiolytic and cognitive-enhancing effects in male rats and mice. Horm Behav 54：726-734, 2008
16) Imwalle DB, Gustafsson JA, Rissman EF：Lack of functional estrogen receptor beta influences anxiety behavior and serotonin content in female mice. Physiol Behav 84：157-163, 2005
17) Krezel W, Dupont S, Krust A, et al：Increased anxiety and synaptic plasticity in estrogen receptor beta-deficient mice. Proc Natl Acad Sci U S A 98：12278-12282, 2001
18) Osborne DM, Edinger K, Frye CA：Chronic administration of androgens with actions at estrogen receptor beta have anti-anxiety and cognitive-enhancing effects in male rats. Age(Dordr)31：191-198, 2009
19) Walf AA, Frye CA：ERbeta-selective estrogen receptor modulators produce antianxiety behavior when administered systemically to ovariectomized rats. Neuropsychopharmacology 30：1598-1609, 2005
20) Walf AA, Koonce CJ, Frye CA：Estradiol or diarylpropionitrile decrease anxiety-like behavior of wildtype, but not estrogen receptor beta knockout, mice. Behav Neurosci 122：974-981, 2008
21) Hughes ZA, Liu F, Platt BJ, et al：WAY-200070, a selective agonist of estrogen receptor beta as a potential novel anxiolytic/antidepressant agent. Neuropharmacology 54：1136-1142, 2008
22) Rocha BA, Fleischer R, Schaeffer JM, et al：17 Beta-estradiol-induced antidepressant-like effect in the forced swim test is absent in estrogen receptor-beta knockout(BERKO)mice. Psychopharmacology(Berl)179：637-643, 2005
23) Walf AA, Ciriza I, Garcia-Segura LM, et al：Antisense oligodeoxynucleotides for estrogen receptor-beta and alpha attenuate estradiol's modulation of affective and sexual behavior, respectively. Neuropsychopharmacology 33：431-440, 2008
24) Walf AA, Frye CA：Administration of estrogen receptor beta-specific selective estrogen receptor modulators to the hippocampus decrease anxiety and depressive behavior of ovariectomized rats. Pharmacol Biochem Behav 86：407-414, 2007
25) Walf AA, Rhodes ME, Frye CA：Antidepressant effects of ERbeta-selective estrogen receptor modulators in the forced swim test. Pharmacol Biochem Behav 78：523-529, 2004
26) Rossouw JE, Anderson GL, Prentice RL, et al：Risks and benefits of estrogen plus progestin in healthy postmenopausal women：principal results From the Women's Health Initiative randomized controlled trial. JAMA 288：321-333, 2002
27) Dobs AS：A little better than placebo is still better than nothing. Nat Med 19：962, 2013
28) Steiner M, Pearlstein T：Premenstrual dysphoria and the serotonin system：pathophysiology and treatment. J Clin Psychiatry 61(Suppl 12)：17-21, 2000
29) 山田和男, 神庭重信：エビデンスに基づいた月経前不快気分障害(PMDD)の薬物治療ガイドライン. 臨床精神医学 40：217-226, 2011
30) Suzuki H, Barros RP, Sugiyama N, et al：Involvement of estrogen receptor β in maintenance of serotonergic neurons of the dorsal raphe. Mol Psychiatry 18：674-680, 2013

（杉山暢宏）

第12章

アルツハイマー病

はじめに―心情の理解が前提

　　認知症が，超高齢社会のわが国で急速に増えている．厚生労働省研究班の調査では，2012年時点で462万人にのぼり，65歳以上の高齢者の15%を占めるに至った．85歳以上では4割を超え，90歳以上では6割に達した．この年代では，ほぼ2人に1人は認知症という時代になったわけである．社会全体の認知症の受容，認知症への理解，さらにいえば認知症の人と心への十分な理解がますます求められることになる．それは認知症に生じる抑うつとも無関係ではない．

　　アルツハイマー病（Alzheimer's disease；AD）は，認知症の原因疾患として約60%という最も大きな割合を占める疾患である．DSM-Ⅳの臨床診断基準では，緩徐進行性の記憶障害を主とする認知機能低下と，失語，失行，失認および実行機能障害を主要な項目とする．2013年5月に米国精神医学会で承認されたDSM-5では，ADはDSM-Ⅳの独立したカテゴリーから，Major Neurocognitive Disorderの中に包括され，新たに原因遺伝子変異の存在（家族歴か遺伝子検査による）をもとにした診断項目が加わった．2011年に改訂されたNIA-AA（National Institute on Aging and Alzheimer's Association）の診断基準同様に，アミロイドPET（positron emission tomography）など病理変化を表す脳イメージング法，遺伝子診断技法の進歩を受けた早期診断へ向けての変化といえそうである．

　　一方で変わらないのは，診断において先に除外すべき疾患として，他の中枢神経疾患や全身性疾患とともに大うつ病性障害があることである．大うつ病性障害でも認知機能低下がしばしば生じ得る（仮性認知症）ため，誤ってADと診断してしまうと，大うつ病性障害としての治療が受けられず，回復の機会を永遠に逃すことになりかねない．また逆に，ADに生じた抑うつには大うつ病性障害との鑑別が必要である．ADに生じる抑うつの治療的対応は，大うつ病性障害と決定的に異なることがほとんどだからである．次項でより詳細に述べるように，ADの人には一般の高齢者より抑うつが生じやすい．大うつ病性障害と正しく鑑別し，ADの抑うつをよく知ることは，ADそのものとADの人の心理や心情を理解することにも通じる．それはADの臨床に携わる者にとって欠かせないことであると考える．

診断・鑑別診断のポイント

1 | 2つの抑うつ状態

　ADの20〜25%に大うつ病性エピソードが出現するといわれる[1]．他の報告をみても10〜30%の範囲であり，一般の老年期大うつ病の頻度2〜3%からすると，ADにはうつ病性障害が現れやすいことが示されている．しかし，ここには重大な盲点がある．それは大うつ病性エピソードの成因が考慮されていないことである．出現した見かけの症状だけから診断基準を用いて診断されているのである．DSM自体，成因を問わない診断マニュアルであるから，DSMの大うつ病性障害としてとらえることそのものは問題ないのかもしれない．しかし，臨床上は大きな問題がある．大うつ病性障害に見かけ上含まれる抑うつには，従来内因性うつ病と呼んでいたものにあたる大うつ病と，心因性あるいは反応性の見かけの大うつ病がある．この2つは，治療が決定的に異なる．前者は薬物療法，電気けいれん療法と休息が主体であり，後者の治療の中心は精神療法と環境調整である．これを同列の診断名で呼ぶことはうつ病臨床の大きな混乱の元である．

　本項では，2つのうち前者を本来の大うつ病性障害とし，後者は大うつ病性障害類似ではあるがそこから外れるものとして，鑑別を論じたい．後者には，DSMの診断を十分には満たさない周辺の抑うつの群も含めたい．これをより端的にいうなら，前者は「うつ病」であるが，後者は「うつ病」にはあたらず，正常の心理的反応を含む反応性の症状にすぎない．重要なことは，ADに出現しているのはどんな原因による抑うつであるのかを見分けて対応することである．それがなければ，適切な対処も治療も行うことはできない．これは一般のうつ病臨床でも同じであるが，ことにADの臨床ではAD患者を理解することにつながる重要な問題である．

　ADに生じる抑うつは，①生物学的要因による抑うつ，②環境反応性抑うつ，③大うつ病(内因性うつ病)に大別できる．「③大うつ病」は文字通り大うつ病性障害に含まれるが，ADに最も多い「②環境反応性の抑うつ」は，正常の心理的反応を多く含んでいる．この鑑別と対応はAD臨床のカギである．「①生物学的要因による抑うつ」は，器質性うつ病(ADによる気分障害)にあたるが，非常に少ないと思われる．

2 |「生物学的要因による抑うつ」は少ない

　抑うつを含めた認知症の行動・心理症状(behavioral and psychological symptoms of dementia；BPSD)を考えるときの大きな誤解は，それが認知症の元になった脳神経障害に由来するという考え方である．ADのうつ状態についての論文や成書にも，「生物学的要因の影響が大きい」との記述が散見されるが，どこにその神経学的基盤があるのかについて根拠は乏しい．あまりに一面的すぎる見方である．もしそうであれば，ADの抑うつは，器質性抑うつ状態ということになり，症状は持続性で遷延し難

治となるはずであり，また認知機能の悪化とともに増加していかなくては道理に合わない．しかし，次項で述べるとおり，ADの抑うつの多くは一見重症にみえても良好な環境や対人関係によって容易に改善するし，ADの重症度と抑うつの頻度の関連性は最近の24論文のメタ解析でも認められていない[2]．抑うつ以外のBPSDはAD重症化に伴って悪化するのと対照的である．抑うつ類似症状が中等度以降にみられるとすれば，抑うつではなくアパシーを疑うべきである．

　AD患者の扁桃体にレビー小体関連の病変があると抑うつ状態の率が2倍に上昇するとの知見がある．これは生物学的要因によって生じる抑うつの存在を示すもので，レビー小体型認知症(dementia with Lewy bodies；DLB)には抑うつが多いという見解を裏付けるものになっている．しかし，本当にADよりDLBで有病率が高いかという点については否定的な報告[3]もいくつかあり，結論が出ているとはいえない．

　ADにおいて，抑うつの発生における生物学的要因の関与は否定はできないが，中心的な要因ではないのである．

3｜最も重視すべき「環境反応性抑うつ」

　「痴呆臨床」の先達，飯塚礼二は，認知症の症状に「器質的要因」だけでなく「精神的反応」があることを指摘し，患者の心理や心情を理解し治療することの重要性を説いた．環境反応性抑うつは，まさにここに含まれる．これはAD臨床の基礎となる症候学(精神病理)を知ることであり，決して欠かしてはならない視点である．言い換えれば，脳だけでなく「心」も同時に診る臨床であり，それでこそ初めてADの診療と呼べるのではないだろうか．

　ADになった人の心情を想像してみたい．まず本人自らが，それまでと違う認知面の違和感をぼんやりと感じ始める．そこへ，近時記憶の誤りや欠損，遂行機能の悪化を家族ら他人に指摘されることが重なり動揺する．「また失敗するのでは」「自分はどうしてしまったのか」「また叱られる」と徐々に不安も増大する．これまで普通にこなしていたさまざまなことに自信がもてなくなり，人の輪の中や交流の場に出たくなくなり，それまでしていた趣味にも気後れしてしまう．それをまた家族に指摘，注意されると，動揺と不安はさらに増し，表面的には取り繕ってしのごうとする態度になって表れる．これは自尊心だけは保ちたい気持ちの表れである．いままでの自分の役割がなくなり，自分の存在自体が不安定になっている．自分はこれでいいのだ，と思える自己肯定感も揺らいでくる．意固地になったり，ひきこもったりするのも，同様の心情から十分理解できる心理的反応である．ところが，こうした反応は周囲には言い訳や言い逃れと映り，家族は陰性的な感情を抱きがちになる．無理解で理不尽だと本人に感じさせるような言動はさらに増えてしまう．それに対して本人の中では，周囲への反発心が優勢になることも多い．認知症専門医の間でもADでは初期から病識が失われるといわれてきたが，このような初期の状況において，本人は周囲より先に自分の認知面の変化や小さな異常に気づいていて，「自己を維持するための心理的戦

略が病感欠如にみえる」(Clare[4])ことがほとんどであるように思われる．神経内科医の松田ら[5]は，「認知症は周囲との関係性を壊す病気」という視点を説いているが，認知症にかかわる精神科医が襟を正して真摯に聴くべき警句というほかない．

　関係性が壊される過程で，抑うつは顕在化する．家に引きこもり，外出をしなくなり，無気力にみえ，これまで興味のあった趣味にも関心を示さなくなる．家族が再三，外出などの促しや注意をすると，それに対して反発し，イライラをぶつけたりすることも現れる．心因性の身体症状や心気症状も出現しやすい．自己肯定感が大きく揺らぎ，自分の居場所がない，何の役にも立っていないという思いから，「死んだほうがまし」という言葉を口にすることもある．これらは，意欲低下，精神運動制止，興味の喪失，心気症状，希死念慮という術語に置き換えられ，大うつ病性障害という診断に直結しかねない．大うつ病性障害が，薬物療法を中心とした重点的治療を要する状態だとすれば，これは大うつ病性障害ではない．最も重要なのは，自己肯定感と役割を得られる環境，周囲の理解と対応であり，それによって短時間で回復する可能性が非常に高い．ほとんど正常範囲の反応なのである．

　うつ病かADの抑うつかの鑑別は，従来いわれる通り，症状経過や診察時の訴えや表情や態度に基づいて行う(参考となる鑑別を表3-29に示した)．うつ病による認知機能低下の可能性(仮性認知症)を考えると，認知機能評価得点では判定はできないが，受検態度は大いに参考になる．取り組み方と答え方に注目するのである．「"don't know" answer」(あまり考えずに「わからない」と答える)が多ければ仮性認知症が疑える．ADに特徴的な「取り繕い」(恥をかくのを避けるための弁解)や「振り返り現象」(答えに窮し随伴者のほうに顔を向ける)も見逃してはいけない．さらに鑑別に重要な特徴的な点は，家族や介護者に対しては，辛さや不満など抑うつ気分ととれる言辞を繰り出すことがあっても，よほど重度でない限り，受診した初対面の医師の前では「なんでもない，悪いところはない」という，自己の状態に対する「不関」の態度(と「弛緩」の表出)をみせることである．認知症の人の基本的な態度と表出であり，内因性の大うつ病でみられる「苦悩」の態度，「緊張」の表出とは対照的なものである[6]．

　ADの抑うつを疑えば，身体的問題を除外し，最も多い環境反応性を考えればよい．その診断にも対応にも不可欠なのが，前述のADの心理と心情に対する理解で

表3-29　うつ病とADのうつ状態の鑑別の例

うつ病	AD(軽・中等度)のうつ状態
やることがあってもやる気が起きない(制止，意欲低下)	やれない・やることがない(実行機能低下)
プライドを失っている	プライドを維持(誇示)したい
周囲に申し訳ない	周囲の対応に不満・反発
環境が変わっても不変	良好な環境・交流で改善
認知機能低下(回復可能)	認知機能低下(進行)
自己の状態への態度：苦悩	自己の状態への態度：不関
表出：緊張	表出：弛緩

ある．ADを診る医師はもちろん家族や介護者が目指すことの第1は，失われつつある自己肯定感の回復なのである．ADが器質的な障害であるという一面的な理解を脱却し，AD本人に注目して，耳を傾け表情から気持ちを汲み取ることである．AD臨床医は，自分から受診などしたくなかった本人に対し，受容的に柔らかな態度で精神療法的に近づき，自己肯定感を取り戻すための第1の理解者にならなければいけない．家族への理解の促しや介護指導もせず，すぐに薬物療法に走るような愚を冒すことだけは避けたい．よもや，家族や介護者の主張する問題点を丸ごと鵜呑みにして，本人の行動を矯正しようとするばかりの姿勢をとるべきでもない．それは抑うつを悪化させることになりかねない．

時に，大きな生活イベントによるストレスによる反応性抑うつもある．抑うつ前後の状況から，原因として疑われる場合は，それに焦点を当てた精神療法と環境調整を行うのはもちろんである．

4 「大うつ病」への警戒

従来の内因性病態である大うつ病は，ADにも生じる可能性がある．ただし，ADの軽度から中等度までにおいてである．認知機能が中等度以上に低下しながら大うつ病が生じることはまずない．もし大うつ病とみえる状態があるなら，身体的問題またはアパシーを疑わなければいけない（大うつ病で経過していた人がAD化するとき，両方が重畳してみられることも少なくないが，その例は本項では扱わないこととする）．

大うつ病は，さまざまな誘因で生じる．親しい人を亡くすといった喪失体験や，転居など大きな環境変化がよく強調されるが，そればかりでなく，さほどストレスでも心痛でもないであろうと思われることでも生じるのがむしろ特徴である．些細な他人の言葉を気にした後や，住む部屋を変わるなどの環境変化，風邪を少し長引かせたなどの身体不調や各種の手術からの回復後にも生じ得る．

環境反応性の抑うつと異なり，受診時でも自己の状態に対する態度は「苦悩」となり，基本的に「緊張」の表出をとることが典型的である．ADに特徴的な取り繕い的な態度も少なくなり（あるいはなくなり），よく聴けば必ず自分が精神的に不調であるとの訴え，つまり抑うつ気分が聞き取れる．抑うつの原因は明らかでなく，本人に意識されていることもほとんどない（そうであれば環境反応性の疑いが濃い）．これらは，認知症でない人の大うつ病と全く同様である．認知機能は通常のレベルからさらに低下していることが多く，大うつ病としての態度と表出を見逃して認知機能を単純に評価すると，重度ADと診断されかねない．もちろん，環境反応性のように環境を変えたら改善するということはない．

特に鑑別が難しいケースとその対応

1 | めまいを頻回に訴えた症例

〈症例1：73歳，女性〉

　めまいの訴えが強く，やる気がなく，一日寝てばかりいる，ということで，「うつ病」との診断で紹介された．

　すでに内科，耳鼻科を受診して器質的異常はないとされ，心療内科，精神科も受診してパロキセチンを処方されていたが，効果はなかった．下肢筋力に目立った問題はないが，めまいがひどいとのことで，夫に伴われ車いすでの受診であった．現病歴を聴取すると，この1，2年で仲のよい友人が次々に他界し，活動性が低下．家事も夫に任せっきりで一日臥床するようになり，同時にめまいで起きられなくなったという．「やる気が出ない」「毎日つまらない」と訴えるものの，その話しぶりははきはきと生気を感じさせた．昔の趣味を聴くと，謡いやカラオケ，書道，油絵など多趣味で，話すうち活気が増し「今だって誰にも負けないわ」と話す．改訂長谷川式簡易知能評価スケール(HDS-R)の検査にも熱心に取り組み，19点であった．頭部CTでは，前頭葉，側頭葉の軽度萎縮を認めるのみであった．

　うつ病ではなく軽度ADと診断し，介護保険の導入とデイサービスの利用を強く勧め「レクリエーションのリーダーを」と"お願い"したところ，大乗り気で参加された．薬物療法は何も行っていない．めまいや意欲低下はすっかり改善し，ADLも徐々に向上した．認知機能はほとんど不変であった．

解説

　一日臥床生活でめまいを伴い，活動性低下を来してうつ病と診断されていた症例である．

　病歴にある知人の死が喪失体験ととられ，大うつ病とみられやすいが，たまたま認知低下の時期と重なったと考えられる．訴えの内容だけを聴いていると，大うつ病の意欲低下，興味・関心の喪失，活動性低下に一致する．しかし，それよりも本人の態度や表出に注目すべきである．うつ病の人は生気に乏しく，話をしていて活気が増してくるということは通常あり得ない．むしろ疲れて話したくなくなる．また，自尊心（プライド）や自信は低下または喪失しているのがうつ病である．本症例は，自尊心をできれば誇示したい意欲があるが，それを実現する場がなくて引きこもっている．自分の認知機能低下を自らあるいは他人に言われて気づいて不安が増し，外出や交流もしたくなくなって臥床ばかりしているうち，起きようとするとふらつきが生じてますます起きなくなったというのが実態であろう．大うつ病であっても認知機能は低下するので，認知機能評価による鑑別はもちろん不可能である．

　この環境反応性抑うつの症例に必要なのは，まず役割であり，自己肯定感を得られ

る居場所である．ADの人にはそれは自分の力で用意できない．周りが「こうしなさい」と言っても無理である．お膳立てをして役割を与えてあげる必要がある．

2 | 不安と身体症状を呈した症例

〈症例2：79歳，女性〉
　数年前から時々物忘れに気づかれたが，独居で生活はこなしていた．1年前から，よく行っていたカラオケに行かなくなり，「歩けない」「膝が痛い」と頻繁に訴え病院通いが頻回になった．内科からパロキセチンが処方されたが変化はなかった．最近は家事がおろそかになり，夕方から夜にかけ連日息苦しさを訴え，近くに住む家族につらいと何度も訴えた．家族が「対応が大変で何とかしてほしい」と本人を連れて受診した．

　本人は活気のない様子だが「具合の悪いところはない」という．時間をかけて聞くと，「寂しいのはある．でも息子たちは勤めだから仕方ない．こういうとき，旦那が生きていればと思う」と孤独感の強さを語った．検査には熱心に応じHDS-Rは13点．頭部CTでは，両側側脳室下角に中等度の開大がみられた．

　症状経過からは大うつ病の可能性も疑われた．しかし，本人の訴えが症状を隠す態度（「不関」の態度）に始まり，孤独感の訴えが中心であったこと，HDS-Rで"don't know" answerがないのに低得点であったこと，および緩徐に進行する記憶障害が疑える症状経過から，軽度ないし中等度ADと診断した．家族に対し，援助なしに独居生活は困難であること，生活能力低下から本人は強い孤独感を感じていること，それでも生活を乗り切ろうと苦悩していることを伝え，介護保険によるデイサービスの導入とともに，一緒にいる時間を増やし家事援助をぜひ行うよう指導した．薬物療法としてドネペジルを開始した．

　家族の了解はよく，本人へのかかわりと援助を増やした結果，1か月後には快活になり，息苦しさや身体症状も大幅に軽減した．「食事は嫁が作ってくれるし，デイサービスではみんなに好かれて楽しい」と本人は明るく語った．3か月後，HDS-Rは改善がみられたが20点止まりであった．

解説
　大うつ病にもみえる症状経過であるが，診察時の「不関」の態度による症状秘匿，孤独感中心の訴え方，HDS-Rの受検態度から鑑別診断が可能であった．ADによる生活能力の低下，対人交流の少なさから生じる不安が強く，身体症状も呈していた．これらはいずれも環境反応性の症状である．症状を癒すために本例に必要なのは，孤独感を和らげ自分を認めてくれる人（家族）のかかわりであった．

　本症例で診断と同時に重要なのは，介護者への指導と対応である．家族の認識が乏しく放置し説得するばかりで，医師に対しても「治して」と預けるのみの姿勢が目立っ

た．「わがまま」のようにみえる言動は本人の苦悩の表れであり，説得や叱責は無益であって，本人の訴えに耳を傾けかかわる姿勢をもつよう説いた．家族のかかわり方によって症状は消長する．抑うつ症状も不安症状も認知機能低下症状もいずれもがそうである．医師がそれを十分わきまえておくことはもちろん，家族に理解してもらうことが非常に重要である．その際，治そう（あるいは矯正しよう）とせず，「今のままでよい，できなくてもよい」という姿勢での援助，自己肯定感を補強する態度こそ望まれる．治そうとしないことが，治す（軽快させる）のである[7,8]．

治療のポイント

治療は，抑うつをまず鑑別することが前提である．「診断・鑑別診断ポイント」で述べたように，環境反応性と大うつ病によるものに大別される（生物学的要因によるものは，事実上はじめから鑑別することは困難で，上記2つを鑑別していって最後に残るものとみたほうがよい）．

1 | 環境反応性抑うつ

目指すのは，抑うつ状態の大きな原因となっていると思われる失われた自己肯定感（自尊心）と自己効力感（自分の役割を感じられること）の回復である．そのためには，医師も家族ら介護者も本人の心情をより理解し，寄り添う必要がある．

医師は診察場面で，本人に声をかけ質問してその話に耳を傾け，心情を少しでも知ることである．精神科では保険点数上，認知症には精神療法が認められていないが，報酬をとれなくても，本人への精神療法を行うことはとても重要なことと思われる．抑うつ状態にある人に対してならばなおさらである．本人をほぼ無視して家族の声ばかり聞き，家族の要望に応えようとするばかりの診療は，本人の自尊心を傷つけるだけでとても診療の名に値しない．ADが根本的には治らない病気であることを踏まえ，「治さなくてもよい」ということを医師自身がわきまえる必要がある[7,8]．本人を矯正するのではなく，ありのままの本人を受け入れ，できる範囲で生き生きと張り合いのある生活を送ってもらうことを考えることである．それができず，本人の間違いを指摘し議論し合い叱責するところから，環境反応性抑うつが始まっていることが多い．

家族ら介護者には，多くの場合，意識を変えてもらう必要がある．まず本人の認知症という病気の状態を受容してもらう．抑うつに陥っている患者の家族には，「ADの本人はいろいろと困った人」で「私たちはそれで苦労する人」という図式に陥っている人が多い．その「苦労」を診察で表明し，医師に問題を矯正してもらいたい，というのである．これほど本人の自尊心と尊厳をないがしろにしたいびつな図式はない．ADの人を「困った人」などとみるのではなく，これまでの人生を自身と家族のために頑張ってきた人に対して，「今のままでよい」「忘れてよい」「できなくてよい」「治らな

くてよい」とみたい．それに合わせて周囲が生活を工夫するのである．医師は，その気持ちがもてているかどうか家族に確かめ，そういう意識で本人に接することを促したい．そのうえで，できる範囲で話したり接したりする時間を増やす，援助する時間を増やす，本人が活動するのに付き合う（または誘って一緒にする）．もし介護保険サービスを導入していないなら，すぐに手配をしてデイサービスの活用を促す．デイサービスで活動性と社会性を得ることを通じて，役割と自尊心を回復できることは多い．抑うつ状態もまた回復へ向かう．

2｜大うつ病

一般の大うつ病治療と同様に，抗うつ薬療法と小精神療法（笠原）[9]が主体となる．抗うつ薬の選択では，極力単剤治療とし，副作用に十分注意する．ベンゾジアゼピン系（benzodiazepine；BDZ）は抗不安薬としては決して用いず，睡眠薬として必要な場合のみ少量で用いる．BDZは認知機能を下げたり，せん妄を生じさせたりする恐れがあるからである．

薬剤への反応が乏しく長期化する場合や副作用で薬剤使用が十分できない場合，また（亜）昏迷や緊張病症候群などへの進展など重症化した場合は，無けいれん性電気けいれん療法（electroconvulsive therapy；ECT）[10]も考慮される．その場合は，ECTが認知機能へ悪影響を及ぼす可能性があることから，施行間隔への配慮や認知機能の評価を定期的に行うなど認知面への影響に十分留意が必要である．電極配置も，通常の両側性でなく，右片側性が考慮に値する．

● 文献

1) Miglioreilli R, Tesón A, Sabe L, et al：Prevalence and correlates of dysthymia and major depression among patients with Alzheimer's disease. Am J Psychiatry 152：37-44, 1995
2) Verkaik R, Nuyen J, Schellevis F, et al：The relationship between severity of Alzheimer's disease and prevalence of comorbid depressive symptoms and depression：a systematic review. Int J Geriatr Psychiatry 22：1063-1086, 2007
3) Samuels SC, Brickman AM, Burd JA, et al：Depression in autopsy-confirmed dementia with Lewy bodies and Alzheimer's disease. Mt Sinai J Med 71：55-62, 2004
4) Clare L：Managing threats to self：awareness in early stage Alzheimer's disease. Soc Sci Med 57：1017-1029, 2003
5) 松田 実，翁 朋子，長濱康弘：人との関係性からみた認知症症候学．老年精神医学雑誌 20（増刊Ⅰ）：104-112, 2009
6) 中安信夫：（特集「うつ病」か「痴呆症（認知症）」か？-Ⅰ）編集後記．精神科治療学 20：982, 2005
7) 上田 諭：「治さなくてよい」認知症治療―くすりより生活の張り合いを．井原 裕，松本俊彦（編）：こころの科学増刊―くすりにたよらない精神医学, pp 106-110, 2013
8) 上田 諭：治さなくてよい認知症．日本評論社, 2014
9) 笠原 嘉：うつ病（病相期）の小精神療法．精神療法 4：118-124, 1978
10) Mankad MV, Beyer JL, Weiner RD, et al：Clinical Manual of Electroconvulsive Therapy. American Psychiatric Publishing, Washington, 2010〔本橋伸高，上田 諭（監訳），鈴木一正，竹林 実（訳）：パルス波ECTハンドブック．医学書院, 2012〕

〈上田　諭〉

第13章 児童の抑うつ

はじめに

わが国における児童の抑うつに関する大規模な疫学調査によると、一般の小学生の7.8%、中学生の22.8%に抑うつが認められた[1]．これは、Birleson自己記入式抑うつ評価尺度を用いた調査であり、この評価尺度では最高点36点に対して16点以上を「抑うつ傾向あり」と判定するため、7.8%、22.8%といった数値は「抑うつ傾向あり」と判定された割合を示している．高得点であった項目は「やろうと思ったことがうまくできない」「何をしても楽しくない」「とても退屈な気がする」「楽しみにしていることがない」「あまり眠れない」などであったと報告されている．このことから、児童期、思春期にある子どもたちの多くが自覚的に抑うつを体験していることがうかがえる．そして、児童精神科の臨床においても、抑うつ症状がみられる子どもに出会うことは多い．

本章では、子どものうつ病について概説したうえで、自閉症スペクトラム障害(autism spectrum disorder；ASD)や注意欠如・多動性障害(attention-deficit/hyperactivity disorder；ADHD)といった発達障害と抑うつの関連、子どもの不安障害と抑うつ、統合失調症の発症危機状態(at risk mental state；ARMS)と抑うつの関連、不登校における抑うつなど、児童の抑うつの多様性を論じる．また、症例呈示により児童の抑うつについてのイメージを共有したい．

診断・鑑別診断のポイント

1 | 子どものうつ病

一般人口における子どものうつ病の有病率は、児童期で0.5～2.5%、思春期で2.0～8.0%と報告されている[2]．また、米国の大規模なうつ病の疫学調査によると、発症年齢は12歳から急激に増加し、16歳では成人の割合とほぼ同じということができる[3]．

アメリカ精神医学会の診断・統計マニュアルDSM-5[4]においては、子どものうつ病も成人のうつ病も基本的には同一の診断基準が用いられ、DSM-Ⅳ-TRを踏襲し、

主症状として①抑うつ気分，②興味または喜びの喪失の2つをあげ，副症状として③食欲不振，体重減少，④睡眠障害，⑤精神運動性の焦燥または制止，⑥易疲労性または気力の減退，⑦無価値感または過剰か不適切な罪責感，⑧思考力や集中力の減退，⑨自殺行動の7つを挙げている．加えて，子どものうつ病の場合には①の抑うつ気分は，イライラした気分であってもよく，③の体重減少は，成長期に期待される体重増加がみられないことでもよいとされる．

成人と比べて子どものうつ病に多い症状は，イライラ感，身体的愁訴，不登校である[5]といわれており，子どもは抑うつ気分をうまく言語化できず，イライラ感や身体症状，あるいは不登校などの行動で表現すると考えると理解しやすい．また，子どものうつ病には，精神病症状が伴う場合が多いことも特徴であり，特に幻聴を伴うことが多いとされる．一方で，精神病症状の中の妄想は，成人のうつ病よりも少ないとされる．そして，不安障害，摂食障害，素行障害，ADHDなどが併存することが多いことも特徴の1つである．

子どものうつ病の予後は，発症後1～2年で多くが寛解するが，その後再発する症例が少なくなく，成人になって60～75％がうつ病を再発するという報告[6]もある．適切な治療を行えば治りやすいが，再発もしやすいのが子どものうつ病の特徴といえるかもしれない．しかし一方で，子どものうつ病は，併存障害の影響を受け，素行障害やADHDなどの予後に近似していくとする報告[2]や，成人で気分障害と診断された31％が児童期に精神科を受診しており，その受診理由は気分の問題ではなく不安や学習の問題であったという報告[7]から，子どものうつ病は必ずしも成人のうつ病につながらず，異なる臨床単位である可能性も指摘される．

また，思春期の双極性障害は，うつ病で発症することが多いといわれるため，子どものうつ病を考えた場合には双極性障害も念頭におく必要がある．子どもの双極性障害は，①うつ症状と躁症状のきわめて急速な交代，②うつ病相と躁病相が明瞭に区別しにくく，双方の症状が混在する多彩な病態，③他の精神障害，特にADHD，反抗挑戦性障害，素行障害，ASDなどと併存しやすいという3つの臨床的な特徴がある[8]といわれ，その頻度は0.6～1.0％と推定されている．

2｜発達障害と抑うつの関連

ASDは，社会性の障害（視線の合いにくさや共感性の乏しさなど），言語・コミュニケーションの障害（独特な言語使用や字義通りの言語理解など），想像力の障害（習慣や儀式に頑なにこだわるなど）を中心症状とする発達障害である．幼児期に健診などを契機に気づかれることが多いが，明らかな知的障害がみられない，いわゆる高機能ASDの場合には学童期以降になって気づかれることも多い．

ASDに併存する気分障害は，高機能ASDを中心として，年齢が上がるほど併存率が高いとされる．海外の報告ではASDのおよそ30％に気分障害が併存する[9,10]とされ，国内では，386人の高機能ASDを対象に調査[11]され，気分障害の併存は

10.6%であったとされる．ASDと気分障害の併存の背景には遺伝的要因などの生物学的な共通性も考えられてはいるが，心理社会的な要因による気分障害発症も考えられている．たとえば高機能ASDでは，他者との交流に強い関心をもつ一方，コミュニケーションスキルの拙さなどから対人関係上の失敗を重ねたり，時にはいじめの対象となったりし，自己評価の低下などがみられるために抑うつ症状に発展することがある．言語能力の比較的高い高機能ASDであっても，悲しみや落ち込みといった感情を言葉で表現することは困難であることも多い．行動や発言の変化の観察から気分の変動を推し量ることなどを行い，早期に併存する抑うつ症状を把握することが重要である．治療としてはまず環境調整を行うことが重要であり，家族の理解を促し，対人関係上の失敗について本来はどうするべきだったかを随時説明し，学校と連携して，いじめの問題の解消や友達関係の仲介などを行ってもらう必要がある．頭ごなしに叱らずに，よいところを探し褒めるということも自己評価の低下を防ぎ，自己評価の向上に寄与する．このような環境調整は，次に述べるADHDについてもあてはまる．

　ADHDは，「注意を持続できない」や「必要なものをなくす」といった不注意，「じっと座っていられない」や「しゃべりすぎる」といった多動性，「順番を待つことが難しい」や「他人の会話に干渉する」といった衝動性を中心症状とする発達障害である．これらの中心症状が影響して，つい素直に言ったことが悪口となってしまう，衝動的に人を叩いてしまうなどのことから対人関係上の失敗を重ねることもあり，また行動上の問題から叱責されることが積み重なることによって自己評価の低下がみられ，抑うつ症状に発展することがある．

　ADHDにおける気分障害の併存率は，海外ではうつ病で8～32%[12]，双極性障害で11～23%[13]とされる．国内の報告では，うつ病や双極性障害をまとめた気分障害として2%の併存率[14]とされている．この国内外の差については，海外における双極性障害の過剰診断の可能性などさまざまなことが議論されている．臨床においては，まずはADHDの多動性，衝動性，不注意という中心症状を，双極性障害の多弁で話し続ける，活動性の亢進，注意散漫といった「躁」の症状や，うつ病の身の置き場がない，イライラした気分，集中力の低下といった「うつ」の症状と混同しないように細心の注意を払う必要がある．鑑別点としては，気分障害の場合は「躁」や「うつ」の期間が過ぎればこれらの症状はすっかり消えるエピソード性であるが，ADHDであれば慢性に続いているという点である．ADHDと気分障害の併存が考えられる際は，まず両障害を丁寧に鑑別し，その後に併存障害として診断し，そして併存障害としての治療という順序が適切である．治療としては，気分障害の治療とADHD治療を併せて行っていくことが基本であるが，自殺企図などを考慮すると気分障害の治療にまず重点をおくべきである．

3 | 子どもの不安障害と抑うつ

　分離不安，社交不安，予期不安，特定の恐怖（たとえば動物恐怖や暗闇恐怖）などは，それぞれが特定の精神障害の中核症状とされるが，日常生活において子どもがよく出会うごく一般的な感情体験でもある．これらが，危険に対する信号的な感情という合理性とはかけはなれた量であったり，あるいは常軌を逸した敏感さであったりする場合に限り，これらの不安・恐怖は精神障害としての意味をもつ．そして，児童精神科臨床においては，不安と抑うつは密接に関連しあっており，臨床像も未分化なため多かれ少なかれ不安と抑うつ双方の特徴を兼ね備えていることが多い．

　子どもの不安障害の有病率は6～20%[15]といわれており，重症であるほど社会機能は低く，新たな不安障害，うつ病，薬物乱用などに発展しうる．二次的な問題として，社会，学業，家庭での機能障害に陥り，低い問題解決能力，低い自己評価にも結びついていくといわれている．英国の一般の児童・青年における精神障害と併存障害の調査において，9.5%に何らかの精神障害が認められた[16]．そのうちの不安障害，うつ病性障害，破壊的行動障害（ADHD，素行障害，反抗挑戦性障害など）の併存関係は図3-4のようであった．子どもの不安や抑うつは，不安障害，うつ病性障害，発達障害の併存を考慮しながら，慎重に評価していく必要がある．

　治療としては，不安障害の重症度，併存障害を考慮して組み立てていくが，アメリカ児童青年精神医学会の臨床指針では，親への心理教育を十分に行うことと，軽症では薬物療法よりも認知行動療法を推奨している[15]．親の不安は子どもの不安を増幅し，そのことでさらに親の不安が増幅するという悪循環が形成される．このため，親への心理教育を含めた家族支援を行うことが重要といえる．

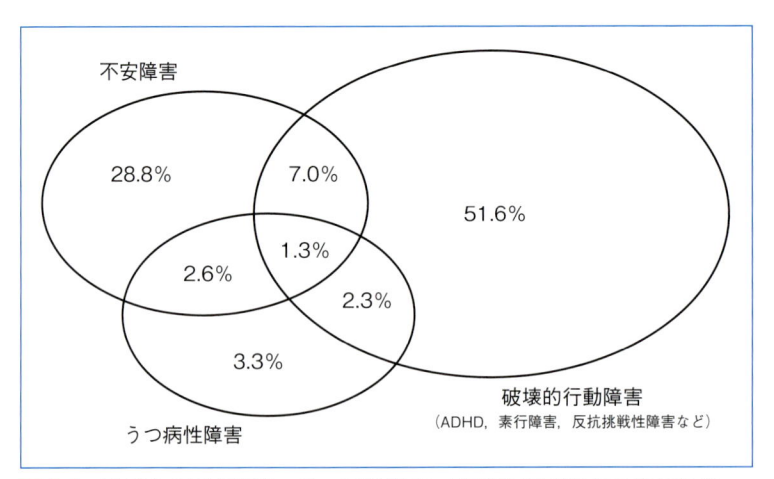

図3-4　子どもの不安障害，うつ病性障害，破壊的行動障害の併存関係
(Ford T, Goodman R, Meltzer H：The British Child and Adolescent Mental Health Survey 1999：the prevalence of DSM-Ⅳ disorders. J Am Acad Child Adolesc Psychiatry 42：1203-1211, 2003 より改変)

4 | at risk mental state（ARMS）

　近年，統合失調症の治療臨界期が提唱され，早期介入が注目されるようになった．さらに顕在発症予防の視点に立った疾患の前駆期における介入も注目され，ARMSに対する早期介入の取り組みが広がりつつある．ARMSは，短時間ではあるが聞こえるはずのない音が聞こえる，他者から疎外されているような被害念慮をもつなどの微弱な精神病症状や，不登校などの社会機能の低下がみられるといった精神病のリスク因子を組み合わせた診断基準を満たすものである．一方で，明らかな精神病症状が出現し，統合失調症の診断が可能となる以前に多くの患者が前駆症状といわれる前触れの諸症状を呈することは古くから知られている．これらの諸症状は具体的には，不安，緊張，抑うつ，罪業感，睡眠障害，落ち着きのなさ，注意集中力の障害，知覚の異常，被害関係念慮，さまざまな身体症状などである[17]．また，児童期発症の統合失調症の前駆症状として，集中力の低下，意欲の低下，不潔恐怖，不登校，抑うつ，自殺念慮，強迫症状といった症状が報告されている[18,19]．このように非特異的なさまざまな症状が前駆症状として挙げられており，微弱な精神病症状や不登校がみられARMSと判断された場合に，同時に抑うつや不安といった症状を併せもっていることは多い．逆に，子どもに抑うつ症状がみられた場合に，ARMSの視点をもった評価が必要となる．

　ARMSへの支援としては，統合失調症発症の予防的視点から，本人へのストレス対処，抑うつ症状や不安症状に対して，認知療法的アプローチとしてこの時期にみられる認知の歪みを修正するような精神療法を行う．それに加えて，生活場面での具体的な課題の設定や解決方法を検討するような面接を通して，患者の生活を支援する．ARMSに対して，通常は非薬物療法が推奨されるが，実際には抑うつ症状，不安症状，あるいは不眠症状などの精神症状に対して，抗うつ薬や抗不安薬などを用いた薬物療法が行われることがある．

5 | 不登校における抑うつ

　不登校は，独立した疾患概念ではなく，さまざまな原因によって生じてくる現象であり，齊藤は「学校に参加することに恐れや拒否感，あるいは怒りとともに強い罪悪感をもち，家庭にひきこもる生活は総じて葛藤的であるといった状態像を伴う長期欠席を不登校とする」と定義している[20]．前述したうつ病，発達障害，不安障害，ARMSなどにおいても不登校はみられるが，これらのほかに適応障害や身体表現性障害といった精神障害が不登校の背景に認められることも多い．

　適応障害と診断される不登校は，家族の病気や死，転校など何らかのつらい出来事や，いじめや友人関係における躓き，両親の不和など明らかなストレス因子に続いて生じてくる．誘因となった出来事や状況に対しての反応と理解できる抑うつ症状，不安症状，行為の問題（自傷行為や非行など）が適応障害の症状であり，適応障害は不登校の最も一般的な原因疾患といわれる．そして，その中でも抑うつ症状や不安症状が

前景に出るものが多いとされている．

また，抑うつと不登校の関連は，抑うつが不登校をもたらすという一次的な因果関係で結ばれているだけではなく，不登校の持続する過程で生じてくる抑うつという二次性の問題でもあることに留意しなければならない．

不登校に関連した抑うつへの支援は，背景にある精神障害の治療から始める．背景に抑うつ気分を伴う適応障害がみられるのであれば，まずはストレス因子を丁寧に評価し，環境調整を行う．たとえば，学校にいじめが存在するのであれば，早急に学校に対応を依頼したり，両親の不和があるのであれば，少なからず子どもに影響を与えることを告げ，できる範囲内で折り合いをつけてもらう．しかし一方で，抑うつと関連する精神障害の治療が成功裏に進んだとしても，子どもはいっこうに学校への復帰の意志を示さないという展開も多いことにも注意を払わなければならない．不登校への支援においては，性急に学校復帰だけを目指すのではなく，子どもの状態や子どもを取り巻く状況への評価を随時行いながら，広い視野で子どもの自己との直面を支援していく姿勢が重要である．

● 特に鑑別が難しいケースとその対応

1│進学を契機に抑うつを発症した ASD 症例

〈症例1：15歳，男子〉

初診時主訴：茫然とビデオを見続け，生活が昼夜逆転している

家族歴：父方祖母がうつ病

現病歴：母親との2人暮らし．人見知りや後追いはみられず，1歳6か月児健診では「始語や指さしがないし，落ち着きもない」という指摘を受け，しばらく親子教室に通った．常に電車のおもちゃを握りしめ，踏切からはなかなか動かないなどのこだわりが目立つようになり，落ち着きがなく，よく迷子になった．2歳頃に始語がみられたが，視線は合わなかった．保育所，小学校と落ち着きのなさは目立ち，よく叱られた．また，小学校の高学年以降は級友がふざけたことに対して，まくし立てるように注意するためによくケンカになった．正しいことを言っているのに，なぜ怒られなければならないのかと母親によく言っていたという．高校に進学後，好きなビデオを茫然と見続け，夜更かしをするようになった．朝は起床できず昼過ぎまで寝ており，登校せず，食事もあまり食べないようになった．このため，心配した母親とともにX年5月に当科受診となった．

初診時現症と治療：表情は抑うつ的で，「何も面白くない」「人からはいつも嫌われている」と訴え，睡眠障害，食欲低下もみられ，抑うつ症状が認められた．発達歴，問診，心理検査の結果から，高機能ASDと診断できた．睡眠薬を開始し，5月末までは休養するように告げた．また，母親にはASDの親の会を紹介した．

解説

　高校進学という環境変化と，中学まで仲のよかった友人たちとは別々の高校になり，友人ができないことから抑うつ状態となったと考えられ，それにはASDの言語・コミュニケーションの障害や自己評価の低さが多大に影響していると考えられた．また，面白くないと感じながらも茫然とビデオを見続けていたことは，抑うつ症状以外に，こだわり行動の悪化という側面もあったと理解できた．ASDのある子どもに休養を勧める場合，「しばらく休もう」という曖昧さをもった表現よりも「5月末まで休んで，6月から登校しよう」というような具体的な表現のほうがよいことが多い．"しばらく"は状況によって数日であったり，数か月であったりするため，患者と治療者との間に誤解が生じる場合があるからである．本症例はその後，親の会を通じて電車好きの友人ができ，登校もできている．

2 | 注察妄想から鑑別したARMS症例

〈症例2：13歳，女子〉

　初診時主訴：じっと見られているようで，視線が怖い

　家族歴：母方叔父が統合失調症

　現病歴：出生発達は特に問題なかった．小学5年のときのいじめを機に人と接することが苦手となり，以後学校は休みがちであった．唯一仲のよかった友人が別の中学に進学したことで孤独感を感じた．中学入学後，人と話すことが怖くなり，人の視線が気になるようになった．中学1年の2学期からは活気や表情の変化が乏しくなり，登校を渋ることが多くなった．母親が心配して声をかけても，何も返事をしなかったり，「うるさい」といって苛立つ様子がみられた．食事量も減り，不登校となったため，心配した家族とともにX年10月に当科受診となった．

　初診時現症と治療：表情は変化に乏しく，抑うつ的であった．「面倒で，何もする気にならない．面白くない」と訴えるなど抑うつ症状が認められた．また，「学校では級友からじっと見られているようで，視線が怖い」「家にいても，誰かに見られているかもしれないとよく考えてしまう」と微弱な精神病症状とも考えられる視線恐怖も認められた．不登校という社会機能の低下もみられたためにARMSと判断し，しばらく休養させた後に，学校と連携し，無理に教室で過ごすのではなく，保健室で過ごすことにも理解が得られた．

解説

　抑うつ症状や不安症状の評価にとどまらず，統合失調症やARMSの視点をもち，一歩踏み込んで「級友からじっと見られているようで」という訴えから注察妄想の有無の確認に繋げられるかがポイントとなる．中学3年になり，本症例は統合失調症と診断され，非定型抗精神病薬を用いた薬物治療が開始された．

3 | 再発した不登校症例

〈症例3：15歳，女子〉

初診時主訴：学校に行きたくない

家族歴：特記事項なし

現病歴：出生発達は特に問題なかった．中学までの友人関係は問題なく，成績も問題なかった．中学入学後にバレーボール部に入部したが，先輩から厳しく指導されるなど嫌がらせのようなものがあり，部内の友人関係はあまりよくなかった．中学3年の6月に男子部員が振り回していた水筒が頭にあたり，病院に運ばれるという出来事があった．男子部員とその両親から謝罪を受けるも，しばらくして顧問の先生からは「部活が終わっているのに，すぐに帰らなかったお前も悪い」と言われた．6月20日からは不登校となり，ふさぎ込み，食事もあまり食べなくなり，入眠困難もみられるようになった．6月30日に，リストカットをしたため，母親とともにX年7月に当科受診となった．

初診時現症と治療：ずっとうつむいたままで，泣きながら「もう死にたい」と訴えた．また，「怖くて，不安で眠れない」と不安症状も認められた．不安と抑うつ気分の混合を伴う適応障害と診断できた．しばらく学校を休み，夏休みには他県の親戚の家で過ごし，2学期からは時々登校するようになった．部活動が終了したこともあり，徐々に抑うつ・不安症状は改善し，高校受験をする頃には精神症状は認めなくなっていた．しかし，高校進学後「学校が面白くない．行きたくない」といい，再び不登校となった．

解説

明らかなストレス因子に続いて生じている抑うつ・不安症状であり，ストレス因子との距離が離れるとそれらの症状の改善がみられたため，再び不登校となることは想像できなかった．高校でいじめはないというが，同時に高校に馴染めないという．本人自身のもつ対人関係・コミュニケーション上の問題やパーソナリティを再評価する必要性が考えられた．また，当初は適応障害と考えていたが，経過をみると再発性のうつ病，双極性障害，パーソナリティ障害などの可能性も考え，今後長期的に経過を追う中で診断する必要がある．

● 治療のポイント

症例を通じてもわかると思われるが，児童の抑うつに対する治療としては十分な休養と環境調整が非常に重要となる．成人のうつ病においても十分な休養が必要であるのと同様に，十分な休養なしには他のどのような治療も成功しない．これまでの各項で，治療のポイントについては示した．ここでは，海外の子どものうつ病の治療ガイ

ドラインや薬物療法を行ううえでの注意点をまとめる．

英国の National Institute for Health and Care Excellence（NICE）による子どものうつ病治療ガイドラインにおいては，軽症の場合は，疾病教育，家庭・学校での環境調整を行いながら一定期間の経過観察を行うことが推奨され，中等度・重度の場合は，それらに加えて精神療法あるいは薬物療法が選択肢として推奨されている．現時点では，精神療法と薬物療法のどちらを選択するかについての明確なガイドラインは存在せず，患者および家族にそれぞれのリスクとベネフィットを十分に説明したうえで決定していくことが推奨されている．一方，アメリカ児童青年精神医学会の治療・評価指針では，診療・治療に有益なエビデンスのレベルを列挙するにとどめられ，特に個々の医療行為や治療法に極端な重み付けはなされていない[21]．

子どものうつ病に対する薬物療法は，低年齢では有効性が低いこと，プラセボ効果が高いこと，三環系抗うつ薬の有効性が認められないことが特徴として挙げられる．成人のうつ病に対する治療効果発現必要症例数（number needed to treat；NNT：1つの薬剤が何人に1人有効かを示す数値）が抗うつ薬全体で3.5であるのに対して，選択的セロトニン再取込み阻害薬（SSRI）に限った子どものうつ病に対するNNTは8.85であるとメタ解析によって報告[22]されており，成人より有効性は乏しいが，子どものうつ病に対してSSRIの効果は限定的に認められる．一方で，英国でパロキセチンの子どものうつ病に対する自殺行動の増加が報告されてから，子どもへのSSRIの使用による危険性についての分析が複数なされた．過去の未発表の臨床試験データを含めた再分析では，抗うつ薬が子どもの自殺に関連した行動を増加させることが明らかとなった[23]．しかし，疫学調査ではSSRIの使用と子どもの自殺率減少に相関が認められたと報告されている[24]．臨床においては，これらの事実を理解したうえで，リスクとベネフィットを十分に検討し，慎重に薬物療法を行うことが求められる．

おわりに

本書がすべて抑うつをテーマにしていることからも，抑うつの多様性は自明であり，児童の抑うつも多様である．本章では，児童精神科の臨床において重要と思われるテーマに焦点を当てて，児童の抑うつの多様性を論じた．

● 文献
1) 傅田健三，賀古勇輝，佐々木幸哉，他：小・中学生の抑うつ状態に関する調査―Birleson 自己記入式抑うつ評価尺度（DSRS-C）を用いて．児童青年精神医学とその近接領域 45：424-436, 2004
2) Harrington R：Affective disorder. In：Rutter M, Taylor E (eds)：Child and Adolescent Psychiatry：Modern Approaches, 4th ed. Blackwell Science, Oxford, pp 463-485, 2002
3) Hasin DS, Goodwin RD, Stinson FS, et al：Epidemiology of major depressive disorder：results from the National Epidemiologic Survey on Alcoholism and Related Conditions. Arch Gen Psychiatry 62：1097-1106, 2005
4) American Psychiatric Association：Diagnostic and Statistical Manual of Mental Disorders, 5th ed：DSM-5. American Psychiatric Publishing, Washington, 2013
5) 傅田健三，佐々木幸哉，朝倉 聡，他：児童・青年期の気分障害に関する臨床的研究．児童青年

精神医学とその近接領域 42：277-302，2001
6) Fombonne E, Wostear G, Cooper V, et al：The Maudsley long-term follow-up of child and adolescent depression. 1. Psychiatric outcomes in adulthood. Br J Psychiatry 179：210-217, 2001
7) Manzano J, Salvador A：Antecedents of severe affective(mood)disorders. Patients examined as children or adolescents and as adults. Acta Paedopsychiatr 56：11-18, 1993
8) 傳田健三：子どもの双極性障害—DSM-5への展望．金剛出版，2011
9) Ghaziuddin M, Ghaziuddin N, Greden J：Depression in persons with autism：implications for research and clinical care. J Autism Dev Disord 32：299-306, 2002
10) Leyfer OT, Folstein SE, Bacalman S, et al：Comorbid psychiatric disorders in children with autism：interview development and rates of disorders. J Autism Dev Disord 36：849-861, 2006
11) 並木典子，杉山登志郎，明翫光宣：高機能広汎性発達障害にみられる気分障害に関する臨床的研究．小児の精神と神経 46：257-263, 2006
12) Biederman J, Faraone S, Mick E, et al：Attention-deficit hyperactivity disorder and juvenile mania：an overlooked comorbidity? J Am Acad Child Adolesc Psychiatry 35：997-1008, 1996
13) 齊藤卓弥：気分障害と発達障害，および米国における成人発達障害の取り組み．心身医学 50：303-311, 2010
14) 齊藤万比古，渡部京太(編)：注意欠如・多動性障害—ADHD—の診断・治療ガイドライン，第3版．じほう，2008
15) Connolly SD, Bernstein GA, Work Group on Quality Issues：Practice parameter for the assessment and treatment of children and adolescents with anxiety disorders. J Am Acad Child Adolesc Psychiatry 46：267-283, 2007
16) Ford T, Goodman R, Meltzer H：The British Child and Adolescent Mental Health Survey 1999：the prevalence of DSM-Ⅳ disorders. J Am Acad Child Adolesc Psychiatry 42：1203-1211, 2003
17) 粟田主一，松岡洋夫：分裂病の前駆症候と警告症候．精神科治療学 13：431-438, 1998
18) 飯田順三，岩坂英巳，平尾文雄，他：前駆期に強迫症状を有する児童期発症の精神分裂病の特徴．精神医学 37：723-730, 1995
19) 弟子丸元紀，樋口康志：小児期の精神分裂病．精神医学 38：686-698, 1996
20) 齊藤万比古(編)：不登校対応ガイドブック．中山書店，2007
21) Birmaher B, Brent D, AACAP Work Group on Quality Issues, et al：Practice parameter for the assessment and treatment of children and adolescents with depressive disorders. J Am Acad Child Adolesc Psychiatry 46：1503-1526, 2007
22) Tsapakis EM, Soldani F, Tondo L, et al：Efficacy of antidepressants in juvenile depression：meta-analysis. Br J Psychiatry 193：10-17, 2008
23) Posner K, Oquendo MA, Gould M, et al：Columbia Classification Algorithm of Suicide Assessment (C-CASA)：classification of suicidal events in the FDA's pediatric suicidal risk analysis of antidepressants. Am J Psychiatry 164：1035-1043, 2007
24) Gibbons RD, Brown CH, Hur K, et al：Early evidence on the effects of regulators' suicidality warnings on SSRI prescriptions and suicide in children and adolescents. Am J Psychiatry 164：1356-1363, 2007

〔太田豊作，飯田順三〕

第 4 部

抑うつの生物学的背景

はじめに

　抑うつは，うつ病のみならず DSM-5 に記載された精神障害すべてに認められるといっても過言ではない．したがって，その生物学的背景となると，とうてい本項だけで詳述できるものではない．

　そもそも初診時に DSM-5 で「大うつ病性障害」(以下うつ病とする)と診断されたとしても，そこには従来内因性うつ病ないしメランコリー親和型うつ病と呼ばれた，いわゆるうつ病の中核群と考えられるものと，躁病エピソードが確認できないが将来的に双極性障害に診断が移行するであろう一群，さらには身体疾患を含む他の障害などが混在していることは臨床家には常識であって，これが現在の精神医学の限界でもある．

　このことは，精神障害の研究にも大きくかかわる問題であり，うつ病の研究をしているつもりが，その対象に双極性障害をはじめとした，他の精神障害が混入してくる可能性は常に存在する．すなわち，「抑うつ」を呈する精神障害の生物学的背景を，疾患ごとに研究していくことですら大きな困難が伴っている．一見同じにみえる「抑うつ」も，それぞれの疾患の生物学的基盤に重複する部分はあったとしても，決して同一ではないことは自明だろう．

　また，うつ病についていうならば，女性が男性より患者が多いことは周知の事実であるが，これはすなわち性が異なるだけで発病に至る生物学的背景が異なることを示唆している．さらに，若年者と中高年齢発症のうつ病患者が同一の生物学的基盤をもとに発病しているかどうかもはっきりしていない．そもそもうつ病の原因には，遺伝的基盤や病前性格，性差といった素因，生育歴とそれに関連した個々のストレス脆弱性の問題，ストレスやライフイベントなどの影響，罹患した身体疾患や薬剤の影響などが考えられ，しかもこれらが単独でうつ病を引き起こしているのではなく，複数の

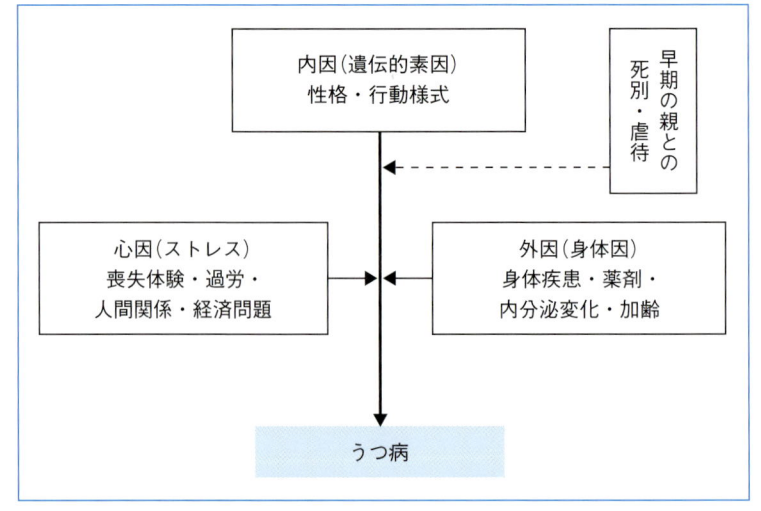

図 4-1　うつ病の発病メカニズム

要素が相互に関連しあって発病していると考えられる(図4-1)．ことほど左様に，うつ病1つをとってみても，臨床的にも，生物学的にも非常に多種性，多様性の高い疾患であることに注意をする必要がある．

さらに，これらのことを踏まえて，「抑うつ」の原因を生物学的に研究しようとする場合，得られた所見がうつ病を発病させやすい脆弱性を示す発病前から生じているものなのか，それともうつ病の発病に伴って変化した所見をみているのか，その解釈には注意して吟味していく必要がある．

このような現状に鑑み，筆者に与えられたテーマは「抑うつの生物学的背景」ではあるが，本項ではまず「抑うつ」に関連すると思われる，脳科学全般を概括する必要があると考えている．さらに，うつ病に限定して，これまで生物学的背景として言及されてきた諸説から2つをとりあげて解説する．その中には「抑うつ」を呈する障害に共通と思われる所見がある一方で，「抑うつ」の多様性を反映した所見も含まれていると考えられるが，それについても若干の考察を加えたい．

「抑うつ」と脳構造，脳機能の関係

ここでは，「抑うつ」と関連すると思われる脳の部位をいくつかとりあげ，その構造や「抑うつ」にかかわると思われる機能的特徴について述べる．しかし，脳は部位単独ではなく，他の部位との相互的な関連で機能発現していることも多々あることは周知のことであり，各部位間の神経線維連絡についても一部触れてはあるが，詳細については成書を参照されたい．また，紙面が限られていることから図をつけることができなかった．座右に解剖学のアトラスなどを置いて読まれることをお勧めする．

1│脳幹網様体

網様体は中脳，橋，延髄からなる脳幹の中心を占め，正中部，内側部，外側部に分けられる．正中部は縫線核群よりなるが，セロトニン含有線維はすべてここから投射している．上行性投射は，中脳の黒質や腹側被蓋野に，間脳の視床および視床下部に，さらに終脳では扁桃体や海馬，大脳皮質に分布し，気分や不安との関係が示唆されている．内側部は原始性感覚を情動や認知レベルでの多くの反応に結び付けていると考えられている．外側部は結合腕傍核を介する上行性のノルアドレナリンおよびアドレナリン作動性ニューロンが，孤束核からの投射を受けて内臓性感覚を伝えている．青斑核からのニューロンは中脳，間脳，終脳に投射してストレスに反応する．一方，延髄腹外側部や孤束核のニューロンは，内臓性感覚を視床下部などに伝え，自律神経や神経内分泌に関する反応に関係する．

2 | 扁桃体

扁桃体は側頭葉吻腹部の背内側に存在し，異なる機能的特徴をもった複数の神経核を含んでいる．嗅球や視床からの入力を受けてすべての感覚が扁桃体に伝えられる．さらに，脳幹の背側縫線核からセロトニン系，青斑核および孤束核からノルアドレナリン系の，また大脳皮質の多くの領域からの入力を受けている．また視床下部および脳幹外側部への投射を通じて自律神経系の制御にあたるほか，視床下部内側への投射は情動行動や内分泌系の制御にも関与している．また，大脳皮質全体にグルタミンおよび GABA（γ-aminobutyric acid）作動性の投射を送っている．扁桃体は多くの感覚情報をもとに情動反応を起こすが，恐怖の条件付け研究が盛んに行われた部位として有名である．恐怖表情の閾下提示で左扁桃体が過活動を示すが，抗うつ薬投与で消失したとの報告や，扁桃体の活動はうつ病の重症度と正の相関を示すといった研究もあり，うつ病とは密接にかかわっている部位と考えられる[1]．

3 | 大脳皮質

周知のように前頭葉，頭頂葉，後頭葉，側頭葉に分けられる．間脳の上部に位置する視床が大脳皮質とのニューロンの相互連絡により，その機能を支えている．嗅覚を除いた感覚情報は視床を経て大脳皮質の一次感覚野に入力され，その後周辺領域を経ながら，過去の記憶と照らし合わせたり，現状とのすり合わせを行いながら，知覚情報として認識されていく．これらは主に3つの領域に収束していくが，判断をも含む運動の計画に関与する前部連合野に至る前頭前収束，注意や言語の理解を含む感覚統合にかかわる後部連合野に至る頭頂側頭収束，さらに情動や記憶と密接に関係する辺縁連合野に至る辺縁部収束として知られている．

画像研究によれば，FDG-PET（^{18}F-fluorodeoxyglucose positron emission tomography）による解析で，前頭前野ブロードマン（Brodmann areas；BA）9野では，うつ状態でグルコース取り込み能が低下し，うつから回復するとほぼ正常化することが見出されており，BA9野は状況判断しつつ決断や行動という実行機能を担うことから，うつ病で認められる精神運動制止との関与が示唆されている[2]．

4 | 海馬

海馬は歯状回，アンモン角（CA1〜4に分けられる），海馬台からなり，側頭葉内側に位置し，大脳皮質，扁桃体，前脳基底部，視床，乳頭体上領域，脳幹の背側および正中縫線核や青斑核からの入力を受ける．一方，海馬からは外側中隔核，側坐核，前頭前皮質内側面，視索前核群，分界条床核，視床下部，その他多くの連合皮質を含む大脳皮質や扁桃体に投射している．

海馬は記憶や学習が主たる機能とされているが，「抑うつ」との関連では，慢性的な

ストレスがヒトの海馬灰白質体積を減少させたとの報告がある．反復性うつ病患者の海馬体積が減少していることや，萎縮の程度が再発回数と相関していることを見出した研究もある．死後脳研究では，うつ病患者の海馬で細胞密度の上昇とグリア細胞数の減少が報告されている．さらに，心的外傷体験が海馬体積を減少させることから，海馬の構造変化がうつ病発症脆弱性と関連するのではないかとも考えられている[3]．

海馬歯状回の下顆粒細胞層では神経細胞の新生が認められている．これは自己増殖能，多分化能を有しニューロン，グリア細胞を作り出す．ストレスはこの細胞の増殖を低下させるほか，コルチコステロンやデキサメタゾン投与によっても同様の変化が観察された．また，うつ病の動物モデルの1つである学習性無力の状態では，これらコルチゾール系が抑制されても細胞新生は低下したままであった．

5 | 帯状回

情動や感情制御にかかわるのは，前部帯状回のみである．同部は扁桃体に抑制的に関与し不安や恐怖などの情動制御や気分の調節にもあたるとされる．また中脳腹側被蓋野，縫線核，青斑核，中脳水道周囲灰白質などの脳幹，黒質，側坐核などの基底核，前部島皮質，前頭眼窩皮質，前部視床下部など広範な部位との線維連絡をもち，自律神経系の制御や本能的な行動にも影響を与えている．前部帯状回の膝下部では悲しみによって賦活され，膝前部では幸福感と疼痛で活動性が亢進する．MRIの早期AD診断支援システム（voxel-based specific regional analysis system for Alzheimer's disease；VSRAD）を用いた研究では，内因性うつ病の実に9割で膝下部帯状回の萎縮が認められた[4]．

6 | 大脳基底核

大脳基底核は運動制御への関与が知られていたが，近年情動や脳内報酬系との密接な関連が認められるようになり，「抑うつ」との関係についても研究が進められている．大脳基底核は終脳皮質下に存在する神経核群であるが，大脳皮質全域から線条体に投射を受け，淡蒼球内節と黒質網様部から視床および脳幹部に出力している．ここはParkinson病やHuntington病と密にかかわる病変部位であるが，これらの疾患では運動障害以外に「抑うつ」も高頻度に出現する．うつ病では，腹側線条体のセロトニン機能が低下することで，報酬予測機能の障害が起こり，自閉的行動（＝行動制止）や短絡的行動（＝自殺）を最適な行動として選択してしまうのではないかとの仮説も出されている[5]．

7 | 視床下部

視床下部は終脳の下部，脳幹の上部に位置する．間脳の底部の非常に小さな領域で

あるが，複雑な構造をもち多数の小神経核が存在する．線維連絡としては，前部帯状回，島皮質，海馬体，扁桃体，分界条床核などからの下行性入力と，脳幹からの上行性入力を受ける．また，視床下部は身体外部の刺激，内部環境の内臓性感覚とともに，内分泌系，温度，浸透圧，電解質などの情報を感知している．これらをもとに生存の基礎となる種々の重要な調節過程に関与している．視床下部が異常を検知する（すなわちストレスを受ける）と，それを代償するように内分泌系，自律神経系が働く．前者は第三脳室の室傍領域に存在する神経核群が関与しており，内分泌系については，成長（growth hormone；GH）・性腺刺激〔luteinizing hormone（LH）およびfollicle-stimulating hormone（FSH）〕・甲状腺刺激（thyroid-stimulating hormone；TSH）・副腎皮質刺激（adrenocorticotropic hormone；ACTH）などの各ホルモン放出ホルモンが分泌され，下垂体門脈を経て下垂体前葉に至り，下垂体からのホルモン産生調節を行っている．また，自律神経系については室傍領域の神経核群のほか，背内側核などから迷走神経背側運動核，疑核，延髄腹外側部，脊髄中心外側核などに投射して交感神経系，副交感神経系の調整を行っている．なお，ストレス反応に関与する神経内分泌系，たとえば視床下部-下垂体-副腎皮質系（hypothalamic-pituitary-adrenal axis；HPA系）とうつ病の関連については，次項で詳述する．

さらに，視床下部は摂食，体温調節，性行動，睡眠などの重要な機能の制御にもかかわっている．この一部は視床下部内側前部，中部の神経核群が中脳水道周囲灰白質や脳幹網様体への神経線維の投射を通じて行っている．その他，情動表出にあたっては中脳が視床下部の調節に関与している．このように，従来から研究されてきたHPA系以外にも視床下部と他の領域との関連が摂食や睡眠を含めた「抑うつ」のさまざまな随伴症状と関係している可能性が指摘されている．

●「うつ病」の病因仮説からみる「抑うつ」の生物学的基盤

前項で「抑うつ」と脳構造，脳機能の関係を概括したが，それでは，脳の各部位やその働きがどのように「抑うつ」と関連しているのだろうか．古典的には抗うつ薬の薬理機序からモノアミン仮説が提唱されてきたが，抗うつ薬を服用後シナプス間隙のモノアミン濃度は直ちに増加するのに，治療効果発現には数週間を要することや，モノアミン代謝産物濃度の低下がうつ病患者で必ずしも認められないことなどにより，現在はこの仮説だけでうつ病の病因は説明できないことが明らかとなっている．研究の進展によって他の病因仮説が次々と提唱されているが，そのいくつかを紹介したい．

1｜ストレス仮説から神経可塑性仮説まで

(1) ストレス仮説

うつ病の発症にストレスが関係していることは間違いないが，その機序を説明するためにまずストレス仮説を取り上げたい．

ストレスを受けるとHPA系が活性化される．通常は視床下部の室傍領域の細胞はストレスにさらされると副腎皮質刺激ホルモン放出ホルモン（corticotropin-releasing hormone；CRH）を下垂体に分泌する．それを受けて下垂体は副腎皮質刺激ホルモン（ACTH）を放出する．ACTHは副腎皮質からコルチゾールの放出を促す．これは血流にのって下垂体，視床下部，海馬のグルココルチコイド受容体に結合しHPA系の活動を低下させ，その結果さらなるコルチゾールの放出は抑制される．このネガティブフィードバック機構が，うつ病では高率に障害されており，HPA系は亢進しコルチゾール値は上昇している．しかし，これらを反映すると考えられる，うつ病患者でのデキサメタゾン（dexamethasone；DEX）抑制試験，あるいはより特異性にまさるDEX/CRH試験での非抑制の所見は，現在ではうつ病に限らず幅広い精神障害でも認められており，疾患特異性はない．ただし，うつ病の重症度と相関したとの報告[6]や，抗うつ薬や電気けいれん療法が奏効した場合，亢進していたHPA系が減弱化することも認められている[7]．さらに，メランコリー型と非メランコリー型のうつ病で比較した場合，後者ではHPA系に異常な亢進を認めなかったとの報告がある[8]ことから，うつ病の亜型によって，この反応には差異が生じている可能性もある．また，女性ではCRHの制御にエストロジェンが関与することから，ストレス曝露時に男性に比べてHPA系がより亢進しているとの報告もある[9]．HPA系は免疫系とも相互作用するが，サイトカインはグルココルチコイド放出を促進しているほか[10]，HPA系そのものを脳や副腎などで刺激するともいわれており[11]，後述するうつ病の神経炎症仮説とも関連するのかもしれない．

(2) 神経可塑性仮説

　さて，ストレス仮説から発展して，神経可塑性仮説が提唱されている．ストレスが高じてくるとHPA系が亢進しグルココルチコイドが上昇する．ところで，このグルココルチコイドを投与すると脳由来神経栄養因子（brain-derived neurotrophic factor；BDNF）の発現が低下し，グルココルチコイドの産生抑制とともにBDNFが増加する．うつ病の動物モデルにおいては，このBDNFが海馬において発現低下していることが確認されているほか，患者の血中BDNF濃度低下や死後脳での発現減少が報告されている．BDNFは中枢神経系の新生，成長，分化，生存の制御因子としての役割や，シナプス結合の可変性や神経伝達物質の制御にもかかわるなど，学習や記憶によって脳の機能および構造が変化する基盤となる神経可塑性にも深く関与する因子として知られている．

　うつ病の治療との関係でみると，抗うつ薬投与で海馬のBDNF発現が増加するが，この所見は電気けいれん療法や経頭蓋磁気刺激療法でも確認されている[12]．すなわち，セロトニンやノルアドレナリンが抗うつ薬によって増加すると，GタンパクやcAMP（cyclic AMP）など細胞内情報伝達系を介してプロテインキナーゼAやcAMP応答タンパク（cyclic AMP-responsive element-binding protein；CREB）の発現が増加し，それにしたがって，BDNF発現も増加する．これによって神経細胞新生やシ

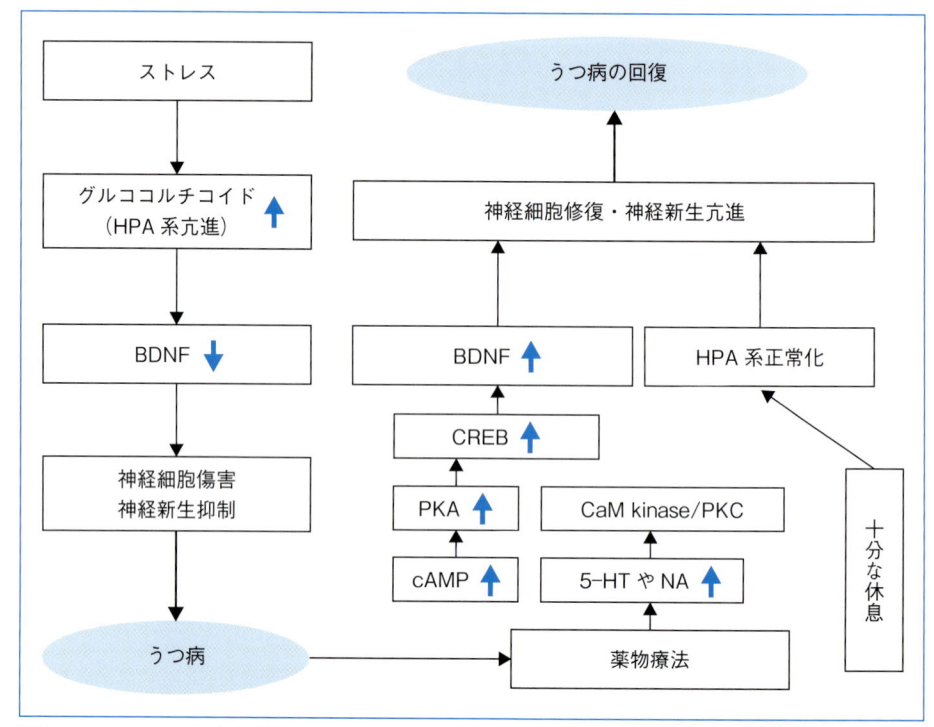

図4-2 ストレス仮説と神経可塑性仮説の統合
HPA系：視床下部-下垂体-副腎皮質系，BDNF：脳由来神経栄養因子，PKA：プロテインキナーゼA，CREB：cAMP応答タンパク，5-HT：セロトニン，NA：ノルアドレナリン，CaM kinase：カルシウム・カルモジュリン依存性プロテインキナーゼ，PKC：プロテインキナーゼC.

ナプス可塑性が増強されることで，患者の脳内の傷害が修復され，うつ病は回復すると考えられる．実際，神経細胞新生を放射線照射で阻害すると抗うつ薬の効果がみられなくなるとの報告がある[13]．

以上のことから，ストレスによってBDNFの発現低下が起こり，海馬をはじめとした脳の機能的，構造的傷害が生じることによってうつ病は発病し，抗うつ薬はこれを回復させるとの神経可塑性仮説が提唱された[14]．図4-2にストレス仮説から神経可塑性仮説に至る一連の流れをまとめた．これらもすでに古典的な仮説となりつつあり，神経科学の分野ではさらなる新たな展開がみられている．

2｜神経炎症仮説

昨今，うつ病患者において炎症ないし免疫系バイオマーカー変動の報告が数多くみられている．サイトカインとの関連でいえば，古典的に知られている所見として，肝炎治療に使われるインターフェロン(interferon；IFN)が高率に抑うつを引き起こすことが挙げられる．IFNは海馬の神経新生を抑制する．IFNは正常脳では血液脳関門を通過しないとされるが，第三脳室前壁近傍から中枢神経系へわずかに移行することが確認された．炎症性サイトカインであるIL-1β(interleukin-1β)は，ストレスへ

の曝露により海馬において増加するが，そのことが直接神経新生を抑制するなど，神経可塑性を障害するものと考えられている．さらに，IL-1βは下垂体からのACTH放出を促進してグルココルチコイド分泌を増加させるなど，HPA系の亢進にも関与する．IFNやIL-1を動物モデルに投与するとうつ状態と類似の所見を呈することも知られている．別の炎症性サイトカインであるIL-6と腫瘍壊死因子（tumor necrosis factor；TNF）-αも，海馬での神経新生に対して直接の阻害作用をもつ．TNF-αとIL-6はうつ病患者で上昇しているが，抗うつ薬投与によりこれらは正常化するという[15]．興味深いことに，ラットの海馬における神経細胞新生を放射線照射して阻害すると，抗うつ薬の効果がみられなくなるが，抗炎症薬を投与すると神経新生が回復するとの報告がある[16]．神経炎症に伴う神経細胞新生の阻害がうつ病を引き起こしている主因と考えられる場合は，抗炎症効果をもつ何らかの薬剤が抗うつ薬として有効性を示すのかもしれない．また，前述した神経可塑性仮説のメカニズムに炎症性サイトカインが加わり炎症反応が進行することによって，より一層うつ病の病像は激しくなる可能性も考えられる．

さて，なぜサイトカインを始めとした炎症性マーカーが抑うつ状態では変動するのだろうか．中枢神経系における免疫系では，マクロファージと同様の機能を有するミクログリアが大きな役割を担っている．ミクログリアはIFNγや，内毒素であり炎症誘発物質であるLipopolysaccharide，あるいはアミロイドβ（amyloid β；Aβ）タンパクなどで活性化され，炎症性サイトカインやフリーラジカルを産生する．さらに，ストレスもミクログリアを活性化させているとの報告[17]もあり，抗うつ薬はこれらの刺激によるサイトカイン産生を抑制するとの報告がある[18]．

ミクログリアの活性化は前述したようにAβの関与もあることから，アルツハイマー病での報告が多いほか，自殺者の死後脳研究ではうつ病の発病にかかわらず前頭前野や帯状回での活性化がみられている[19]．発病初期の統合失調症ではミクログリアの活性化が亢進していた[20]．これらを踏まえると，アルツハイマー病の発病に先行して抑うつを呈することがしばしば認められること，あるいは気分障害患者はそうでない者より有意にアルツハイマー病を発病しやすい理由の一部は，ミクログリアの活性化で説明できるのかもしれない．また，うつ病に限らず精神疾患の発病や急性増悪，重症化についても神経炎症が関与している可能性が示唆される[21]．

おわりに

本項では，最初に「抑うつ」と関連すると考えられる脳構造とその機能について概観した．脳の多くの部位が「抑うつ」を説明する際に無視できないことから，総花的な記述となってしまったが，実は本項で取り上げたもの以外にも，未知の重要な部位があるのかもしれない．次いで，うつ病の病因仮説を神経系，免疫系から各1つずつ紹介した．この2つをみてもわかるように，病因仮説はそれぞれが全く関連しないのではなく，ある局面では重複することも当然ありうる．また，うつ病はここで取り上げた

もの以外にいくつかの仮説が立てられているが，どれも現時点では病態のすべてを説明できるわけではない．そもそも「抑うつ」を一元的に説明できる病因などは存在せず，うつ病だけでも複数ある病態メカニズムのうち，どれがその患者に最も作用しているのか，という文脈でしか語れないものなのかもしれない．それほど遠くない時代に，患者ごとの病態がある程度想定され，それに応じた治療ができるようになることを期待したい．

● 文献

1) 岡田 俊：精神疾患における情動処理の生物学的基盤．心理学評論 47：143-149，2004
2) 三國雅彦，池田研二：うつ病はうつ症状を呈する微小な神経障害性疾患といえないのか．樋口輝彦（編）：最新―うつ病のすべて，pp 208-212，医歯薬出版，2010
3) 楯林義孝：うつ病と神経可塑的変化．甘利俊一（監），加藤忠史（編）：精神の脳科学，pp 125-156，東京大学出版会，2008
4) Niida R, Niida A, Motomura M, et al：Diagnosis of depression by MRI scans with the use of VSRAD-a promising auxiliary means of diagnosis：a report of 10 years research. Int J Gen Med 4：377-387, 2011
5) 志々田一宏，岡本泰昌：基底核と精神神経疾患―うつ病における基底核の役割．分子精神医学 8：321-326，2008
6) Owashi T, Otsubo T, Oshima A, et al：Relationships of DEX/CRH and GHRH test results to the outcome of depression--preliminary results suggest the GHRH test may predict relapse after discharge. J Psychiatr Res 42：356-364, 2008
7) Hennings JM, Owashi T, Binder EB, et al：Clinical characteristics and treatment outcome in a representative sample of depressed inpatients-findings from the Munich Antidepressant Response Signature(MARS) project. J Psychiatr Res 43：215-229, 2009
8) Kaestner F, Hettich M, Peters M, et al：Different activation patterns of proinflammatory cytokines in melancholic and non-melancholic major depression are associated with HPA axis activity. J Affect Disord 87：305-311, 2005
9) Schmidt PJ, Rubinow DR：Sex hormones and mood in the perimenopause. Ann N Y Acad Sci 1179：70-85, 2009
10) Pariante CM：Risk factors for development of depression and psychosis. Glucocorticoid receptors and pituitary implications for treatment with antidepressant and glucocorticoids. Ann N Y Acad Sci 1179：144-152, 2009
11) Silverman MN, Pearce BD, Biron CA, et al：Immune modulation of the hypothalamic-pituitary-adrenal(HPA) axis during viral infection. Viral Immunol 18：41-78, 2005
12) Sen S, Duman R, Sanacora G：Serum brain-derived neurotrophic factor, depression, and antidepressant medications：meta-analyses and implications. Biol Psychiatry 64：527-532, 2008
13) Santarelli L, Saxe M, Gross C, et al：Requirement of hippocampal neurogenesis for the behavioral effects of antidepressants. Science 301：805-809, 2003
14) Duman RS, Monteggia LM：A neurotrophic model for stress-related mood disorders. Biol Psychiatry 59：1116-1127, 2006
15) Schmidt HD, Shelton RC, Duman RS：Functional biomarkers of depression：diagnosis, treatment, and pathophysiology. Neuropsychopharmacology 36：2375-2394, 2011
16) Monje ML, Toda H, Palmer TD：Inflammatory blockade restores adult hippocampal neurogenesis. Science 302：1760-1765, 2003
17) Hinwood M, Morandini J, Day TA, et al：Evidence that microglia mediate the neurobiological effects of chronic psychological stress on the medial prefrontal cortex. Cereb Cortex 22：1442-1454, 2012
18) Liu D, Wang Z, Liu S, et al：Anti-inflammatory effects of fluoxetine in lipopolysaccharide(LPS)-stimulated microglial cells. Neuropharmacology 61：592-599, 2011
19) Steiner J, Bielau H, Brisch R, et al：Immunological aspects in the neurobiology of suicide：elevated microglial density in schizophrenia and depression is associated with suicide. J Psychiatr

Res 42：151-157, 2008
20) Doorduin J, de Vries EF, Willemsen AT, et al：Neuroinflammation in schizophrenia-related psychosis：a PET study. J Nucl Med 50：1801-1807, 2009
21) 門司 晃：精神疾患の神経炎症仮説．精神神経学雑誌 114：124-133, 2012

（鷲塚伸介）

■索引

和文

●あ

アスペルガー症候群　56
アパシー
　——，血管性うつ病における　25
　——，神経変性疾患における　29
　——，前頭葉の機能局在と　29
　——，脳卒中後の　27
　——，薬物療法　31
　——の診断基準　27
アパシー・シンドローム　24
アパシー分類　32
アルコール・薬物依存　152
　——患者の自殺　154
アルツハイマー病　192
　——の抑うつとうつ病の鑑別　195
アンヘドニア，陰性症状　50

●い

インターフェロン(IFN)製剤による薬剤性精神障害　148
インターロイキン-2による薬剤性精神障害　149
閾値下双極性　80
陰性症状　45

●う・え

ウイルス性脳炎による抑うつ　120
　——の治療　127
ウイングの3つ組の症状，自閉症スペクトラム障害　56
うつ病
　——，身体疾患に併発する　129
　——，パーキンソン病に伴う　120
　——の病因仮説　216

エストロゲンシグナル伝達　186

●か

がんに伴う抑うつ　137

仮性認知症　192
過剰診断，双極性障害の　89
海馬，抑うつとの関係　214
解離性同一性障害，アルコール・薬物依存　156
冠動脈疾患患者のうつ状態のスクリーニング　135
冠動脈疾患と抑うつ　133
寛解後疲弊病相　162

●き

季節性(冬季)うつ病，摂食障害　171
器質性精神障害　117
器質力動論　46
虐待，アルコール・薬物依存　155
逆転移，パーソナリティ障害の治療　111
境界性パーソナリティ障害
　——，アルコール・薬物依存　156
　——と大うつ病　108
　——のDSM-5診断基準　108
　——の代替診断基準案，DSM-5における　109

●け・こ

血管性うつ病におけるアパシー　25
月経前不快気分障害　181，190

子どもの不安障害と抑うつ　204
抗NMDA(N-methyl-D-asparate)受容体脳炎による抑うつ　120
更年期障害　181
混合性うつ病　80

●さ・し

産後うつ病　82

視床下部，抑うつとの関係　215
自己愛性パーソナリティ障害と大うつ病　110
自己愛性パーソナリティ障害の DSM-5 診断基準　110
自殺，アルコール・薬物依存患者の　154
自閉，統合失調症の　54
自閉症　55
自閉症スペクトラム障害　56
　——，児童の　202
　——の「自閉」と抑うつとの鑑別　60
　——の診断基準　59
児童の at risk mental state (ARMS)　205
児童の自閉症スペクトラム障害　202
児童の抑うつ　201
重症遷延性摂食障害　175
女性の抑うつ　181
心疾患患者に併存するうつ病の薬物療法　136
心疾患と抑うつ　133
心的外傷後ストレス障害　35
　——，アルコール・薬物依存　156
心配事への曝露，全般性不安障害の治療　105
心不全と抑うつ　133
神経炎症仮説，うつ病の病因仮説　218
神経可塑性仮説，うつ病の病因仮説　217
神経性大食症　171
神経性無食欲症　171
神経変性疾患におけるアパシー　29
信頼障害，アルコール・薬物依存　156
新型うつ病　72

●す

スチューデント・アパシー　24
ステロイド認知症　148
ストレス仮説，うつ病の病因仮説　216

● せ

セルフ・モニタリング，全般性不安障害の 105
生気性，内因性うつ病 69
性的虐待，アルコール・薬物依存 155
精神病後抑うつ 162
　── の薬物療法 168
摂食障害 171
　──，アルコール・薬物依存 156
　──，境界性パーソナリティ障害と 176
　── とうつ病との鑑別 174
　── と睡眠 174
　── と妊娠 179
　── の診断 172
　── の薬物療法 179
選択的セロトニン再取込み阻害薬（SSRI），更年期障害の治療 190
全般性不安障害 95
　── のCBT 104
　── の重症度評価 98
　── の生涯有病率 99
　── の認知行動療法 104
　── の併存疾患 99
　── の薬物治療 104

● そ

双極性うつ病と単極性うつ病の鑑別 79
早期AD診断支援システム 215
層理論，精神の 45

● た・ち

退却神経症 24
帯状回，抑うつとの関係 215
大脳基底核，抑うつとの関係 215
大脳皮質，抑うつとの関係 214
断酒断薬，アルコール・薬物依存の治療 159

注意欠如・多動性障害の抑うつ 203

● て・と

ディスチミア親和型 71
デブリーフィング，PTSD 38

冬季うつ病，摂食障害 171

統合失調症の「自閉」と抑うつとの鑑別 57
統合失調症の「自閉」の診断基準 57
糖尿病による抑うつ 130
　── の薬物療法 132

● に

認知行動療法，全般性不安障害の 104
認知再構成法，全般性不安障害の 105
認知症 192

● の

脳幹網様体，抑うつとの関係 213
脳血管障害に伴う抑うつ 118
脳卒中後うつ病 118
　── の薬物療法 124
脳卒中後のアパシー 27

● は

バイオマーカー，うつ病 85
バイオマーカー，双極性うつ病 85
パーキンソン病に伴ううつ病 120
　── の薬物療法 125
パーソナリティ障害 107
　──，うつ病性障害との鑑別 112
　── とうつ病性障害 108
　── 群の代替モデル，DSM-5における 108
　── の治療，抑うつを呈する 114
発達障害と抑うつ 202

● ふ・へ・ほ

ブロイラーの4A，統合失調症 54
不安障害，アルコール・薬物依存 156
不安障害と抑うつ，子どもの 204
不安神経症，GAD概念の変遷 95
不登校における抑うつ 205
副腎皮質ステロイドによる薬剤性精神障害 147
物質・医薬品誘発性抑うつ障害 153
物質使用障害 152
物質乱用 152

扁桃体，抑うつとの関係 214

ホルモン補充療法（HRT），更年期障害の治療 189

● め・も

メランコリー親和型 70

モノアミン仮説 14
　──，うつ病の病因仮説 216

● や

やる気スコア，アパシー 28
薬剤性うつ病 143
　── の原因薬剤 145
　── の症状と経過の特徴 143
薬剤性精神障害 143
　──，GnRH誘導体製剤による 149
　──，インターフェロン（IFN）製剤による 148
　──，インターロイキン-2による 149
　──，副腎皮質ステロイドによる 147
薬物治療，全般性不安障害の 104
薬物療法，子どものうつ病に対する 209

● よ

陽性症状 45
養育放棄，アルコール・薬物依存 155
抑うつ
　──，HIV感染症に伴う 121
　──，HIV脳症による 121
　──，ウイルス性脳炎による 120
　──，冠動脈疾患と 133
　──，がんに伴う 137
　──，抗NMDA（N-methyl-D-aspartate）受容体脳炎による 120
　──，児童の 201
　──，女性の 181
　──，心疾患と 133
　──，心不全と 133
　──，糖尿病による 130
　──，脳血管障害に伴う 118
　── と脳構造 213

● れ

レビー小体型認知症の抑うつ 194

欧文

A

Alzheimer's disease(AD) 192
anorexia nervosa(AN) 171
apathy evaluation scale(AES), アパシー 27
apathy syndrome 24
Asperger syndrome 56
at risk mental state(ARMS), 児童の 205
AUDIT, アルコール依存症の診断 154
autism spectrum disorder(ASD) 56

B・C・D

borderline personality disorser(BPD) 108
bulimia nervosa(BN) 171

CBT, 全般性不安障害の 104
Clinician-Administered PTSD Scale(CAPS), PTSD の評価尺度 38

DAST-20, 薬物依存症の診断 154

G

GAD 重症度評価尺度 99
generalized anxiety disorder(GAD) 95
GnRH 誘導体製剤による薬剤性精神障害 149

H・I

HIV associated neurocognitive disorser(HAND) 121
HIV 感染症に伴う抑うつ 121
HIV 関連神経認知障害 121
──の薬物療法 127
HIV 脳症による抑うつ 121
HRT, 更年期障害の治療 189

IFN 製剤による薬剤性精神障害 146
IL-2 による薬剤性精神障害 149

M・N

mixed depression 80

narcissistic personality disorser(NPD) 110

P

postpsychotic depression 162
posttraumatic stress disorder(PTSD) 35
──の診断基準, DSM-5 36
──の心理教育 43
──の治療 42
──の評価尺度 38
──の薬物療法 42
premenstrual dysphoric disorser(PMDD) 181
──の DSM-5 診断基準 185

S・T・V

severe and enduring eating disorsers(SEED) 175
Severity Measure for Generalized Anxiety Disorder 99
SSRI, 更年期障害の治療 190
student apathy 24

The Mini International Neuropsychiatric Interview(M.I.N.I.), PTSD の評価尺度 38

voxel-based specific regional analysis system for Alzheimer's disease(VSRAD) 215